Autistische Störungen

von

Fritz Poustka, Sven Bölte,
Sabine Feineis-Matthews und Gabriele Schmötzer

Hogrefe · Verlag für Psychologie
Göttingen · Bern · Toronto · Seattle

Prof. Dr. med. Fritz Poustka, geb. 1941. Seit 1985 Direktor der Klinik für Psychiatrie und Psychotherapie des Kindes- und Jugendalters, Universitätsklinikum Frankfurt am Main.

Dr. rer. med., Dipl.-Psych. Sven Bölte, geb. 1968. Seit 1997 Klinischer Neuropsychologe an der Klinik für Psychiatrie und Psychotherapie des Kindes- und Jugendalters, Universitätsklinikum Frankfurt am Main.

Dipl.-Psych. Sabine Feineis-Matthews, geb. 1970. Seit 1998 Wissenschaftliche Angestellte und Klinische Psychologin an der Klinik für Psychiatrie und Psychotherapie des Kindes- und Jugendalters, Universitätsklinikum Frankfurt am Main.

Dr. med. Gabriele Schmötzer, geb. 1944. Seit 1986 Oberärztin an der Klinik für Psychiatrie und Psychotherapie des Kindes- und Jugendalters, Universitätsklinikum Frankfurt am Main.

Bibliografische Information Der Deutschen Bibliothek

Die Deutsche Bibliothek verzeichnet diese Publikation in der Deutschen Nationalbibliografie; detaillierte bibliografische Daten sind im Internet über http://dnb.ddb.de abrufbar

http://www.hogrefe.de
Aktuelle Informationen • Weitere Titel zum Thema • Ergänzende Materialien

---

Satz: Beate Hautsch, 37079 Göttingen
Druck: Schlütersche Druck GmbH & Co. KG, 30851 Langenhagen
Printed in Germany
Auf säurefreiem Papier gedruckt

ISBN 3-8017-1632-5

Einleitung: Grundlagen und Aufbau des Buches

Autistische Störungen gehören zu den schwersten psychischen Problemen des Kindesalters. Die vor allem mit qualitativen Beeinträchtigungen der verbalen und nonverbalen Kommunikation und sozialen Interaktion verknüpfte Symptomatik ist nicht auf die Kindheit beschränkt, sondern persistiert im Jugend- und Erwachsenenalter. Die Syndrome manifestieren sich bereits in der frühen Kindheit, so dass Frühförderung mit nachfolgender multimodaler lebensbegleitender Intervention/Therapie in der Regel angezeigt ist.

Um Autismus in seiner Komplexität begreifen und beschreiben zu können, bedarf es der Berücksichtigung unterschiedlichster symptomatologischer und kausaler Faktoren. Zudem ist die Kenntnis historischer Entwicklungen und aktueller Diskussionen zum Syndrom vorteilhaft. Mit dem vorliegenden Leitfaden wollen wir diese und weitere Aspekte der Störung möglichst vollständig vermitteln und hoffen damit auch, beim Leser das Verständnis und Interesse für die Betroffenen und deren Angehörigen zu verstärken. Primäres Anliegen des Leitfadens ist es aber, die Basis für die evidenzbasierte Diagnostik und Psychotherapie zu legen. Dazu werden konkrete praktische Hinweise zum diagnostischen und therapeutischen Prozess bei autistischen Störungen gegeben und eine Auswahl von Materialien zur Verfügung gestellt.

Der Leitfaden beruht auf langjähriger wissenschaftlicher und klinischer Beschäftigung mit Autismus und assoziierten Zuständen an der Klinik für Psychiatrie und Psychotherapie des Kindes und Jugendalters der Johann Wolfgang Goethe-Universität Frankfurt am Main. Er steht ferner im Einklang mit den Richt- und Leitlinien deutscher und internationaler kinder- und jugendpsychiatrischer Fachgesellschaften, z. B. den

- „Leitlinien zur Diagnose und Behandlung tiefgreifender Entwicklungsstörungen" der Deutschen Gesellschaft für Kinder- und Jugendpsychiatrie und -psychotherapie zusammen mit den kinder- und jugendpsychiatrischen Berufsverbänden (2003) und den
- „Practice parameters for the assessment and treatment of children, adolescents, and adults with autism and other pervasive developmental disorders" der American Academy of Child and Adolescent Psychiatry Working Group on Quality Issues (Volkmar et al., 1999).

Dieser Leitfaden beschäftigt sich mit den Erscheinungsformen, der Diagnostik und Therapie aller sog. tiefgreifenden Entwicklungsstörungen (TE), d.h. neben (frühkindlichem) Autismus auch mit dem Asperger-Syndrom, den desintegrativen Störungen des Kindesalters, dem Rett-Syndrom, dem atypischen Autismus sowie den sonstigen und nicht näher bezeichneten TE.

Drei Sachverhalte haben uns dazu bewegt, den Leitfaden bewusst mit dem Titel „*Autistische Störungen*" (AS) zu versehen. Erstens, da sich in jüngster Zeit in Klinik und Forschung zunehmend das Konzept „*Autistisches Spektrum*" durchgesetzt hat, womit alle Diagnosen im Bereich der TE gemeint sind (im Folgenden werden die Ausdrücke TE und AS daher synonym gehandhabt). Zweitens, weil der Autismus die mit Abstand bekannteste TE darstellt, abgesehen von den nicht näher bezeichneten höchstwahrscheinlich die größte Prävalenz aller TE hat und zudem am gründlichsten erforscht wurde und wird. Drittens ist der Autismus die prototypischste aller TE, d. h. alle anderen weisen deutliche phänotypische Überlappungen mit diesem Syndrom auf. Entsprechend bildet der Autismus und nicht die anderen TE den inhaltlichen Schwerpunkt dieses Leitfadens. Wird im Leitfaden nur von Autismus gesprochen, ist stets der frühkindliche Autismus gemeint.

Der Leitfaden gliedert sich in sechs Kapitel:

1 Mit dem ersten Kapitel möchten wir u. a. anhand der historischen Erstbeschreibungen autistischer Störungen eine kurze Einführung in die Thematik geben.

2 Im zweiten Teil des Leitfadens wird mit dem Abschnitt Stand der Forschung im Hinblick auf Phänomenologie, Komorbidität, Ursachen und Verlauf die Grundlage für die Darstellung der Leitlinien für Diagnostik und Therapie gelegt.

3 Im dritten Kapitel werden die folgenden Leitlinien vorgestellt:
- Diagnostik und Verlaufskontrolle
- Beratung und Therapie

4 In diesem Abschnitt werden Verfahren dargestellt, die zur Status- und Prozessdiagnostik sowie Therapie angewandt werden können.

5 Im fünften Kapitel sind Materialien zusammengestellt, die konkret in der Praxis zur Status- und Prozessdiagnostik zum Einsatz kommen können.

6 Zum Schluss wird anhand eines ausführlichen Fallbeispiels die praktische Umsetzung des Leitfadens bei Diagnostik und Therapie des Autismus veranschaulicht.

Von zentraler Bedeutung für den vorliegenden Leitfaden sind die Informationen im Kapitel 3, genauer gesagt die dort dargestellten 18 Leitlinien zur Diagnostik, Verlaufskontrolle, Beratung und Therapie.

Übersicht über die Leitlinien zur Diagnostik, Verlaufskontrolle, Beratung und Therapie bei Autistischen Störungen

L1	Früherkennung
L2	Exploration und Befragung der Bezugspersonen
L3	Verhaltensbeobachtung und/oder Exploration des Patienten und Verhaltensanalyse
L4	Testpsychologische Untersuchung

L5	Körperliche und neurologische Untersuchung
L6	Multiaxiale Klassifikation
L7	Verlaufskontrolle
L8	Indikationen für ambulante, teilstationäre und stationäre Therapie
L9	Eltern- und Familienberatung/Selbsthilfe
L10	Eltern- und Erziehertraining
L11	Verhaltenstherapie und Frühförderung
L12	Sprachanbahnung
L13	Training sozialer Fertigkeiten
L14	Ergänzende Maßnahmen
L15	Alltagsstrukturierung, Wohnen Zuhause, externe Betreuung
L16	Kindergarten, Beschulung, Hilfe bei der Arbeitssuche
L17	Krisenintervention
L18	Medikamentöse Intervention

Die genauen Inhalte der Leitlinien und deren Realisierung in der Praxis sind in Kapitel 3 dargestellt. Die Erläuterungen dieses Abschnitts werden durch die Vorstellung von diagnostischen Verfahren und dazugehörige Materialen vertieft.

Das vorliegende Leitfadenbuch wird durch den Ratgeber Autistische Störungen (Poustka et al., 2004) ergänzt, der leicht verständliche, kompakte Informationen für Eltern, Lehrer und Erzieher beinhaltet. Der Ratgeber enthält alle grundlegenden Erkenntnisse zu Erscheinungsbild, Ursachen, Verlauf und Möglichkeiten der Behandlung autistischer Störungen. Angehörige, Lehrer und Erzieher können dem Ratgeber konkrete Hinweise zum Umgang mit Betroffenen in Familie, Schule und anderen Zusammenhängen entnehmen.

Inhaltsverzeichnis

1 Einführung

1.1 Was ist Autismus, was nicht?

Menschen, die an einer autistischen Störung leiden, fällt es ganz allgemein schwer, die Welt und die in ihr lebenden Individuen, einschließlich ihrer selbst, zu verstehen. Dies hängt damit zusammen, dass sie sich vom dem, was in und außerhalb von ihnen vor sich geht, kein schlüssiges Bild machen können, bzw. dieses Bild gänzlich anders ist, als das der meisten anderen Menschen: sie sehen Details oft sehr scharf, können aber sinnvolle Zusammenhänge nicht erkennen. Viele leiden zusätzlich an weiteren psychischen und organischen Problemen (Komorbidität), was zum einen die Unterschiedlichkeit der Menschen mit Autismus und zum anderen ihre Schwierigkeiten verstärkt. Zu den prominentesten komorbiden Erkrankungen gehören Anfallsleiden (Epilepsie) und Intelligenzminderung (geistige Behinderung). Insbesondere letztere mag verdeutlichen, dass es sich beim Autismus typischerweise *nicht* um eine *„verdeckte Hochbegabung“* handelt. Diese Einschätzung ist ein Mythos, der auch leider noch heute existiert. Abgesehen davon, dass diese Behauptung schlichtweg falsch ist, hilft sie den Betroffenen wenig. Sie erzeugt unbegründet hohe Erwartungen, weckt falsche Hoffnungen bei Angehörigen und führt letztlich nicht zu einer angemessenen Beschulung, Ausbildung, Betreuung und ggf. Unterbringung der Betroffenen. In der Tat hat sich in den letzten Jahren der Blick auf die Verbindung von Autismus und Intelligenzminderung verändert, so dass man heute von einer geringeren Überlappung ausgeht als noch vor einigen Jahren, was verschiedentlich begründet werden kann (s. Kap. 2.1.1). Unabhängig davon, ob man nun die älteren oder neueren epidemiologischen Zahlen zugrunde legt, ist die Überlappung von Autismus und qualitativen kognitiven Einschränkungen überzufällig hoch. Selbstverständlich handelt es sich aber auch um eine variante, d.h. nicht eindeutige, Beziehung. Es gibt zweifellos auch viele Menschen mit Autismus, die normal oder überdurchschnittlich begabt sind und dies bei gängigen psychometrischen Testverfahren zeigen können. Unserer Erfahrung nach sind nur ca. 20% der Kinder, Jugendlichen und Erwachsenen mit Autismus zu keinem Zeitpunkt in ihrer Entwicklung „testbar“, in der Regel diejenigen, die allem Anschein nach mittelgradig oder schwer geistig behindert, sehr impulsiv oder rastlos sind.

„verdeckte Hochbegabung“?

Schizophrenie und Autismus galten bis in die 70er Jahre, als zwei Störungen gleichen Wesens und Ursprungs. Man nahm an, dass Autismus eine sehr früh beginnende Form der Schizophrenie sei und nannte das Syndrom daher *„kindliche Schizophrenie“*. Seit einigen, vor allem demographischen Studien (z.B. Rutter, 1970) herrscht aber Konsens über Unterschiede von Schizophrenie und Autismus hinsichtlich der Symptomatik, des Verlauf, der Komorbidität, des kognitiven Profils (Bölte et

Autismus versus Schizophrenie

al., 2002), der Wirksamkeit von Medikamenten, der familiären Häufung, des sozioökonomischen Status der Familien und anderer Variablen, so dass heute zwischen den Störungen keine Kontinuität mehr angenommen wird. Insbesondere sind beim Autismus keine produktiven Symptome der Schizophrenie (z. B. Halluzinationen und Wahnbildung) zu beobachten. Es liegen zwar einige Fallberichte von Patienten vor, die eine autistische Störung hatten und in der Adoleszenz eine Schizophrenie entwickelten, es ist aber unklar, ob diese vereinzelten Kasuistiken tatsächlich Anlass genug für die Annahme sind, dass das Auftreten von Schizophrenie bei autistischen Störungen überzufällig häufig ist. Begrenzte Überlappungen von Schizophrenie und Autismus können aber dennoch nicht gänzlich bestritten werden. So zeigen bspw. einige jugendliche, sprechende, normal oder überdurchschnittlich begabte Menschen mit Autismus Symptome, die der Negativsymptomatik im Rahmen der Schizophrenie ähnlich sind (Konstantareas & Hewitt, 2001).

Autismus als „normale" Eigenschaft?

Es wird teilweise die Meinung vertreten, Autismus komme in der allgemeinen Bevölkerung in *„beliebiger Verdünnung"* vor. Damit ist gemeint, dass Autismus im Grunde ein Persönlichkeitsmerkmal sei, das jeder Mensch in einer bestimmten Ausprägung aufweise, also jeder Mensch mehr oder weniger autistisch sei. Autismus sollte nicht unreflektiert mit extremen Ausprägungen normalverteilter Persönlichkeitsdimensionen gleichgesetzt werden, die zwar ebenfalls zu sozialen und kommunikativen Problemen führen können, u.U. auch mit psychischen Störungen korrelieren, mit ihnen aber nicht identisch sind. Psychische Störungen werden immer durch massive Beeinträchtigungen der Lebensführung begleitet. Demnach kann der Verdünnungsbegriff zu einer Verharmlosung oder Verniedlichung der Situation Betroffener führen. Auf der anderen Seite darf nicht außer Acht gelassen werden, dass es sich bei der Autismusdiagnose in einem gewissen Bereich zweifelsfrei um eine willkürlich Grenzziehung zwischen normal und abnorm handelt. Diese Unsicherheit besteht bei kategorialen psychiatrischen Klassifikationssystemen immer, weil kein 100% sensitiver und 100% spezifischer phänotypischer oder organischer Marker für die beschriebenen Störungen vorliegt. Ferner sagt die Diagnose Autismus nichts über die Schwere des Autismus und die mögliche Komorbidität aus.

Autismus als „Wahrnehmungs- oder Empathiestörung"?

Noch immer kann es vorkommen, dass Menschen, die unzweifelhaft dem Verhalten und der Entwicklung nach der Diagnose eines Autismus entsprechen, nicht auf diesem Weg diagnostiziert werden. Stattdessen wird dann bspw. von *Wahrnehmungsstörung* oder manchmal auch von *Empathiestörung* gesprochen, ohne dass der Begriff Autismus fällt. Diesem Sachverhalt können verschiedene Ursachen zugrunde liegen, u. a. Unkenntnis oder Ablehnung psychiatrischer Termini. Es ist sehr wahrscheinlich, dass Autismus mit Störungen der Wahrnehmung assoziiert ist. Sowohl Defizite der Wahrnehmung als auch Empathie sind jedoch nur Teilaspekte des Syndroms und vermutlich nicht primäre Ursache, sondern eher Folge eines pathologischen Prozesses. Störungen der Wahrnehmung und der Empathie finden sich auch bei anderen psychischen Störungen. So gesehen sind diese einzelnen Bezeichnungen nicht sonderlich spezifisch oder ausreichend definiert. Sie beinhalten keine konkrete Aussage über typischerweise auftretendes beobachtbares Problemverhalten und sind folglich zu Kommunikationszwecken ungeeignet. Wegen des relativ unverbindlichen Charakters der Theorie und Diagnose der Wahrnehmungs- und Empathiestörungen sowie der mangelnden Korrespondenz mit moderner klinischer Klassifikation (ICD-10, DSM-IV) sind daher Nutzen und Relevanz dieser Terminologien zur Beschreibung des Autismus fraglich. Empirisch sind die Konzepte nicht abgesichert und zu Forschungszwecken insgesamt unbrauchbar. Für Betroffene kommt hinzu, dass nur bei nach ICD-10 verschlüsselten Diagnosen Anspruch auf Krankenkassen- und staatliche Versorgungsleistungen besteht, d. h. die Diagnose einer Wahrnehmungs- oder Empathiestörung formal bedeutungslos ist.

„Therapien“ des Autismus

Autismus ist *nicht vollständig heilbar*. Vereinzelt berichtete Spontanheilungen durch Wundertherapien sind äußerst unglaubwürdig. Zu kaum einer anderen psychiatrischen Erkrankung gibt es mehr Theorien und Therapieansätze als zum Autismus, deren Wissenschaftlichkeit stark variiert. Neben empirisch und theoretisch-pragmatisch ausgerichteten Ansätzen existieren vielfältige – partiell konfessionell anmutende – Zugänge mit teilweise so realitätsfernen Annahmen, dass sich Wissenschaftler nie die Mühe gemacht haben, deren Postulate zu untersuchen. Aber auch in Fällen, in denen die Hypothesen solcher Techniken in gut kontrollierten Studien geprüft wurden und sich mehrfach als haltlos erwiesen haben, kommt es vor, dass weder unter den Vertretern der Verfahren noch unter den Hilfesuchenden eine Abkehr von diesen Methoden erfolgt. Im Gegenteil führen diese Negativbefunde nicht selten zu Anfeindungen und Anklagen gegenüber der wissenschaftlichen Auseinandersetzung mit den Verfahren. Wissenschaftler sehen sich bspw. mit dem Vorwurf konfrontiert, sie wollten aus berufspolitischem Interesse oder empirischer Blindheit heraus den Patienten wertvolle Hilfe vorenthalten. Oder sie werden aufgefordert, sich mit diesen Methoden noch intensiver zu beschäftigen, um so irgendeine Form des empirischen Belegs erbringen zu können. Die entscheidende Konsequenz dieser nicht an wissenschaftlichen Prinzipien orientierten Haltung ist jedoch, dass Betroffenen und Angehörigen unberechtigte Hoffnungen gemacht werden, die sich früher oder später zwangsläufig als Nonsens entpuppen. Wiederholt wurde von Seiten der Verfechter negativ evaluierter Verfahren auf sensationelle Erfolge in Einzelfällen hingewiesen. Anzumerken ist jedoch, dass Kasuistiken hypothesengenerierenden, nie prüfenden, Wert haben und folglich ein beobachtetes Ereignis (Verbesserung der Symptomatik) nicht nach Gutdünken auf eine von vielen in einer Situation vorhandenen Variablen (u. a. Therapie) zurückgeführt werden kann. Kausale Interpretationen auf der Basis einzelner, unkontrollierter Beobachtungssachverhalte sind wissenschaftlich gesehen naiv, weil der angenommene Effekt grundsätzlich nicht repliziert bzw. falsifiziert werden kann. Obgleich die Mehrzahl der nicht empirisch abgesicherten Techniken nicht schadet und alle hilfreichen Techniken zu befürworten sind, bringen sämtliche Therapien einen ökonomischen Aufwand mit sich, der nicht gerechtfertigt ist, wenn effektivere Interventionen deshalb vorenthalten werden. Es ist lediglich im Einzelfall zu erwägen, ob einige dieser Therapien in einem palliativen Sinne eingesetzt werden können.

1.2 Die Beiträge von Kanner, Asperger, Heller und Rett

Leo Kanner (1896-1981)

Leo Kanner, ein Kinderarzt, der aus dem alten Österreich stammte und später in Baltimore (USA) arbeitete, verfasste die ersten umfassenden und sehr anschaulichen Beschreibungen von (Vorschul-)Kindern mit Autismus. Kanner baute seine Theorien und Falldarstellungen zum Autismus explizit in Abgrenzung zur sozialen Entwicklung unauffälliger Kinder auf, wobei er vor allem durch das Werk des amerikanischen Pädiaters und Psychologen Arnold Lucius Gesell (1880-1961) inspiriert wurde. Gesell widmete sich zunächst der Erforschung geistig behinderter Kinder, gelangte jedoch dann zur Auffassung, dass das Wissen über die psychische und physische Entwicklung normaler Kinder für das Verständnis von Abnormität unabdingbar ist. Gesells Theorien und Ergebnisse finden sich u. a. im *Atlas of Infant Behavior* (1934). Seine Arbeiten zeigen z. B., dass Säuglinge und Kleinkinder ein natürliches Bedürfnis nach sozialer Interaktion haben.

„Autistische Störungen des affektiven Kontakts" (1943)

Dieses grundlegende Bedürfnis nach sozialen Beziehungen vermißte Kanner (1943) bei den 11 Patienten, die er in seinem Artikel *„Autistische Störungen des affektiven Kontakts"* in der Zeitschrift *Nervous Child* beschrieb. Kanner ging davon aus, dass der Mangel an Bedürfnis nach Sozialkontakten affektiver Natur angeboren sei oder sich bei den Kindern kurz nach der Geburt entwickelt und durch eine Stoffwechselstörung bedingt ist. Neben ihren sozialen Schwierigkeiten sah Kanner auch solche der kommunikativen Fähigkeiten. Drei der beschriebenen Kinder waren stumm, und auch die sprechenden Kinder zeigten Auffälligkeiten der Sprache, wie Echolalie und die Umkehr von Personalpronomina. Ferner beobachtete Kanner Schwächen, Symbole und abstraktes Material zu verstehen. Darüber hinaus wiesen die Kinder ein intensives Interesse an der unbelebten Welt auf, zeigten starke Reaktionen auf Geräusche, spielten nicht mit kindgerechten Objekten und reagierten kaum auf Menschen. Nicht zuletzt waren sie sehr empfindsam gegenüber Veränderungen ihres Tagesablaufes und ihrer Umgebung (*„desire to* *sameness*“). Neben vielen Defiziten sah Kanner auch bestimmte (Insel-)Begabungen, z.B. besondere Gedächtnisleistungen oder ein besonders großes Vokabular bei den sprechenden Kindern. Den Begriff „Autismus“ hatte Kanner den Schriften des Schweizer Psychiaters Eugen Bleuer (1857-1939) entnommen, der das Konzept zur Beschreibung eines Symptoms im Rahmen schizophrener Erkrankungen verwendet hatte. Bleuler verstand unter dem Autismus der Schizophrenie den egozentrischen Rückzug in sich selbst und die eigene Gedankenwelt, bei gleichzeitigem Abschied von der Außenwelt.

Falsche Annahmen

Die Beschreibungen des (frühkindlichen) Autismus durch Leo Kanner waren einflussreich und sind auch noch in weiten Teilen gültig. Seine ersten Schilderungen und einige seiner späteren Publikationen beinhalten jedoch auch Annahmen, die heute als obsolet gelten müssen. Da die Kinder in seinen Augen den Eindruck von Weisheit machten, nahm er bspw. an, dass keines der Kinder geistig behindert sei. Schlechte Leistungen bei psychometrischen Tests subsummierte er als Motivationsdefizit. Er nahm ferner an, dass Autismus nicht mit anderen organischen Erkrankungen vergesellschaftet ist. Obwohl er anfänglich, und auch später wieder, Autismus als angeborene Störung verstand, gab es zudem eine längere Phase seines Schaffens, in der er das Verhalten der Eltern als verursachend für den Autismus ansah.

Hans Asperger (1906-1980)

„Autistische Psychopathie (1944)

Ungefähr zur gleichen Zeit wie Leo Kanner und unabhängig von ihm beschäftige sich der Wiener Arzt *Hans Asperger* mit vier Patienten zwischen 6 und 11 Jahren, die auffälliges Sozialverhalten und Probleme der interpersonalen Kommunikation zeigten. Wegen der Wirren des II. Weltkrieges hatten Kanner und Asperger keine Kenntnis von ihren ähnlichen Arbeiten. Im Unterschied zu Kanners Fällen, beschrieb Asperger aber nur Jungen, die keine Verzögerung der Sprachentwicklung oder qualitative intellektuelle Auffälligkeiten zeigten. Asperger (1944) ging zwar, wie auch Kanner, von einer angeborenen Problematik aus – die vom Vater zum Sohn weitergegeben wird - , aber er nahm auch an, dass es sich bei dem von ihm beobachteten Verhalten um eine extreme Variation eines normalen Persönlichkeitszuges handele. Asperger ging zudem davon aus, dass sich das Syndrom, das er beschrieb, nicht vor dem 3. Lebensjahr erkennen lasse. Ansonsten machte er im Gegensatz zu Kanner weitaus weniger Annahmen über die Natur des Geschehens, das er beobachtet hatte.

Der Schwerpunkt seines deutschsprachigen Beitrages *„Autistische Psychopathen im Kindesalter“* im *Archiv für Psychiatrie und Nervenkrankheiten* liegt vor allem in der Schilderung der Phänomenologie. Im Bereich der Kommunikation zeigten seine Patienten eine Verarmung der

Mimik und Gestik, einen merkwürdigen Blickkontakt und eine monotone, unmodulierte, kaum intonierte Sprechweise. Der Gebrauch der Sprache erschien Asperger ebenso abnorm, z.B. die Verwendung von Neologismen (Wortneuschöpfungen), eigentümlichen Monologen und die fehlende Fähigkeit zu echter Konversation. Asperger sah bei seinen Patienten durchgehend umschriebene Interessen und Aktivitäten, die einen Großteil der Zeit und Energie der Jungen beanspruchten und sie an sozialer Integration hinderten. Den Affekt der Patienten beschrieb Asperger als schwach empathisch und allgemein intellektualisierend. Generell erweckten die Jungen den Anschein, sie folgten ausschließlich ihren eigenen Impulsen, unabhängig von den Bedürfnissen anderer. Ihr Verhalten neige zu Aggressivität, sei schwer steuerbar, negativistisch und insgesamt sozial schlecht angepasst. Neben interpersonellen Problemen beschrieb Asperger seine Patienten auch in ihrer Motorik als auffällig, z.B. fielen ihm eine bizarre, behäbige, schwerfällige Gangart, Probleme bei der Koordination und mangelndes Köpergefühl auf.

Späte internationale Beachtung

Bis zum Zeitpunkt der Verfügbarkeit der Arbeit Aspergers in englischer Sprache fand sie kaum Beachtung. Erst als Lorna Wing (1981) das Werk Aspergers in Englisch zusammenfasste und 34 eigene Fälle zwischen 5 und 35 Jahren beschrieb, wurde das Syndrom auch international bekannt. 1991 wurde eine englische Übersetzung des Artikels von Asperger durch Uta Frith publiziert. Schon vor Wings Übersicht waren einige Arbeiten zum Asperger-Syndrom erschienen, z.B. ein (englischer) Artikel von Van Krevelen (1963), der sich mit der Differenzierung von Kanners und Aspergers Beschreibung autistischen Verhaltens beschäftigte und zu dem Ergebnis kam, dass es sich eindeutig um verschiedene Zustandsbilder handele. Es ist nicht ganz sicher, ob es sich bei Aspergers Bericht tatsächlich um die erste klinische Beschreibung der entsprechenden Symptomatik handelt. Unter anderem hatte die russische Neurologin Eva Ssucharewa 1926 Fälle mit sehr ähnlicher Symptomatik unter der Bezeichnung „*schizoide Psychopathie*“ in der *Monatszeitschrift für Psychiatrie und Neurologie* dargestellt.

Theodor Heller (1869-1938)

„Dementia infantilis“ (1908)

Bereits im Jahre 1908 schilderte der Pädagoge *Theodor Heller*, Leiter der Erziehungsanstalt für geistig abnorme und nervöse Kinder in Wien-Grinzing, in der *Zeitschrift für die Erforschung und Behandlung des Jugendlichen Schwachsinns* die Geschichten von Kindern, die nach einer zunächst unauffälligen frühen Kindheit im Alter von 3 bis 4 Jahren in vielen Bereichen der psychischen und körperlichen Entwicklung abrupt und ausgeprägt regredierten. Heller bezeichnete die Regression und das damit verbundene Syndrom als „*dementia infantilis*”. Später wurde die Störung auch als „*Heller'sche Demenz*“ bezeichnet. Im Vergleich zu Kanners und Aspergers Beschreibungen wurde Hellers Publikation weitaus weniger Aufmerksamkeit geschenkt, und die verfügbare Literatur ist begrenzt. Die von Heller beschriebenen Störungen sind vermutlich selten und nach ihrem Ausbrechen schweren Formen des Autismus zeitweise sehr ähnlich.

Andreas Rett (1924-1997)

„Eigenartiges, hirnatrophisches Syndrom bei Hyperammonämie (1966)

1966 verfasste der Wiener Sozialmediziner und Heilpädagoge *Andreas Rett* eine Arbeit über eine Gruppe von 22 Mädchen mit dem Titel: *„Über ein eigenartiges hirnatrophisches Syndrom bei Hyperammonämie im Kindesalter"* in der *Wiener Medizinischen Wochenzeitschrift*, weil er keine geeignete Klassifikation der beobachteten Symptomatik finden konnte. Alle Patienten waren Mädchen und wiesen übereinstimmend autistische Verhaltensweisen, Verlust der Sprache, epileptische Anfälle und Bewegungsstereotypien in Gestalt waschender, wringender, knetender, reibender Handbewegungen vor dem Körper auf. Viele der Mädchen hypererventilierten und zeigten typische, offensichtlich durch Dysfunktion des Gleichgewichtssinnes verursachte, Gangstörungen. Die Kinder hatten die regressiven Symptome nach einer anscheinend zunächst unauffälligen Entwicklung in den ersten sechs bis acht Lebensmonaten erst schleichend, dann dramatisch bis spätestens zum 3. Lebensjahr offenbart. In Unkenntnis der Arbeit von Rett, berichteten Bengt Hagberg und Kollegen (1983), Pädiäter an einer Klinik in Göteborg, in den *Annals of Neurology* unter dem Titel: *„A progressive syndrome of autism, dementia, ataxia, and loss of purposeful hand use in girls"* über 35 Mädchen aus verschiedenen europäischen Ländern mit Symptomen, die den von Rett berichteten entsprachen. Erst mit der Beschreibung von Hagberg und Mitarbeitern wurde auch die Publikation von Rett international wahrgenommen.

Späte internationale Beachtung

2 Stand der Forschung

2.1 Symptomatik und Klassifikation

Autistische Störungen in ICD-10 und DSM-IV

Autistische Störungen sind vielschichtige Phänomene. Die ICD-10 beschreibt solche Verhaltensbeeinträchtigungen innerhalb des Komplexes der *tiefgreifenden Entwicklungsstörungen (TE)*. Der Begriff „tiefgreifend" fasst eine Gruppe von Störungen zusammen (ICD-10, F84), die höchstwahrscheinlich biologische Ursachen haben, von Geburt an vorliegen oder in den ersten Lebensjahren auftreten und persistieren. Die Störungen betreffen viele Verhaltensbereiche und sind Folge einer devianten, nicht nur verzögerten Entwicklung. Alle unter diesem Konzept klassifizierten Störungen zeigen phänotypisch Überlappungen mit frühkindlichem Autismus, da sie Verzögerungen und Auffälligkeiten der sozialen, verbalen/non-verbalen kommunikativen Fähigkeiten oder stereotypes Verhalten einschließen. Darüber hinaus sind sie mit anderen Entwicklungsproblemen und bestimmten Erkrankungen überzufällig häufig assoziiert. Der Begriff *autistisches Spektrum* ist mit dem Konzept der TE weitgehend synonym. Im Englischen ist für TE der Ausdruck *pervasive developmental disorder* (oder kurz *PDD*) gängig.

Die ICD-10 (1992) enthält getrennte Manuale der Klassifikation für Klinik und Forschung[1]. Die *Forschungskriterien* sind weitaus enger definiert als die *klinischen Beschreibungen*. Die beiden Systeme sind jedoch konvergent und konsistent. Auf Grund der Unzulänglichkeiten des DSM-III-R und mangelnder Übereinstimmung von DSM und ICD wurde zur Entwicklung des DSM-IV in einer groß angelegten multizentrischen Studie (*„DSM-IV field trial"*) (Volkmar et al., 1994), die ca. 1000 Fälle und mehr als 100 Diagnostiker einschloss, die Eignung der DSM-III, DSM-III-R und ICD-10 Kriterien für Autismus miteinander verglichen. Mit gewissen Einschränkungen zeigte sich die ICD-10 Klassifikation als am ehesten mit klinischen Urteilen übereinstimmend und mit weniger Nachteilen behaftet als die DSM-III-, und DSM-III-R Kriterien. Einige Aspekte erschienen jedoch für das DSM ungeeignet. Da das DSM eine Klassifikation für Klinik und Forschung darstellt, war u.a. die Trennung von Forschungs- und klinischen Kriterien nicht brauchbar, so dass zur Erstellung des DSM-IV einige Korrekturen durchgeführt wurden. Das DSM-IV enthält unter den TE die Diagnosen: Autistische Störung, Asperger-Störung, Rett-Störung, Desintegrative Störung des Kindesalters, und Nicht näher bezeichnete TE. Damit stimmen die Klassifikationen autistischer Störungen im DSM-IV und der ICD-10 heute weitgehend überein (Tab. 1).

---

1 Beide ICD-10 Manuale (Klinische Beschreibungen und Forschungskriterien) sind in einer modifizierten Ausgabe für die Kinder- und Jugendpsychiatrie (Remschmidt, Schmidt & Poustka, 2001) zusammengeführt.

Tabelle 1: Tiefgreifende Entwicklungsstörungen in der ICD-10 und dem DSM-IV

ICD-10	DSM-IV
– Frühkindlicher Autismus (F84.0)	– Autistische Störung (299.00)
– Asperger-Syndrom (F84.5)	– Asperger-Störung (299.80)
– Atypischer Autismus (F84.1)	– Nicht näher bezeichnete tiefgreifende Entwicklungsstörung (NNB-TE; 299.80)
– Rett-Syndrom (F84.2)	– Rett-Störung (299.80)
– Andere desintegrative Störung des Kindesalters (F84.3)	– Desintegrative Störung im Kindesalter (299.10)
– Überaktive Störung mit Intelligenzminderung und Bewegungsstereotypien (F84.4)	– *keine Entsprechung im DSM-IV*
– Sonstige tiefgreifende Entwicklungsstörungen (F84.8)	– NNB-TE
– Nicht näher bezeichnete tiefgreifende Entwicklungsstörung (F84.9)	– NNB-TE

Definition des frühkindlichen Autismus

Für eine Diagnose *frühkindlicher Autismus* (F84.0) müssen nach ICD-10 vielfältige Verhaltensstörungen in drei Bereichen vorliegen, und zwar:

- Qualitative Auffälligkeiten der gegenseitigen sozialen Interaktion
- Qualitative Auffälligkeiten der Kommunikation (und Sprache) sowie
- begrenzte, repetitive und stereotype Verhaltensmuster, Interessen und Aktivitäten.

Darüber hinaus muss sich

- eine auffällige und beeinträchtigte Entwicklung bereits vor dem dritten Lebensjahr (häufig Verzögerungen der Sprachentwicklung oder Ausbleiben von Sprache)

manifestieren, und

- das klinische Erscheinungsbild kann nicht einer anderen TE oder einer anderen psychischen Störung zugeordnet werden.

Obwohl der frühkindliche Autismus in der ICD-10 relativ genau beschrieben wird, lässt die Definition ein weites Spektrum möglicher Erscheinungsformen und Schweregrade der Störung zu, so dass es „den" Autismus nicht gibt, was jedoch für die meisten anderen psychischen Störungen ebenfalls gilt.

Klinik des Autismus

Das klinische Vollbild des frühkindlichen Autismus entwickelt sich spätestens zwischen dem 4. und 5. Lebensjahr. Viele Symptome erreichen in dieser Phase auch den größten Schweregrad. Kinder mit Autismus zeigen ein grundlegendes Defizit in sozialer Reziprozität und im Spielverhalten. Es besteht ein Mangel an Verständnis und der Äußerung von Gefühlen, Ansprechbarkeit, Nähe und Modulation des Verhaltens entsprechend des sozialen Kontexts. Gesellschaftliche Konventionen und

Erwartungen von Mitmenschen werden schlecht verstanden. Das Interesse an Menschen ist begrenzt, Freundschaften werden kaum aufgebaut. Emotionalität und Empathie im Hinblick auf andere Personen sind schwer zu erkennen, Mimik und Gestik häufig verarmt. Die Kinder beginnen erst spät zu sprechen, und die Sprache bleibt auch nach dem Sprachbeginn bei fast allen Betroffenen auf irgendeine Weise deviant. Nicht wenige Individuen mit Autismus bleiben ein Leben lang stumm und kompensieren dieses Defizit auch nicht durch non-verbale Kommunikation. Bei sprechenden Betroffenen zeigen sich Auffälligkeiten der Sprache z.B. in Gestalt von Echolalie, der Verwendung repetitiver Worte und Sätze, veränderter Prosodie und eigentümlichem Gebrauch von Sprache. Autistische Menschen haben ein Bedürfnis nach Gleichförmigkeit der Umwelt und gewohnten Tagesabläufen. Häufig sind Interessen und Aktivitäten eingeschränkt oder ungewöhnlich. Es kommen starke Bindungen an unbelebte Objekte und motorische Manierismen vor. Tabelle 2 zeigt die diagnostischen Kriterien für frühkindlichen Autismus nach den ICD-10 Forschungskriterien.

Diagnostische Kriterien des frühkindlichen Autismus nach ICD-10

Tabelle 2: Diagnostische Kriterien für frühkindlichen Autismus nach den Forschungskriterien der ICD-10 (F84.0)

A. Vor dem 3. Lebensjahr manifestiert sich eine auffällige und beeinträchtigte Entwicklung in mindestens einem der folgenden Bereiche:

1. Rezeptive oder expressive Sprache, wie sie in der sozialen Kommunikation verwandt wird
2. Entwicklung selektiver sozialer Zuwendung oder reziproker sozialer Interaktion
3. Funktionales oder symbolisches Spielen

B. Insgesamt müssen mindestens sechs Symptome von 1., 2. und 3 vorliegen, davon mindestens zwei von 1. und mindestens je eins von 2. und 3.:

1. *Qualitative Auffälligkeiten der gegenseitigen sozialen Interaktion in mindestens drei der folgenden Bereiche:*
   a. Unfähigkeit, Blickkontakt, Mimik, Körperhaltung und Gestik zur Regulation sozialer Interaktionen zu verwenden
   b. Unfähigkeit, Beziehungen zu Gleichaltrigen aufzunehmen, mit gemeinsamen Interessen, Aktivitäten und Gefühlen (in einer für das Alter angemessenen Weise trotz hinreichender Möglichkeiten)
   c. Mangel an sozio-emotionaler Gegenseitigkeit, die sich in einer Beeinträchtigung oder devianten Reaktion auf die Emotionen anderer äußert, oder Mangel an Verhaltensmodulation entsprechend dem sozialen Kontext oder nur labile Integration sozialen, emotionalen und kommunikativen Verhaltens
   d. Mangel, spontan Freude, Interessen oder Tätigkeiten mit anderen zu teilen (zum Beispiel Mangel, anderen Menschen Dinge, die für die Betroffenen von Bedeutung sind, zu zeigen, zu bringen oder zu erklären)
2. *Qualitative Auffälligkeiten der Kommunikation in mindestens einem der folgenden Bereiche:*
   a. Verspätung oder vollständige Störung der gesprochenen Sprache, die nicht begleitet ist durch einen Kompensationsversuch durch Gestik oder Mimik als Alternative zur Kommunikation (vorausgehend oft fehlendes kommunikatives Geplapper)
   b. Relative Unfähigkeit, Kontakt zu beginnen oder aufrechtzuerhalten (auf dem jeweiligen Sprachniveau), bei dem es einen gegenseitigen Kommunikationsaustausch mit anderen Personen gibt

c. Stereotype und repetitive Verwendung der Sprache oder idiosynkratischer Gebrauch von Worten oder Phrasen
d. Mangel an verschiedenen spontanen Als-ob-Spielen oder (bei jungen Betroffenen) sozialen Imitationsspielen

3. *Begrenzte, repetitive und stereotype Verhaltensmuster, Interessen und Aktivitäten in mindestens einem der folgenden Bereiche:*
a. Umfassende Beschäftigung mit gewöhnlich mehreren stereotypen und begrenzten Interessen, die in Inhalt und Schwerpunkt abnorm sind, es kann sich aber auch um ein oder mehrere Interessen ungewöhnlicher Intensität und Begrenztheit handeln
b. Offensichtlich zwanghafte Anhänglichkeit an spezifische, nicht-funktionale Handlungen oder Rituale
c. Stereotype und repetitive motorische Manierismen mit Hand- oder Fingermanierismen oder Verbiegen oder komplexe Bewegungen des ganzen Körpers
d. Vorherrschende Beschäftigung mit Teilobjekten oder nicht funktionalen Elementen des Spielmaterials (zum Beispiel ihr Geruch, die Oberflächenbeschaffenheit oder das von ihnen hervorgebrachte Geräusch oder ihre Vibration)

C. Das klinische Bild kann nicht einer anderen psychischen Störung zugeordnet werden

Einer anderen tiefgreifenden Entwicklungsstörung, einer spezifischen Entwicklungsstörungen der rezeptiven Sprache (F80.2) mit sekundären sozio-emotionalen Problemen, einer reaktiven Bindungsstörung (F94.1), einer Bindungsstörung mit Enthemmung (F94.2), einer Intelligenzminderung (F70-72), mit einer emotionalen oder Verhaltensstörung oder einer Schizophrenie (F20) mit ungewöhnlich frühem Beginn.

Andere Termini

Im Rahmen der Beurteilung autistischer Symptome sind eine Reihe weiterer Begriffe im Gebrauch, deren Kenntnis zum Verständnis der TE und zur Kommunikation zwischen Experten hilfreich ist (Tab. 3). Frühkindlicher Autismus ist der Begriff, mit dem in der ICD-10 die Kerndiagnose eines Autismus oder *„der Autismus"* bezeichnet wird. Im DSM-IV wird der Ausdruck *„autistische Störung"* für dieselbe Symptomatik verwendet. Mit „frühkindlich" (oder *„infantil"*) soll ausgedrückt werden, dass der Autismus in der frühen Kindheit beginnt. Die Bezeichnung ist redundant, da Autismus per Definition vor Vollendung des 3. Lebensjahres beginnt. Da die ICD-10 zur Klassifikation psychischer Störungen in Nordamerika nicht durchweg bekannt ist, kann es zu Missverständnissen kommen, wenn man von *„infantile autism"* spricht. Praktisch synonym zum frühkindlichen Autismus werden die Begriffe *„klassischer"* oder *„Kanner-Autismus"* bzw. *„Kanner-Syndrom"* und *„kindliche Schizophrenie"* (im älteren Schrifttum) verwendet.

High-Functioning Autismus (HFA)

High-Functioning-Autismus ist ein inoffizieller Begriff für Menschen mit frühkindlichem Autismus; je nach Definition ohne geistige Behinderung (IQ>70) oder mit mindestens durchschnittlicher Intelligenz (IQ>85). Zudem liegen zumeist gute verbale Fähigkeiten vor, obwohl die Sprachentwicklung zunächst verzögert war. Dagegen weisen Menschen mit *„Low-Functioning-Autismus"* schlechte sprachliche Fähigkeiten und Intelligenzminderung auf. Der Begriff High-Functioning-

Autismus geht im Wesentlichen auf Lorna Wing zurück, die den Terminus schuf, um Menschen mit Autismus zu beschreiben, die in jungen Jahren phänomenologisch ein „Kanner-Syndrom“ zeigten, sich aber im Verlauf immer mehr in Richtung eines „Asperger-Syndroms“ entwickelten.

Autistisches Kontinuum

Autistisches Kontinuum ist kein offizieller Begriff, sondern wird zunehmend angewandt, um die Auffassung auszudrücken, dass es unangemessen ist, innerhalb der TE kategoriale diagnostische Abgrenzungen vornehmen. Nach der Idee eines autistischen Kontinuums unterscheiden sich Individuen im autistischen Spektrum hinsichtlich ihrer autistischen Symptomatik nicht *qualitativ*, d. h. grundsätzlich, sondern vielmehr nur *quantitativ*, also in Bezug auf den Schweregrad ihres Syndroms. Für die Betrachtung der TE als ein Kontinuum autistischen Verhaltens spricht eine steigende Anzahl empirischer Arbeiten (z. B. Lord et al., 2000; Lord et al., 2001), die zeigen, dass sich die autistische Symptomatologie in gemischten Stichproben von Menschen mit klinisch diagnostizierten TE eher kontinuierlich, stark überlappend und nicht in diskreten Einheiten verteilt.

Dimensionaler versus kategorialer Autismus

Dimensionaler und kategorialer Autismus betreffen die Diskussion, ob es sich beim Autismus tatsächlich um ein zur Normalität und Gesundheit abgrenzbares Phänomen (*kategorial*) oder im Prinzip um ein Persönlichkeitsmerkmal handelt, das alle Menschen in unterschiedlicher Ausprägung aufweisen können (*dimensional*). ICD-10 und DSM-IV beinhalten *kategoriale*, atheoretische Beschreibungen der AS, die sich im Wesentlichen bewährt haben. Die kategoriale Operationalisierung des Autismus ist im Sinne des Konzepts der Interraterreliabilität (Klin et al., 2000) eine sehr zuverlässige psychiatrische Diagnose, d. h. verschiedene erfahrene und weniger erfahrene Diagnostiker stimmen recht gut darüber überein, welche Symptome den Kern der Störung ausmachen. Darüber hinaus besitzt die Autismusdiagnose im Vergleich zu vielen anderen psychiatrischen Kategorien ein hohes Maß an Augenscheinvalidität, deskriptiver und prognostischer Validität. Ein konsensfähiges Modell für die *dimensionale* Klassifikation psychischer Auffälligkeiten, z. B. des Autismus, konnte bislang trotz einiger Versuche nicht entwickelt werden (Quay, 1986). Gemäß der *dimensionalen* Überzeugung haben Menschen mit Autismus nur eine extreme Ausprägung dieses Wesenszuges, und es ist demnach willkürlich eine Grenze zwischen Normalität und Abnormität zu ziehen, da es qualitative Unterschiede zwischen Menschen bezüglich des Autismus nicht gibt. Diese Diskussion wird häufig und fälschlicherweise mit dem Konzept des autistischen Kontinuums vermischt, so dass nicht immer klar wird, was Autoren meinen, wenn sie von Dimensionen oder Kontinua sprechen.

Kategoriale und dimensionale Diagnostik muss sich nicht ausschließen. Die Anwesenheit einer Dimension schließt nicht aus, dass ein bestimmter Ausprägungsgrad eines Merkmals mit qualitativen Veränderungen verknüpft ist (Cantwell & Rutter, 1994). Auch Subtypisierungen und der Gedanke eines Kontinuums können integriert werden. In der klinischen und wissenschaftlichen Praxis werden wie selbstverständlich alle Konzepte genutzt, ohne dass dadurch Kliniker oder Forscher eingeschränkt wären oder die Kommunikation zwischen ihnen wesentlich behindert würde. Langfristig ist jedoch eine weitere Vereinheitlichung der Diagnostik und der Termini für die Kommunikation zwischen Experten und die Erforschung der Phänomene angezeigt.

Autistische Züge ist eine Formulierung, mit der zum Ausdruck gebracht werden soll, dass eine Person einige autistische Symptome – oft in Verbindung mit einer psychiatrischen Störung – aufweist, aber nicht notwendigerweise eine AS hat.

Breiterer Phänotyp

Breiter oder *erweiterter Phänotyp des Autismus*: Empirische Untersuchungen der letzten Jahre haben ergeben, dass es neben den TE, die klinisch relevante psychische Störungen darstellen, auch Fälle subklinischer, sehr milder Ausprägungen autistischen Verhaltens gibt. Dieser Verhaltenskomplex umfasst gewisse soziale, kommunikative Defizite, rigide Verhaltensweisen, akzentuierte Interessen und affektive und kognitive Probleme und wird auch als *breiterer* oder *erweiterter Phänotyp des Autismus* bezeichnet. Es ist wahrscheinlich, dass diese Charakteristika gehäuft unter den (erstgradigen) Verwandten von Menschen mit Autismus auftreten. Man fragt sich daher, ob es schwache Varianten (*„lesser variants"*) des Autismus sind, die evtl. auf eine zugrunde liegende genetische Anfälligkeit für Autismus hinweisen.

Tabelle 3: Begriffe und Konzepte im Bereich der autistischen Störungen (Ausdrücke eines Absatzes sind synonym)

- Tiefgreifende Entwicklungsstörung, autistisches Spektrum, PDD
- Autistisches Kontinuum
- Dimensionaler Autismus
- Breiterer autistischer Phänotyp, erweiterter autistischer Phänotyp
- Autistische Züge
- Frühkindlicher Autismus, infantiler Autismus, Kanner-Autismus, Kanner-Syndrom, kategorialer Autismus, autistische Störung
- High-Functioning-Autismus
- Asperger-Syndrom, Asperger Störung, autistische Psychopathie
- Andere desintegrative Störung des Kindesalters, desintegrative Störung des Kindesalters, Hellersche Demenz, Dementia Infantilis
- Rett-Syndrom, Rett-Störung
- Atypischer Autismus, PDD-NOS
- Überaktive Störung mit Intelligenzminderung
- Nicht näher bezeichnete tiefgreifende Entwicklungsstörung, PDD-NOS

Asperger-Syndrom

Nach der ICD-10 fehlen beim *Asperger-Syndrom* (F84.5) eine abnorme Sprach- oder kognitive Entwicklung. Abgesehen von Meilensteinen der motorischen Entwicklung und motorischen Fertigkeiten im Allgemeinen ist das Verhalten des Kindes in den ersten drei Lebensjahren unauffällig. Unter anderem muss das Kind altersgemäß neugierig, selbständig und kommunikativ sein. Ansonsten entsprechen die diagnostischen Kriterien im Grunde denjenigen des frühkindlichen Autismus. Tabelle 4 zeigt die diagnostischen Kriterien für das Asperger-Syndrom nach den ICD-10 Forschungskriterien.

ICD-10 Kriterien

Tabelle 4: Diagnostische Kriterien für das Asperger-Syndrom nach den Forschungskriterien der ICD-10 (F84.5)

A. Es fehlt eine klinisch eindeutige allgemeine Verzögerung der gesprochenen oder rezeptiven Sprache oder der kognitiven Entwicklung
Die Diagnose verlangt, dass einzelne Worte bereits im zweiten Lebensjahr oder früher benutzt werden. Selbsthilfefertigkeiten, adaptives Verhalten und die Neugier an der Umgebung sollten während der ersten drei Lebensjahre einer normalen intellektuellen Entwicklung entsprechen. Allerdings können Meilensteine der motorischen Entwicklung etwas verspätet auftreten, und eine motorische Ungeschicklichkeit ist ein häufiges Merkmal (aber kein notwendiges) diagnostisches Merkmal. Isolierte Spezialfertigkeiten, oft verbunden mit einer auffälligen Beschäftigung, sind häufig, aber nicht für die Diagnose erforderlich
B. Qualitative Beeinträchtigungen der gegenseitigen sozialen Interaktion
Entsprechend den Kriterien des Autismus
C. Ein ungewöhnlich intensives, umschriebenes Interesse oder begrenzte, repetitive und stereotype Verhaltensmuster, Interessen und Aktivitäten
Entspricht dem Kriterium für Autismus, hier sind aber motorische Manierismen, ein besonderes Beschäftigtsein mit Teilobjekten oder mit nicht-funktionalen Elementen von Spielmaterial ungewöhnlich
D. Das klinische Bild kann nicht einer anderen psychischen Störung zugeordnet werden
Einer anderen tiefgreifenden Entwicklungsstörung, einer schizotypen Störung (F21), einer Schizophrenia simplex (F20.6), einer reaktiven Bindungsstörung des Kindesalters oder einer Bindungsstörung mit Enthemmung (F94.1 und F94.2), einer zwanghaften Persönlichkeitsstörung (F60.5) oder einer Zwangsstörung (F42)

Asperger-Syndrom versus HFA

Asperger-Syndrom ist die Bezeichnung für die entsprechende Diagnose in der ICD-10. Das DSM-IV spricht von der *„Asperger-Störung“*. *„Autistische Psychopathie“* ist der etwas pejorative Terminus, der von Hans Asperger selbst verwendet wurde und auch noch bei einigen älteren Klinikern anzutreffen ist. Da die Auffassungen in der Wissenschaft derzeit divergieren, ob sich Autismus und das Asperger-Syndrom sowie das Asperger-Syndrom und die schizoide Persönlichkeitsstörung deutlich trennen lassen, kann es passieren, dass auch die Begriffe *„High-Functioning-Autismus“* oder *„schizoide Persönlichkeitsstörung“* verwendet werden. Diese Begriffe sind aber *nicht synonym,* und obwohl die Symptome der Störungen überlappen, bezeichnen sie heute noch unterschiedliche Syndrome oder Verläufe.

Die Schlüssigkeit und der Sinn der Diagnose Asperger-Syndrom wird momentan intensiv debattiert. Dies liegt vor allem daran, dass die Beschreibung der Störung in ICD-10 und DSM-IV von der Originalbeschreibung Hans Aspergers deutlich verschieden ist. Lorna Wing (1981) griff die Arbeit Hans Aspergers auf und modifizierte seine Beschreibungen des Störungsbildes. Sie war vor allem der Auffassung, das Syndrom lasse sich bereits innerhalb der ersten zwei Lebensjahre erkennen, z. B. durch vermindertes und auffälliges Brabbeln und kindesuntypische Interessen. Zudem ging sie davon aus, dass auch Mädchen betroffen sind und zudem ein kleiner Teil der Betroffenen schwach geistig behindert ist. Mit dieser Arbeit rückte Wing das von Asperger beschriebene Syndrom eindeutig in die Nähe des klassischen Autismus. Dieser Trend setzte sich fort. Nach der ICD-10 und dem DSM-IV unterscheiden sich das Asperger-Syndrom und der Autismus im Grunde nur durch das Fehlen einer klinisch bedeutsamen Verzögerung der gesprochenen und rezeptiven Sprache respektive allgemein einer frühen abnormen Entwicklung, die für eine Diagnose des frühkindlichen Autismus verpflichtend ist. Auf der Basis der heutigen psychiatrischen Klassifikation ist es daher in der Tat fraglich, ob die Dichotomie von Autismus und Asperger-Syndrom gerechtfertigt oder artifiziell ist (Rühl et al., 2001). Miller und Ozonoff (1997) weisen in diesem Zusammenhang darauf hin, dass bei keinem der Fälle, die Hans Asperger in seiner Originalarbeit beschrieb, nach den heutigen DSM-IV-Kriterien die Diagnose einer Asperger-Störung angemessen wäre. Einige Autoren haben daher an der Beschreibung Aspergers orientierte diagnostische Kriterien postuliert (z. B. Gillberg & Gillberg, 1989).

Desintegrative Störungen

Bei den *sonstigen desintegrativen Störungen des Kindesalters* (F84.3) kommt es nach einer zunächst offensichtlich normalen körperlichen und geistigen Entwicklung in den ersten 3 bis 4 Lebensjahren (mindestens den ersten zwei Lebensjahren) zu einem dramatischen Verlust erworbener Fähigkeiten im Bereich der Sprache, des Spielens, der sozialen Fertigkeiten, des adaptiven Verhaltens, der Darm- und Blasenkontrolle und der motorischen Funktionen. Die allgemeine Symptomatik der sonstigen desintegrativen Störungen des Kindesalters ist der des frühkindlichen Autismus sehr ähnlich. Tabelle 5 zeigt die diagnostischen Kriterien für die sonstigen desintegrativen Störungen des Kindesalters nach den ICD-10 Forschungskriterien. Diese Diagnose erfasst im Wesentlichen die durch Theodor Heller beschriebene Störung. Der Ausdruck ist synonym mit *„Heller'sche Demenz"*, *„Dementia Infantilis"* und *„desintegrative Störung des Kindesalters"* (DSM-IV).

Rett-Syndrom

Beim *Rett-Syndrom* (F84.2) liegt eine unauffällige oder nahezu unauffällige pränatale und normale postnatale Entwicklung in den ersten Lebensmonaten vor. Ab dem 6. Lebensmonat (spätestens bis zum 18. Lebensmonat) stagniert die Entwicklung und das Kind regrediert schließlich. Das Kopfwachstum verlangsamt sich und es kommt zu einem Verlust der zielgerichteten Handmotorik. Die betroffenen Kinder zeigen stereotype Handbewegungen, wie Händewringen oder Waschbewegungen. Typische Symptome sind Störungen der kommunikativen Fertigkeiten, z. B. der expressiven und rezeptiven Sprache, ein unsicherer, unkoordinierter Gang und eine allgemeine Verlangsamung der Psychomotorik. Viele Kinder weisen grobmotorische Stereotypien (Tänzeln auf der Stelle, Rumpfschaukeln, Oberkörperpendeln) auf und

Tabelle 5: Diagnostische Kriterien für die sonstigen desintegrativen Störungen des Kindesalters nach den Forschungskriterien der ICD-10 (F84.3)

A. Eindeutig normale Entwicklung bis zu einem Alter von mindestens zwei Jahren

Für die Diagnose werden das Vorliegen normaler altersgemäßer Fertigkeiten in der Kommunikation, in den sozialen Beziehungen, im Spiel und im Anpassungsverhalten im Alter von zwei Jahren oder später verlangt

B. Endgültiger Verlust vorher erworbener Fertigkeiten mit Beginn der Störung

Die Diagnose verlangt einen klinisch deutlichen Verlust von Fertigkeiten (und nicht nur eine Unfähigkeit, sie in bestimmten Situationen anzuwenden) in mindestens zwei der folgenden Bereiche:

1. Expressive oder rezeptive Sprache
2. Spielen
3. Soziale Fertigkeiten oder adaptives Verhalten
4. Darm- oder Blasenkontrolle
5. Motorische Fertigkeiten

C. Qualitativ auffälliges soziales Verhalten in mindestens zwei der folgenden Bereiche

1. Qualitative Auffälligkeiten der gegenseitigen sozialen Interaktion (wie für Autismus definiert)
2. Qualitative Auffälligkeiten der Kommunikation (wie für Autismus definiert)
3. Begrenzte, repetitive und stereotype Verhaltensmuster, Interessen und Aktivitäten einschließlich motorischer Stereotypien und Manierismen
4. Allgemeiner Interessenverlust an Objekten und an der Umwelt insgesamt

D. Das klinische Bild kann nicht einer sonstigen psychischen Störung zugeordnet werden

Einer der anderen tiefgreifenden Entwicklungsstörungen, einer erworbenen Aphasie mit Epilepsie (F80.6), einem elektiven Mutismus (F94.0) oder einer Schizophrenie (F20).

knirschen mitunter in reizarmen oder stressreichen Augenblicken mit den Zähnen. Die Phase normaler Entwicklung ist beim Rett-Syndrom weitaus kürzer als bei den sonstigen desintegrativen Störungen des Kindesalters. Tabelle 6 zeigt die diagnostischen Kriterien für das Rett-Syndrom nach den ICD-10 Forschungskriterien. *Rett-Syndrom* ist die Bezeichnung in der ICD-10 für die im Wesentlichen durch Andreas Rett beschriebene Störung. Der Ausdruck ist synonym mit „*Rett-Störung*" im DSM-IV.

Atypischer Autismus

Die diagnostischen Kriterien des *atypischen Autismus* (F84.1) in der ICD-10 entsprechen den Richtlinien für frühkindlichen Autismus, abgesehen davon, dass das Manifestationsalter verspätet ist (im oder nach dem 3. Lebensjahr) und/oder notwendige Symptome aus einem der drei kritischen Störungsbereiche (soziale Interaktion, Kommunikation, repetitiv-stereotype Verhaltensweisen) fehlen. Entsprechend sind die Diagnosen:

- *Autismus mit atypischem Erkrankungsalter* (F84.10),
- *Autismus mit atypischer Symptomatologie* (F84.11) oder

Tabelle 6: Diagnostische Kriterien für das Rett-Syndrom nach den Forschungskriterien der ICD-10 (F84.2)

A.	Eindeutig normale pränatale und perinatale Periode und eindeutig normale psychomotorische Entwicklung während der ersten fünf Monate und normaler Kopfumfang bei der Geburt
B.	Abnahme des Kopfwachstums zwischen dem 5. Lebensmonat und dem 4. Lebensjahr und Verlust der erworbenen zielgerichteten Handbewegungen zwischen dem 5. und 30. Lebensmonat, verbunden mit einer gleichzeitigen Kommunikationsstörung und beeinträchtigten sozialen Interaktion und Auftreten von kaum koordiniertem, unsicherem Gang und/ oder Rumpfbewegungen
C.	Entwicklung einer schwer gestörten expressiven und rezeptiven Sprache mit einer schweren psychomotorischen Verlangsamung
D.	Stereotype Handbewegungen (wie Hängewringen oder Waschbewegungen), die mit oder nach dem Verlust zielgerichteter Handbewegungen auftreten

– *Autismus mit atypischem Erkrankungsalter und atypischer Symptomatologie* (F84.12)

möglich.

Dem atypischen Autismus in der ICD-10 entspricht im DSM-IV die Diagnose *„nicht näher bezeichnete tiefgreifende Entwicklungsstörung"* oder im Englischen *„pervasive developmental disorder not otherwise specified (PDD-NOS)."*

Überaktive Störung in der ICD-10

Für eine Diagnose *überaktive Störung mit Intelligenzminderung und Bewegungsstereotypien* (F84.4) in der ICD-10 müssen anhaltende motorische Überaktivität mit Aktivitäts- und Aufmerksamkeitsproblemen, repetitives und stereotypes Verhalten und eine profunde geistige Behinderung (IQ<50) vorliegen. Qualitative soziale Beeinträchtigungen der Schwere des frühkindlichen Autismus sind nicht zu beobachten. Diese Diagnose hat kein Pendant im DSM-IV.

PDD-NOS

Die *sonstige tiefgreifende Entwicklungsstörung* (F84.8) und die *nicht näher bezeichnete tiefgreifende Entwicklungsstörung* (F84.9) der ICD-10 sind Restkategorien für tiefgreifende Entwicklungsstörungen, die noch nicht definiert sind respektive für Störungen, die zwar die allgemeine Beschreibung für TE erfüllen, bei denen aber unzureichende Informationen oder widersprechende Befunde eine eindeutige Zuordnung nicht erlauben. Im DSM-IV ist für eine solche unspezifische Symptomatik die Diagnose *„nicht näher bezeichnete tiefgreifende Entwicklungsstörung" (PDD-NOS)* vorgesehen.

2.1.1 Prävalenz

Gemäß einer sorgfältig durchgeführten Studie von Chakrabarti und Fombonne (2001) mit einer Population von 15.500 Vorschulkindern (2.5 bis 6.5 Jahre) in Südengland kann eine Prävalenz der TE von 62.6/10.000

angenommen werden. Die Häufigkeit des Autismus liegt bei 16.8/10.000, des Asperger-Syndroms bei 8.4/10.000, des Rett-Syndroms und der desintegrativen Störung des Kindesalters jeweils bei 0.6/10.000 (Tab. 7). Die größte Störungsgruppe innerhalb der AS bilden die nicht näher bezeichneten TE mit einer Häufigkeit von 36.1/10.000. Weitere Arbeiten stützen diese Zahlen (Baird et al., 2000). Eine schwedische Studie von Kadesjö et al. (1999) legt mit einer Häufigkeit von 72.6/10.000 für Autismus und 48.4/10.000 für das Asperger-Syndrom eine noch höhere Prävalenz von TE nahe. Diese Schätzungen liegen deutlich über den meisten bis noch vor einigen Jahren publizierten Studien. Früher wurde zumeist eine Häufigkeit von ca. 5/10.000 angenommen (Fombonne, 1999). In der einzigen deutschen Studie zur Epidemiologie des Autismus von Steinhausen et al. (1986) in Berlin anhand der Rutter-Kriterien lag die Prävalenz des Autismus bei 1.9/10.000. Autismus ist bei Jungen 3 bis 4-mal häufiger als bei Mädchen. Beim Asperger-Syndrom ist dieses Ungleichgewicht noch deutlicher. Auf der anderen Seite sind Mädchen, die an frühkindlichem Autismus leiden, durchschnittlich stärker von der Störung betroffen als Jungen.

Tabelle 7: Epidemiologie tiefgreifender Entwicklungsstörungen (Chakrabarti & Fombonne, 2001)

– Tiefgreifende Entwicklungsstörungen (insgesamt)	62.6/10.000
– Nicht näher bezeichnete TE	36.1/10.000
– Frühkindlicher Autismus	16.8/10.000
– Asperger-Syndrom	8.4/10.000
– Desintegrative Störung	0.6/10.000
– Rett-Syndrom	0.6/10.000

Steigende Prävalenzangaben

Die steigenden Prävalenzangaben für Autismus und andere TE haben die Frage aufgeworfen, wie diese neuen und überraschenden Zahlen zu erklären sind. Nicht zuletzt, weil im Zuge der höheren Angaben zur Prävalenz des Autismus auch die Komorbiditätsangaben zur Intelligenzminderung nach unten korrigiert wurden. Was die Häufigkeit autistischer Störungen betrifft, wird derzeit diskutiert, ob den höheren Prävalenzangaben tatsächlich eine größere Verbreitung der Störung in der Bevölkerung im Sinne einer „*Epidemie des Autismus*" zugrunde liegt, oder ob es sich um ein Artefakt handelt, d. h. andere Sachverhalte für die steigende Prävalenz verantwortlich gemacht werden können. Eine abschließende Beantwortung dieser Frage ist nicht möglich, da die älteren und neuen Studien rein methodisch nicht vergleichbar sind. In älteren Arbeiten wurden u. a. andere diagnostische Kriterien und Instrumente angewandt und einige Studien basierten auf Schätzungen mittels klinischer Stichproben, nicht auf repräsentativen Populationen.

Gründe für höhere Prävalenz

Sachlogisch ist eher anzunehmen, dass die „wahre Häufigkeit" des Autismus und verwandter Störungen relativ konstant geblieben ist und die höheren Angaben mit einer besseren Informiertheit, Aufklärung und

Sensibilität von Fachleuten und Eltern, neuen diagnostischen Strategien, effektiveren Forschungsmethoden und einer früheren und zuverlässigeren Diagnostik des Autismus zusammenhängen (z.B. Croen et al., 2002). Die parallele Korrektur der Angaben zur Vergesellschaftung von Autismus und Intelligenzminderung sind ähnlich zu deuten. Es ist anzunehmen, dass die älteren Arbeiten leichte Fälle des Autismus nicht ausreichend berücksichtigten. Bei diesen Personen ist seltener oder kaum mit geistiger Behinderung zu rechnen, so dass Epidemiologien, die diese Menschen einschließen, zwangsläufig niedrige Prävalenzen der Intelligenzminderung ergeben. In rein klinischen Populationen entspricht die hohe Komorbidität von Autismus und Intelligenzminderung vermutlich den Tatsachen, d.h. bei älteren Studien wurde zwar das Ausmaß der Intelligenzminderung bei Autismus insgesamt überschätzt, traf aber für die untersuchte Stichprobe durchaus zu.

2.1.2 Differenzialdiagnose

Der frühkindliche Autismus kann bei entsprechend eingehender Diagnostik und klinischer Erfahrung in den meisten Fällen relativ zuverlässig von anderen psychiatrischen Störungen abgegrenzt werden (Tab. 8).

- *Andere tiefgreifende Entwicklungsstörungen*: Die diagnostische Unterscheidung der tiefgreifenden Entwicklungsstörungen untereinander kann in Einzelfällen angesichts der Überscheidung der Leitsymptome schwierig sein. Zum Beispiel kann die klinische Phänomenologie des Asperger-Syndroms und leichterer Fälle von Autismus bei Jugendlichen und Erwachsenen ähnlich sein. Ohne eine eingehende Anamnese zur Erfassung des für die Diagnose eines Autismus verpflichtenden Kriteriums einer frühen abnormen Entwicklung kann in solchen Fällen eine sichere Differenzialdiagnostik nicht erfolgen.
- *Intelligenzminderung* (ohne Autismus): Die Differenzialdiagnose bei Personen mit schwerer und schwerster Intelligenzminderung (IQ<35) (ICD-10: F72, F73) ohne Autismus sowie bei Säuglingen und Kleinkindern kann problematisch sein. Jede Form der Kommunikation und Aufnahme reziproken Sozialkontakts seitens dieser Kinder spricht gegen die Diagnose eines frühkindlichen Autismus.
- *Andere psychische Störungen:* Die Differenzierung zur *expressiven* (F80.1) oder *rezeptiven* (F80.2) *Sprachstörung* und der *erworbenen Aphasie mit Epilepsie* (F80.3, *„Landau-Kleffner-Syndrom“*) ist unter Umständen erschwert, da nicht wenige dieser Kinder auch autismusähnliche Verhaltensauffälligkeiten zeigen. Insgesamt sind jedoch das Ausmaß und die Qualität des Sozialkontakts und die Versuche der Kompensation von Kommunikationsdefiziten mittels non-verbaler Verhaltensweisen in der Regel höher als bei autistischen Störungen. Kinder mit *Bindungsstörungen* (F94.1, F94.2) oder *deprivierte*

Kinder (Z62.4, Z62.5) zeigen nach einigen Monaten in adäquatem Umfeld verglichen mit autistischen Patienten gewöhnlich deutliche Verbesserungen kommunikativer und sozialer Funktionen. Im Vergleich zum Autismus treten bei sehr früh beginnenden *Schizophrenien* (F20) meist auch Positivsymptome, wie Wahn und Halluzinationen auf. Ansonsten finden sich für gewöhnlich deutliche Unterschiede hinsichtlich Beginn und Verlauf der Störung sowie der Wirksamkeit antipsychotischer Medikation. Die Differenzialdiagnostik zwischen einer *schizoiden Persönlichkeitsstörung* (F60.1) und dem Asperger-Syndrom ist in einigen Fällen diffizil. Patienten mit Asperger-Syndrom weisen jedoch anamnestisch eine klare Biographie auffälligen Verhaltens auf, haben normalerweise begrenztere alltagspraktische Fähigkeiten und einen höheren primären Leidensdruck. Bei *Mutismus* (F94.0) und *Angstsyndromen* (F41) liegen u. a. eine deutlich bessere soziale Reaktivität, angepasstere Mimik und Gestik sowie besserer Blickkontakt vor. Die Situationen, in denen Auffälligkeiten gezeigt werden, sind selektiv, z. B. unauffälliger Gebrauch der Sprache bei mutistischen Kindern in vertrauter Umgebung.

Tabelle 8: Differenzialdiagnosen des frühkindlichen Autismus

- Andere tiefgreifende Entwicklungsstörungen
- Intelligenzminderung (ohne Autismus)
- Expressive, rezeptive Sprachstörungen und Landau-Kleffner-Syndrom
- Deprivation
- Schizophrenie
- Schizoide Persönlichkeitsstörung
- Mutismus
- Bindungsstörungen
- Angststörungen

2.2 Komorbidität

Autismus ist eine psychische Störung, die mit anderen psychischen und physischen Problemen überzufällig häufig assoziiert ist. Die bedeutendsten Überlappungen bestehen mit Intelligenzminderung und Anfallsleiden.

- *Intelligenzminderung*: Untersuchungen, die bis vor wenigen Jahren durchgeführt wurden, legten nahe, dass geistige Behinderung bei ca. 75% aller Fälle von Autismus ebenfalls vorliegt (DeMyer et al., 1974) und demnach nur etwa 25% der Betroffenen einen IQ im mittleren oder oberen Normbereich aufweisen. Sorgfältigere epidemiologische Studien der letzten Jahre (z. B. Baird et al., 2000; Chakrabarti & Fombonne, 2001) lassen jedoch den Schluss zu, dass die Komorbidität von Autismus und Intelligenzminderung insgesamt weitaus niedriger ist und zwischen 25 und 50% liegt. Dennoch ist auch dieser Anteil hoch und der Grund für die Vergesellschaftung von Autismus und geistiger Retardierung unklar.

- *Epilepsie*: Etwa 20% aller Menschen mit Autismus entwickeln im Verlauf ihres Lebens Epilepsie (Fombonne, 1999); noch mehr zeigen Auffälligkeiten im EEG. Die Besonderheit der Epilepsie bei autistischen Störungen ist ihr gehäufter Beginn in der späten Adoleszenz oder im frühen Erwachsenenalter. Ältere Studien berichteten von einer höheren Rate für Epilepsie bei schwer geistig behinderten autistischen Menschen im Vergleich zu durchschnittlich intelligenten. Heute geht man aber davon aus, dass keine eindeutige Beziehung zwischen Epilepsie und Intelligenzniveau besteht. Goode et al. (1994) zeigten, dass das Risiko für Epilepsie bei autistischen Patienten mit einem non-verbalen IQ>70 bei 18%, zwischen 50 bis 69 bei 16% und zwischen 35 bis 69 bei 20% liegt.
- *Andere psychische Störungen*: Neben den die Autismusdiagnose konstituierenden Symptomen können bei Menschen mit Autismus meist noch andere psychopathologische Merkmale beobachtet werden (Tabelle 9). Es ist bei einigen Symptomen letztlich nicht klar, ob diese zufällig oder überzufällig mit Autismus verknüpft sind. Ferner wird diskutiert, ob das Vorhandensein anderer Symptome bei Autismus Zweit- oder Drittdiagnosen nach ICD-10 rechtfertigt. Zumeist wird die Diagnose des frühkindlichen Autismus ohne eine Zusatzdiagnose aus dem psychiatrischen Bereich vergeben. Vielfältige Studien legen jedoch nahe, dass Autismus mit einem erhöhten Risiko für Hyperaktivität, Tic-Störungen, affektive Störungen, Autoaggression und Zwangsstörungen verknüpft ist (Tsai, 1996). Eine überzufällige Komorbidität autistischer Störungen mit einem Essstörungssyndron im Sinne der ICD-10 (z.B. Anorexia nervosa) ist auch beim Asperger-Syndrom dagegen unwahrscheinlich (Bölte et al., 2002).
- *Organische Syndrome*: Bei verschiedenen seltenen und gut organisch objektivierbaren Krankheiten kann eine Phänomenologie des Verhaltens auftreten, welche der des Autismus ähnlich ist. Diese Erkrankungen sind u.a. die tuberöse Hirnsklerose, die unbehandelte Phenylketonurie, das Fragile X-Syndrom und die Neurofibromatose. Man spricht in diesen Fällen auch von Phänokopien, Doppelsyndromen oder syndromalem Autismus. Uneinigkeit besteht unter Wissenschaftlern, wie groß die Überschneidung von Autismus und diesen organischen Syndromen ist. Gillberg und Coleman (2000) schätzen den Anteil der Personen mit Autismus mit einer solchen Komorbidität auf 25%. Dagegen kommen Fombonne (1999) sowie Chakrabarti und Fombonne (2001) zu dem Ergebnis, dass diese Zahl eher zwischen 6 und 10% liegt. Vermutlich ist syndromaler Autismus enger mit geistiger Retardierung assoziiert als die idiopathische Form der Störung. Unbestritten ist, dass die Beziehung zwischen diesen Krankheiten und dem Autismus variant ist, d.h. weder alle Betroffenen an Autismus leiden noch Autismus stets von diesen Syndromen begleitet wird.

Tabelle 9: Komorbidität des frühkindlichen Autismus

- Intelligenzminderung (25 bis 50%)
- Epilepsie (20%)
- Organische Syndrome (Fragiles X, Tuberöse Hirnsklerose, Phenylketonurie, Williams-Syndrom u. a.) (10%)
- Hyperaktivität
- Zwangsstörungen
- Selbstverletzendes Verhalten

2.3 Ätiologie

Biologische Ursachen (Genetik)

Aufgrund vielfältiger Befunde und Sachverhalte wird heute eine *biologische Pathogenese* des frühkindlichen Autismus nicht mehr ernsthaft bestritten (Tab. 10). Durch eine mittlerweile große Zahl von Zwillings-, Geschwister- und Familienuntersuchungen werden insbesondere *genetische Ursachen* des idiopathischen Autismus angenommen. Auf molekulargenetischer Ebene konnte jedoch noch kein eindeutiger biologischer Marker identifiziert werden. Unter idiopathischem Autismus versteht man Fälle ohne bekannte Ursache und konkurrierende Erklärung für die Symptomatik. Letzteres ist bei syndromalem Autismus der Fall. Hier ist nicht völlig auszuschließen, dass die objektivierbare Erkrankung mit der autistischen Phänomenologie zusammenhängt.

Tabelle 10: Hinweise darauf, dass es sich bei Autismus primär um eine biologische Störung handelt

- Hohe Verhaltenskonkordanz bei eineiigen im Vergleich zu zweieiigen Zwillingen
- Erkrankungsrisiko für Geschwister etwa 50fach erhöht
- Häufung milder kognitiver und psychischer Probleme in Familien mit Autismusbelastung
- Früher Beginn der Störung
- Hohe Komorbidität mit geistiger Behinderung
- Hohe Rate neurologischer Auffälligkeiten (z. B. Epilepsie)
- Neuropsychologische Funktionsstörungen
- Assoziation mit genetischen Erkrankungen
- Keine kausale Beziehung der Störung zum Erziehungsverhalten und sozioökonomischen Status der Eltern
- Deprivation erzeugt von Autismus unterscheidbare Problematik

Syndromaler und idiopathischer Autismus

Organische Syndrome

Syndromaler Autismus bedeutet, dass autistisches Verhalten, wie in der ICD-10 beschrieben, durch objektivierbare chromosomale Aberrationen oder Erkrankungen spezifischer Ätiologie begleitet wird (Tab. 11). Einige Krankheiten mit starker Überlappung zu Autismus folgen den Gesetzen der Mendelschen Vererbung: Tuberöse Hirnsklerose (Pringle-

Bourneville-Syndrom), Fragiles X-Syndrom, Neurofibromatose und unbehandelte Phenylketonurie. Über die Anzahl autistischer Menschen, die auch von solchen Erkrankungen betroffen sind, besteht Uneinigkeit. Die Angaben schwanken zwischen etwa 5 und 50%, der internationale Konsensus unter Experten liegt bei 10%. Ob die vorliegenden Erkrankungen in diesen Fällen die Ursache des Autismus sind, ist unklar. Dafür spricht, dass sich z.B. bei der Behandlung der Phenylketonurie durch eine phenylanalinarme Diät mit Beginn in den ersten 6 Wochen nach der Geburt die autistischen Symptome und schweren intellektuellen Defizite weitgehend vermeiden lassen. Dagegen spricht u.a., dass es keine invariante Beziehung zwischen den Erkrankungen und den autistischen Verhaltensweisen gibt. Tuberöse Hirnsklerose bspw. wird nicht in 100%, sondern, je nach Schätzung, bei 40 bis 80% der Fälle durch autistische Symptome oder eine Störung aus dem autistischen Spektrum begleitet. Zudem leiden nur ungefähr 1 bis 2% der Menschen mit Autismus auch an tuberöser Hirnsklerose. Es ist demnach sehr wahrscheinlich, dass die jeweiligen Erkrankungen nicht exklusiven Erklärungswert für die Autismussymptomatik haben. Bei allen Fällen von Autismus mit unbekannter Ursache (idiopathische Fälle) kann im Wesentlichen von einer oligogenen Ätiologie (mehrere Gene mit multiplikativem und/oder additivem Effekt) ausgegangen werden.

Idiopathische Fälle

Tabelle 11: Organische Syndrome, die mit Autismus assoziiert sein können

- Tuberöse Sklerose
- Fragiles X-Syndrom
- Phenylketonurie
- Neurofibromatose
- Williams-Beuren-Syndrom
- Angelmann-Syndrom
- Prader-Willi-Syndrom
- Down-Syndrom
- Joubert-Syndrom
- Ljuan-Fryns-Syndrom
- Moebius-Syndrom
- Sotos-Syndrom

Kanner und Asperger

Die Auffassung, dass es sich bei Autismus um eine genetische Störung handelt, wurde bereits von Leo Kanner (1943) und Hans Asperger (1944) vertreten. Kanner beobachtete gewisse Ähnlichkeiten zwischen den Eltern und ihren betroffenen Kindern und deutete diese im kongenitalen Sinne, bevor er zwischenzeitlich eine psychogene Erklärung in Erwägung zog. Asperger beobachtete das Verhalten der Väter und glaubte, die Störung werde von Vater zu Sohn weitergegeben. Bis in die 70er Jahre wurde in der Folge jedoch eine biologische Ätiologie autistischer Störungen für unwahrscheinlich gehalten, obwohl die Komorbidität mit Intelligenzminderung und Epilepsie auf solche Ursachen hindeutete. Noch 1976 wurde eine Arbeit der renommierten Kollegen Hanson und Gottesman mit dem Titel: „*The genetics, if any, of infantile autism and childhood schizophrenia"* publiziert. Sie begründeten in ihrer Arbeit die Skepsis gegenüber einer genetischen Ätiologie des Autismus vor allem damit, dass das ermittelte Risiko für Geschwister von Menschen mit Autismus ebenfalls an Autismus oder ähnlichen Störungen zu erkranken, mit 1.8% zu gering sei, um auf genetische Faktoren schließen zu können (neuere Studien legen nahe, dass das Risiko ca. 5% beträgt, bzw. 20% für leichtere kognitive und/oder soziale Störungen). Man übersah dabei, dass auch dieser anscheinend kleine Prozentsatz eine Steigerung gegenüber dem allgemeinen Risiko um das bis zu 50fache ist. Dieses Ergebnis und folgende Zwillingsstudien, die eine hohe Verhaltenskonkordanz bei eineiigen Zwillingen im Vergleich zu zweieiigen Zwillingen ergaben, führten schließlich zur Überzeugung des Autismus als einem vor allem genetisch bedingten Syndrom. Da die Übereinstimmung im Verhalten bei monozygoten Zwillingen aber nicht 100% beträgt, ist deutlich, dass auch *Umweltfaktoren* eine gewisse Rolle spielen müssen. Störungen, bei denen die Ätiologie durch die Interaktion genetischer und peristatischer Faktoren bestimmt wird, nennt man *komplexe Störungen.* Die meisten psychischen Störungen sind dieser Art. Die Bedeutung genetischer und Umweltfaktoren variiert von Störung zu Störung. Bei autistischen Störungen ist die Bedeutung genetischer Faktoren weitaus größer als die von Umweltfaktoren.

Erhöhtes Geschwisterrisiko

Zwillingsstudien

Umweltfaktoren

2.3.1 Genetik

Verhaltensgenetik

Es sind insbesondere sog. verhaltensgenetische Untersuchungen, welche die Annahme stützen, dass autistische Störungen primär genetischer Natur sind. Solche Studien wurden seit Ende der 70er Jahre durchgeführt (Lauritsen & Ewald, 2001). Das Risiko für Geschwister, an Autismus zu erkranken, ist im Vergleich zur Allgemeinbevölkerung stark erhöht (Folstein & Rutter, 1977), und die autismusspezifische, phänotypische Konkordanz bei monozygoten Zwillingen übersteigt diejenige dizygoter Zwillinge bei weitem. Bei Folstein und Rutter (1977) lag die Konkordanz von elf eineiigen Zwillingen bei 82%, wenn autistische Züge als Vergleichskriterium gewählt wurden. Diese Ergebnisse wurden durch eine Folgestudie von Le Couteur et al. (1996) weitgehend bestätigt. In einer skandinavischen Studie von Steffenburg et al. (1989) an jeweils elf monozygoten und dizygoten Zwillingspaaren lag die Konkordanz der eineiigen Zwillinge für soziokommunikative Störungen bei 91% und bei den zweieiigen Zwillingen bei 0%. Diese Arbeiten sprechen für eine hohe Erblichkeit (>90%). Erblichkeit ist ein statistischer Begriff, der aussagt, in welchem Ausmaß Unterschiede zwischen Menschen durch genetische respektive Umweltbedingungen (biologische und psychosoziale) und Biographien bestimmt werden. Auch der Befund

Verhaltens-Konkordanz bei Zwillingen

einer Aggregation sozialer, kognitiver und verbaler Störungen unter Verwandten autistischer Personen (*breiterer Phänotyp des Autismus*) wurde formal im Sinne der Existenz einer zugrunde liegenden genetischen, über den Kernautismus hinausreichenden breiten Disposition für die Störung interpretiert (Bolton et al., 1994; Bailey et al., 1998). Dafür spricht auch die Beobachtung milderer Formen einzelner neuropsychologischer Störungen unter Verwandten autistischer Individuen (Hughes et al., 1997; Baron-Cohen & Hammer, 1997, Happé et al., 2001). Weitere Arbeiten zeigen, dass diese milde Auffälligkeit in Multiinzidenz-Familien, also Familien mit mehr als einem autistischen Kind, in der Regel höher ist als in Singleton-Familien, d.h. in Familien mit einem betroffenen Kind (Piven et al., 1997). Es wird daher angenommen, dass eine Disposition für die Störung vorliegt, die im ungünstigsten und seltenen Fall zu einer schweren autistischen Störung, aber häufiger zu einer subklinischen, unterschwelligen Symptomatik führt.

Breiterer Phänotyp

Multiinzidenz-familien

Auch beim *Asperger-Syndrom* wird eine genetische Grundlage der Störung vermutet, wenngleich erst in jüngster Zeit entsprechende Untersuchungen durchgeführt werden und noch keine umfassenden formalgenetischen Ergebnisse vorliegen. Es existiert aber eine Reihe explorativer Studien (z.B. Volkmar, 1998), die nahe legen, dass etwa 30 bis 60% der Patienten mit Asperger-Syndrom einen nahen Verwandten haben, der ebenfalls an einem Asperger-Syndrom leidet oder ähnliche Verhaltensweisen zeigt.

Asperger-Syndrom

Die Ursachen des *Rett-Syndroms* sind sehr wahrscheinlich auch genetischer Natur. Im Vergleich zu den anderen TE konnte bereits ein Gen lokalisiert werden (*MECP2*), das sich auf dem langen Arm des X-Chromosoms befindet. Etwa 80% der Kinder mit Rett-Syndrom weisen Mutationen dieses Gens auf (Amir et al., 1999; Vourc'h et al., 2001).

Rett-Syndrom

Bei den *sonstigen desintegrativen Störungen* ist die Suche nach Ursachen noch in den Anfängen. Diese Störungen treten gehäuft bei einigen neurologischen Erkrankungen und Stoffwechselstörungen auf. Einige Arbeiten (z.B. Zwaigenbaum et al., 2000) lassen jedoch auch den Schluss auf eine genetische Ätiologie zu, die der des Autismus ähneln könnte.

Desintegrative Störungen

Molekulargenetik

Es gibt verschiedene Möglichkeiten, Gene zu identifizieren, die an einer komplexen Störung beteiligt sind (Folstein & Rosen-Sheidley, 2001). Eine Option stellt die Suche nach Chromosomenaberrationen bei Menschen dar, welche die Störung aufweisen. Findet man Duplikationen, Translokationen und Deletionen auf dem Genom, nimmt man an, dass diese mit der Störung zusammenhängen könnten. Um davon ausgehen zu dürfen, müssen solche Aberrationen Sensitivität und Spezifität für

Cytogenetik

die Störung haben, d.h. sie sollten häufig bei vorliegender Störung und nur bei dieser Störung zu beobachten sein. Identifizierbare Aberrationen weisen nur 3% der Menschen mit Autismus auf (Bolton et al., 1994). Zudem sind diese chromosomalen Auffälligkeiten nicht einheitlich. Die häufigsten Unregelmäßigkeiten betreffen das Chromosom 15 (15q11-q13) und die Anzahl der X- und Y-Chromsomen. Die Auffälligkeiten auf Chromosom 15 führen zu einem autistischen Phänotyp mit geistiger Behinderung. Ähnliche Chromsomenaberrationen sind für das *Prader-Willi-* und das *Angelman-Syndrom* von Bedeutung.

Kandidatengene

Eine steigende Zahl von Genen und DNA-Markern, die mit Autismus in Verbindung stehen können, wurde mittels Linkage- und Assoziationsstudien identifiziert und geprüft. Einige Gene und Marker wurden mit Priorität untersucht, da aufgrund bestimmter Beobachtungen und empirischer Ergebnisse die Wahrscheinlichkeit, dass sie mit der Störung zusammenhängen a priori erhöht ist. Solche Gene oder Marker werden auch als *Kandidatenloci* bezeichnet. Im Fall des Autismus sind dies insbesondere Loci auf den Chromosomen 7 (IMGSAC, 2001), 15 und X sowie weitere, die mit dem Serotonin-Neurotransmittersystem und den mit Autismus assoziierten Erkrankungen in Zusammenhang stehen. Eine steigende Zahl solcher Gene wurde auf ihre Bedeutung für den Autismus hin untersucht, bislang ohne schlüssiges Ergebnis.

2.3.2 Umweltfaktoren und Immunologie

Umweltfaktoren

Verhaltensdiskordante Zwillinge

Die formalgenetischen Arbeiten zum Autismus (Zwillings- und Familienstudien) lassen ätiologisch wenig Raum für Umweltfaktoren. Gemäß Schätzungen der Erblichkeit können Umweltfaktoren nur etwa 10% der phänotypischen Varianz des Autismus erklären. Die Tatsache jedoch, dass im Verhalten diskordante monozygote Zwillinge existieren, lässt vermuten, dass Umweltfaktoren zumindest in einigen Fällen ätiologisch beteiligt sind und die Entwicklung autistischer Störungen anstoßen. Umwelt wird als sehr weit gefasster Begriff verstanden, d.h. es werden darunter alle psychobiosozialen Faktoren zusammengefasst, die in irgendeiner Form von außen auf den Organismus einwirken.

Bei den aktuell am meisten debattierten Faktoren handelt es sich um *angeborene Röteln* und *Impfungen* gegen Masern, Mumps, Röteln und Keuchhusten. Daneben liegen auch Berichte über den Zusammenhang von Autismus und *maternalem Alkoholismus, maternaler Schilddrüsenunterfunktion, maternaler Einnahme von Thalidomid- oder Valproinsäure, angeborener Schilddrüsenunterfunktion oder Zytomegalievirusmononukleose* (Tab. 12). Viele dieser Postulate sind empirisch schwach fundiert, beruhen auf Einzelfallstudien, kleinen Stichproben oder fragwürdiger Methodik. Die größte Evidenz besteht für einen kausalen Zusammenhang zwischen angeborenen Röteln und autistischer Symptomatik. In einer Studie von Chess (1978) hatten von 243 Kindern mit congenitaler Rubella 90 Kinder eine Entwicklungsstörung, davon 17 Autismus. Aber auch hier ist anzumerken, dass nur etwa 1% der Menschen mit Autismus an angeborenen Röteln leiden.

Röteln

Impfungen

Dagegen ist die wissenschaftliche Absicherung des Postulats, Vakzination gegen Masern, Mumps und Röteln könnte zu Autismus führen, schwach. Arbeiten, welche diese Hypothese widerlegen, sind wissenschaftlich valider. Die Annahme, dass eine Variante des Autismus durch Impfungen verursacht sein könnte, stammt von Wakefield et al. (1998). Es wurde behauptet, Impfungen könnten zu gastrointestinalen Symptomen (Durchfall, Magenschmerzen) und plötzlich auftretender autistischer Symptomatologie führen, was man als „*neue, chronische Form der entzündlichen Darmerkrankung mit autistischer Regression*" bezeichnete. Insgesamt wurde diese Pathologie bei 9 (von 12) Fällen berichtet. Die Autoren gehen davon aus, dass die Impfungen bei empfänglichen Menschen eine gastrointestinale Pathologie katalysieren, die neurologische Schädigungen und schließlich Autismus zur Folge haben. Diese Studie weist jedoch erhebliche methodische Unzulänglichkeiten auf. Unter anderem waren die gastroenterologischen Symptome bei den Probanden nicht den autistischen Symptomen vorgeordnet, die Arbeit wurde nicht durch Kontrollgruppen abgesichert und das Verhalten der Kinder vor der Impfung nicht geschildert; neurologische Auffälligkeiten konnten nicht diagnostiziert werden. Mittlerweile wurden mehrere Arbeiten publiziert, die keinerlei Anhaltspunkte für eine kausale Bedeutsamkeit von Impfungen für die Genese des Autismus finden konnten (z. B. Taylor et al., 2002).

Lebensmittelbestandteile und Antibiotika

Es gibt ebenfalls Stimmen, die Autismus als Folge einer *Lebensmittelunverträglichkeit* – z. B. Gluten und Casein – oder Antibiotikamedikation für denkbar halten. Entgegen anderslautender Berichte entbehren diese Vorstellungen bisher jeder ernsthaften empirischen Fundierung. Ganz im Gegenteil wird durch die Vorenthaltung von Nahrungsbestandteilen, Antibiotika oder Vakzination das Risiko, Krankheiten zu entwickeln, ganz allgemein erhöht.

Tabelle 12: Umweltfaktoren, die im Zusammenhang mit Autismus diskutiert werden

- Angeborene Röteln
- Maternaler Alkoholismus
- Maternale Schilddrüsenunterfunktion
- Maternale Einnahme von Thalidomid
- Maternale Einnahme von Valproinsäure
- Angeborene Schilddrüsenunterfunktion
- Angeborene Zytomegalievirusmononukleose (Pfeiffer-Drüsenfieber)
- Impfungen gegen Masern, Mumps, Röteln und Keuchhusten (Hypothese empirisch widerlegt)
- Lebensmittelunverträglichkeit (Hypothese ohne empirische Fundierung)
- Antibiotikamedikation (Hypothese ohne empirische Fundierung)

Geburtskomplikationen

In der Vergangenheit ließen einige Untersuchungen eine kausale Beteiligung prä- und perinataler Umstände bei der Genese des Autismus vermuten. Sowohl Folstein & Rutter (1977) als auch Steffenburg (1989) zeigten, dass sich betroffene Zwillinge von ihren nicht-autistischen Ko-Zwillingen hinsichtlich ihrer Geburtskomplikationen unterschieden. Auch im Vergleich zu psychiatrischen Kontrollgruppen sind der Schwangerschafts- und Geburtsverlauf in der Regel problematischer. Heute geht man jedoch davon aus, dass die häufige Non-Optimalität eher Folge als Ursache des Autismus ist, d. h. Geburtskomplikationen Manifestationen einer intrinsischen Störung darstellen (Zwaigenbaum et al., 2002). Interaktionen zwischen genetischen sowie prä- und perinatalen Faktoren sind jedoch wahrscheinlich. In diesem Kontext scheint auch von Bedeutung zu sein, dass Geburtskomplikationen häufig bei anderen definitiv genetischen Störungen, wie dem Down-Syndrom, vorkommen. In Einzelfällen ist eine kausale Beteiligung von Geburtskomplikationen bei der Autismusgenese letztlich nicht völlig auszuschließen.

Eher Folge als Ursache

Immunologie

Einiges spricht dafür, dass an der Ätiologie des Autismus auch autoimmunologische Prozesse beteiligt sein könnten (Korvatska et al., 2002). Zum Beispiel finden sich unter Verwandten von Menschen mit Autismus gehäuft Personen mit Autoimmunkrankheiten (z. B. Rheumatische Arthritis) (Comi et al., 1999). Menschen mit Autismus können Auffälligkeiten immunologischer Vorgänge, z. B. eine Reduktion der Killerzellenaktivität (Warren et al., 1987) sowie auf Proteine im zentralen Nervensystem reaktive Antikörper aufweisen, die auch bei deren erstgradig Verwandten vorliegen (vanGent et al., 1997). Diese Befunde sind jedoch mitunter nicht spezifisch für Autismus (Connolly et al., 1999). Insgesamt lassen die bisherigen Arbeiten keine Aussage über die mögliche Rolle autoimmunologischer Prozesse bei der Genese des Autismus zu. Umfangreichere, kontrollierte empirische Arbeiten sind angezeigt. Bei den gefundenen Auffälligkeiten könnte es sich auch um genetisch bedingte sekundäre Prozesse handeln, so dass Gene, deren Beteiligung an Vorgängen des Immunsystems bekannt sind, als Kandidatengene in Erwägung gezogen werden sollten.

Noch vage Befundlage

2.3.3 Neuropsychologie und Neurobiologie

Neuropsychologie

In der Neuropsychologie des Autismus werden vorrangig Besonderheiten der Intelligenzstruktur, Störungen der Theory of Mind, Exekutivfunktionen sowie schwache zentrale Kohärenz als mögliche psychologische Korrelate autistischen Verhaltens erforscht. Darüber hinaus bedürfen die vereinzelt auftretenden besonderen Fähigkeiten von Menschen mit AS einer adäquaten Erklärung (Tab. 13). In der Neurobiologie dienen neuropathologische, neurophysiologische, neurochemische und unterschiedliche neuroradiologische Untersuchungen dazu, Einblicke in die cerebralen Grundlagen des Autismus zu gewinnen (Poustka, 1998) (Tab. 14).

Sowohl bei idiopathischem als auch bei syndromalem Autismus ist davon auszugehen, dass die störungsspezifische Psychopathologie mit ausgeprägten neurologischen und neuropsychologischen Funktionsstörungen assoziiert ist. Die Frage ist demnach nicht, ob, sondern vielmehr welche konkreten strukturellen und funktionellen cerebralen Dysfunktionen und kognitiven Beeinträchtigungen mit Autismus infolge einer genetischen Belastung oder einer anderen Erkrankungen entstehen. **Neurobiologie**

Neuropsychologie

- *Intelligenzprofile*: Wiederholt konnte bei intelligenzdiagnostischen Untersuchungen festgestellt werden, dass Menschen mit Autismus ein relativ stabiles und charakteristisches Leistungsprofil in den Wechsler-Intelligenzskalen zeigen (Dennis et al., 1999). Es besteht eine Tendenz zu guten Leistungen bei Subskalen zur Messung visuell-räumlicher Fähigkeiten (Mosaiktest, Figurenlegen) und mechanischer Gedächtnisfunktionen („*rote memory*“; Zahlennachsprechen). Bei Subtests zur sozialen Kognition (Allgemeines Verständnis, Bilderordnen) sind die Leistungen dagegen zumeist weit unterdurchschnittlich (Rühl et al., 1995). **IQ-Profile**

Tabelle 13: (Neuro-)psychologische Theorien und Befunde zum Autismus

- Theory of Mind
- Exekutivfunktionen
- Schwache Zentrale Kohärenz
- Spezifisches Intelligenzprofil
- Savant-Syndrom

- „*Inselbegabungen*“: Zumeist unter dem Begriff „*Savant*“ oder – bei intraindividuell herausragenden Fähigkeiten – „*splinter abilities*“ zusammengefasst, haben besondere Fertigkeiten bei AS in der Fachwelt und Öffentlichkeit immer wieder Aufmerksamkeit erregt (Bölte et al., 2002). Außergewöhnliche Leistungen können mathematischer, mnestischer, musischer, visuell-räumlicher oder mechanischer Natur sein. Tatsächlich spektakuläre Fälle sind jedoch selten und zumeist gut durch Kasuistiken in wissenschaftlichen Zeitschriften dokumentiert. Ihre Zahl beläuft sich in Nordamerika und Europa auf ca. 100. Dagegen sind splinter abilities häufig. Bei der Entstehung der Inselbegabungen können viele Mechanismen eine Rolle spielen. Disku- **Savant** tiert werden u. a. mechanisches Gedächtnis, repetitiv-übende Verhaltensweisen, kognitive Strategien und soziale Deprivation auf der psychologischen sowie linkshemisphärische Dysfunktionen infolge pränataler „Testosteronvergiftung" (Treffert & Wallace, 2002) auf der biologischen Seite.

Theory of Mind (ToM)

- *Theory of Mind* ist ein Begriff für ein breites Spektrum sozio-kognitiver Fähigkeiten, die für erfolgreiche soziale Interaktion notwendig sind. Theory of Mind umfasst alle Kognitionen, die es ermöglichen, fremdes und eigenes Verhalten und Erleben zu erkennen, zu verstehen, zu erklären, vorherzusagen und zu kommunizieren (Baron-Cohen et al., 2000). Die Theory of Mind wurde in den 70er Jahren durch Premack und Woodruff (1978) im Rahmen der Primatenforschung entwickelt. Später wurde die Theory of Mind von der Säuglings- und Kleinkindforschung aufgegriffen (Wimmer & Perner, 1983) und schließlich auch von der Autismusforschung beachtet. Seitdem hat eine große Zahl von Studien aufzeigt, dass autistische Personen Schwierigkeiten haben können, verschiedene sog. *„False-Belief-Aufgaben"* zu lösen. Ferner bestehen auch bei Menschen mit High-Functioning Autismus und Asperger-Syndrom Probleme, subtilere soziale Vorgänge, Stimmungen, Anekdoten, Witze und Sarkasmen zu verstehen. Ein Mangel an Theory of Mind kann auch dazu führen, dass nonverbale soziale Hinweisreize wie Prosodie oder Mimik eines Menschen nicht dazu verwendet werden, Rückschlüsse auf dessen Befindlichkeit und Gedanken zu ziehen (Baron-Cohen et al., 2001; Rutherford et al., 2002). Klin (1991) stellte fest, dass bereits sehr junge Menschen mit Autismus beim Hören keine natürliche Präferenz verbaler Stimuli im Vergleich zu anderen akustischen Reizen zeigen. Baron-Cohen (1991) geht davon aus, dass solche Verhaltensweisen, ebenso wie ein Defizit an geteilter Aufmerksamkeit, Vorboten einer beeinträchtigten Theory of Mind darstellen. Probleme der Theory of Mind sind allerdings weder hochspezifisch für AS noch sind alle Publikationen zu diesem Gebiet völlig konsistent. Eine Studie von Heaton et al. (1999) ergab z. B., dass Kinder mit Autismus und Asperger-Syndrom durchaus in der Lage sind, die affektive Konnotation von Musik zu erfassen.

Exekutivfunktionen

- *Exekutivfunktionen* umfassen eine recht uneinheitliche Gruppe kognitiver Funktionen höherer Ordnung, die im Dienste der zielgerichteten Handlungsplanung und Selbststeuerung stehen und sich womöglich grundlegend von intellektuellen Funktionen unterscheiden (Duncan et al., 1995). Es wird angenommen, dass insbesondere das Arbeitsgedächtnis exekutive Prozesse vermittelt. Das Konstrukt der Exekutivfunktionen ist mittlerweile von der gesamten kinder- und jugendpsychiatrischen Forschung aufgegriffen worden (Pennington & Ozonoff, 1996). Die Ergebnisse mehrerer Studien seit Mitte der 80er Jahre zeigten, dass AS wahrscheinlich mit Störungen der Exekutivfunktionen verknüpft sind (z. B. Rumsey, 1985; Szatmari et al., 1990). Individuen mit Asperger-Syndrom und High-Functioning

Autismus unterscheiden sich vermutlich nicht in ihren Exekutivfunktionen (Miller & Ozonoff, 2000). Exekutive Störungen sind nicht spezifisch für Autismus (u.a. Liss et al., 2001). Jüngst wurden vereinzelt Zweifel an der Validität des Ansatzes für autistische Syndrome geäußert, da einige Daten darauf hinweisen, dass Störungen des Arbeitsgedächtnisses für Autismus nicht typisch sind (Ozonoff & Strayer, 2001). Ein spezifisches Defizit der Exekutivfunktionen könnte aber im Generieren (pseudo-)zufälliger Zahlenreihen und ähnlichen Funktionen bestehen. Williams et al. (2002) konnten zeigen, dass Individuen mit Autismus bei solchen Aufgaben häufiger perseverierten als Kontrollgruppen.

Zentrale Kohärenz

- *Schwache Zentrale Kohärenz*: Anhand von Falldarstellungen und Selbstberichten, aber vor allem empirischen Untersuchungen mit dem Embedded Figures Test und Mosaik-Test der Wechsler-Intelligenzskalen, formulierte Frith (1989) die vielversprechende Theorie der schwachen zentralen Kohärenz, die ihre Wurzeln in der Gestaltpsychologie und der kognitionspsychologischen Theorie der Feldabhängigkeit-Feldunabhängigkeit hat. Das Postulat der schwachen zentralen Kohärenz besagt, dass Wahrnehmung und Denken beim Menschen unter normalen Bedingungen durch zentrale Kohärenz bestimmt werden, d.h. Reize natürlicherweise stets in ihrem Bezugsystem zu anderen Reizen und Informationen gesehen werden. Demnach sehen Menschen andere Menschen, Objekte und Situationen unwillkürlich kontextgebunden und im Sinne einer kohärenten Gestalt. Bei autistischen Störungen ist diese zentrale Kohärenz u.U. erheblich abgeschwächt, dagegen die Tendenz, Reize kontextfrei und isoliert zu verarbeiten, stark ausgeprägt (Happé, 1999). Testpsychologisch führt die schwache zentrale Kohärenz dazu, dass Menschen mit Autismus gute Leistungen beim Mosaik-Test und Embedded Figures Test zeigen, da sie die visuell basierten Aufgaben der Tests präsegmentiert wahrnehmen, was deren Lösung erleichtert. Eine schwache zentrale Kohärenz besteht evtl. auch im linguistischen Bereich (Jolliffe & Baron-Cohen, 1999). Happé (1996) prüfte die Validität der Theorie der schwachen zentralen Kohärenz auf der Ebene basaler Wahrnehmungsprozesse, wozu sie die Anfälligkeit autistischer Menschen für optische Täuschungen testete. Zwar zeigte sich konsistent mit der Theorie der schwachen zentralen Kohärenz eine geringere Täuschbarkeit der autistischen Personen, aber dieser Befund konnte nicht repliziert werden (Ropar & Mitchell, 1999). Zudem schränken einige andere Arbeiten die allgemeine Gültigkeit der Theorie für AS ein (Jarrold & Russell, 1997; Mottron et al., 1999).

Neurobiologie

Neurobiologische Studien zum Autismus erfolgten in der Vergangenheit weniger theorie- oder hypothesengeleitet als bspw. (verhaltens-)genetische oder psychologische. Vielfältige Einzelbefunde wurden gesammelt, die in der Regel schwer replizierbar blieben. Für diesen Sachverhalt können u.a. methodologische Unzulänglichkeiten verantwortlich sein. Bailey et al. (1996) vermerkten zurecht, dass technik- oder laborbasierte Untersuchungen nicht a priori zuverlässiger sind als Fragebogen- oder Interviewmethoden. Ein weiterer Grund für die Uneinheitlichkeit der Ergebnisse könnte an der Heterogenität und dem geringen Umfang der Stichproben sowie dem Mangel an Kontrollgruppen liegen. Die Qualität der Studien hat jedoch in jüngster Zeit erheblich zugenommen. Die enorme heuristische Bedeutung der neurobiologischen Untersuchungen bei der Entschlüsselung der organischen Grundlagen AS ist zudem ebenso unbestritten wie die Meinung, dass Autismus mit Dysfunktionen des zentralen Nervensystems verknüpft sein muss. Etwa 90% der Betroffenen haben Auffälligkeiten, die auf neurologische Störungen hinweisen (Steffenburg, 1991).

Epilepsie und abnormes EEG

Die Beobachtung eines vermehrten Auftretens von Anfallsleiden und abnormem EEG war einer der ersten Hinweise für eine organisch bedingte Ätiologie des Autismus. Die Ergebnisse zur Prävalenz variieren recht stark, zwischen etwa 10 und 80% für EEG-Auffälligkeiten und 20% bis 35% für Epilepsie im Jugendlichenalter (Minshew et al., 1997). Ein für AS spezifisches EEG-Muster ließ sich nicht auffinden. Unabhängig von der Uneindeutigkeit der Befunde zu Epilepsie und EEG indizieren diese eine gestörte Gehirnaktivität. Die Ergebnisse neurochemischer Analysen bei autistischen Störungen sind noch nicht eindeutig interpretierbar. Untersuchungen zur dopaminergen, noradrenergen und neuropeptiden Aktivität waren bislang unschlüssig. Dagegen wurde bei etwa 1/4 der autistischen Personen eine Erhöhung der Serotoninkonzentration im Blut festgestellt (Cook, 1990).

Erhöhte Serotoninkonzentration

Tabelle 14: Neurobiologische Befunde beim Autismus

- Epilepsie und unregelmäßiges EEG
- Erhöhte Serotoninkonzentration im Blut
- Vergrößerter Kopfumfang
- Verlust an Purkinjezellen im Kleinhirn
- Funktionelle Abweichungen im Frontal- und Temporallappen

Kopfumfang

Im Allgemeinen wird die Physiognomie autistischer Individuen als unauffällig beschrieben. Einige jüngere Untersuchungen weisen jedoch darauf hin, dass sowohl eine überzufällig hohe Zahl von Menschen mit Autismus als auch deren erstgradig Verwandten im Vergleich zu Kontrollgruppen einen Kopfumfang im 97. Perzentil aufweisen (z.B. Fidler et al., 2000). Gillberg und Souza (2002) gehen davon aus, dass Makrozephalie unter autistischen Störungen am konsistentesten bei Menschen mit Asperger-Syndrom auftritt.

Post-mortem Studien

Autopsieuntersuchungen im Bereich des Autismus erbrachten bislang keinen Anhaltspunkt dafür, dass Autismus mit groben morphologischen

Auffälligkeiten des Gehirn einhergeht. Abnorm war allerdings eine erhöhte Zelldichte und reduzierte Neuronengröße bilateral im limbischen System, ein variierender Verlust an Purkinje-Zellen und – in einem schwächeren Ausmaß – Granulosazellen im neozerebellaren Kortex im Vergleich zu Kontrollpersonen (Kemper & Bauman, 1993). Die Befunde der Autopsiestudien zeigten sich unabhängig von Medikation, Anfallsleiden und der Schwere der klinischen Symptomatik. Eine weitere post-mortem Studie von Bailey et al. (1998) zeigte weitaus weniger in dieser Weise eindeutig lokalisier- und interpretierbare cerebrale Läsionen, dagegen überzufällig häufig Megalenzephalie und diffusere neokortikale Auffälligkeiten.

Imaging

Untersuchungen zur cerebralen Morphologie von Menschen mit Autismus mittels bildgebender Verfahren sind vielfältig und ebenfalls nicht schlüssig zu interpretieren (siehe Filipek, 1999). Viele im Zusammenhang mit Autismus diskutierte Areale entsprechen denjenigen, die bereits durch Damasio und Maurer (1978) vermutet wurden (Basalganglien, Cerebellum, Frontallappen, Amygdala). Angesichts fehlender eindeutiger neuromorphologischer Auffälligkeiten und der Vielgestalt des Autismus wird von einigen Autoren ein Modell unzureichender neuronaler Vernetzung diverser cerebraler Areale vermutet (Happé & Frith, 1996). Für ein solches Modell kommen u.U. vor allem Strukturen in Frage, die von Brothers (1990) als *„soziales Gehirn"* postuliert wurden, nämlich orbito-frontaler Kortex, Amygdala und Gyrus temporalis superior.

Soziales Gehirn

Spiegelneuronen

Vor einigen Jahren wurde bei neuropsychologischen Untersuchungen mit Affen eine Klasse von Nervenzellen im präfrontalen Kortex entdeckt, die als *„Spiegelneuronen"* bezeichnet werden (Gallese et al., 1996). Diese Neuronen haben u.U. für das Verständnis des Autismus erhebliche Bedeutung. Man stellte bei den Primatenstudien fest, dass die Spielgelneuronen sowohl feuerten, wenn ein Affe eine bestimmte Aktion selbst durchführte, als auch, wenn ein anderer Affe die gleiche Tätigkeit durchführte und er diesen nur beobachtete. Spiegelneuronen werden daher auch als *„monkey-see, monkey-do"*-Neuronen bezeichnet. Bei der Steuerung der Spiegelneuronen müssen auch ergänzende hemmende Prozesse involviert sein, da sonst allein die Beobachtung einer Handlung zu einem unwillkürlichen Kopieren führen würde, was als Echopraxie bezeichnet wird. Vermutlich steuern orbitofrontal lokalisierte Areale die motorische Hemmung und Aktivation (Stevens et al., 2000). Es erscheint einleuchtend, dass die Spiegelneuronen etwas mit Imitation zu tun haben könnten. Imitation ist ein Konstrukt, das im Rahmen der Autismusforschung und der Klinik des Autismus von großer Bedeutung ist (Rogers & Pennington, 1991). Die relative Unfähigkeit zur Imitation stellt eines der beiden theoretischen Fundamente der Theory of Mind, und zwar der *„Simulationstheorie"* dar. Demnach entsteht der Mangel an Theory of Mind bei autistischen Störungen vor allem durch eine Unfähigkeit, sich in andere hineinzuversetzen, deren Zustände zu simu-

Spiegelneuronen und ToM

lieren und nachzufühlen. Dagegen behauptet die konkurrente *„Theorie-Theorie“* der Theory of Mind, dass der Mangel dadurch entsteht, dass Menschen mit Autismus keine Hypothesen über das Verhalten und Erleben anderer bilden. Sie können daher solche auch nicht durch Prüfung absichern oder verwerfen und schließlich immer weiter verfeinern. Einiges spricht für die Gültigkeit der Simulationstheorie (Meltzoff & Gopnik, 1993). Es ist daher nicht ausgeschlossen, das ein dysfunktionales Spiegelneuronensystem einen Teil der organischen Basis der Theory of Mind darstellt.

2.4 Verlauf

Persistierende Symptomatik

Autismus ist eine qualitativ persistierende Störung (Ballaban-Gil et al., 1996), mit Auffälligkeiten, wegen der Eltern zumeist während des 2. Lebensjahres des Kindes zum ersten Mal professionelle Hilfe aufsuchen, auch wenn eine Störung der Entwicklung seitens der Eltern oft bereits längere Zeit zuvor vermutet wurde. Der Bildungsstand der Eltern und die Tatsache, ob diese Eltern bereits ein Kind haben, beeinflussen deren Fähigkeit, früh abnormes Verhalten zu erkennen (Volkmar et al., 1985).

Beginn

Kinder mit autistischer Störung entwickeln die spezifische Symptomatik spätestens zwischen dem 30. bis 36. Lebensmonat. Wie bei anderen Krankheiten und Störungen variiert die Symptomatik in der Folge inter- und intraindividuell, und die Prognose ist in Abhängigkeit der Schwere der Erkrankung, der Komorbidität, der Betreuung und therapeutischen Maßnahmen sehr unterschiedlich. Der folgende Versuch der Beschreibung eines Verlaufs darf daher nur als grob prototypisch verstanden werden. Im Einzelfall kann die Symptomatik im Verlauf gänzlich anders beschaffen sein.

0 bis 2 Jahre

- Im *Säuglings- und Kleinkindalter (0 bis 2 Jahre)* ist der Autismus insbesondere durch Schlafprobleme, Schwierigkeiten bei der Nahrungsaufnahme, Mangel an Spiel, Initiative, Imitation, früher Sozialisation sowie andere unspezifische Verhaltensmerkmale und -probleme charakterisiert. Evtl. treten auch abnorme Reaktionen auf sensorische Reize auf. Ein Teil der Kleinkinder leidet bereits an Epilepsie. Die meisten Kinder, die später ein Vollbild des Autismus entwickeln, sprechen in dieser Zeit noch nicht (siehe auch Kapitel 3.1.1, Früherkennung (L1)).

Vorschulalter

- Während des *Vorschulalters (2 bis 6 Jahre)* tritt die autismustypische Symptomatologie, wie sie in den diagnostischen Kriterien der ICD-10 beschrieben ist, in deutlichster und oft auch schwerster Form zu Tage. Häufig kommen aggressive Durchbrüche, Hyperaktivität, ein extremes Beharren auf Gleichförmigkeit und repetitives Spiel vor. Die meisten Kinder mit Autismus beginnen in diesem Zeitraum mit einfacher Kommunikation (z. B. Sprechen einzelner Wörter). Einige

Kinder entwickeln erst im Laufe des 3. Lebensjahres eine autistische Störung nach zunächst noch entwicklungsgerechter Entwicklung. In der folgenden *Zeit bis zur Pubertät* lässt bei vielen betroffenen Kindern die Schwere der Störung nach, so dass ihre Betreuung etwas einfacher wird. Ferner lässt zumeist in begrenztem Umfang auch die soziale Isolation nach, evtl. wird ein gewisser Kontakt zu Gleichaltrigen möglich.

Jugendlichen-/Erwachsenenalter

- Während der *Adoleszenz und des Erwachsenenalters* zeigen einige der Betroffenen eine Regression im Verhalten, während bei anderen eine weitere Besserung der Symptomatik eintritt. Kobayashi et al. (1992) geben den Prozentsatz der positiven Verläufe mit 43% und den der negativen mit 32% an. Anderen Autoren zufolge sind positive Entwicklungen in der Pubertät eher die Ausnahme, dagegen ist bei etwa 20% der Betroffenen mit einer Regression zu rechnen (z.B. Gillberg & Steffenburg, 1987). Die Gefahr ist bei Mädchen wahrscheinlich höher als bei Jungen. Viele Menschen mit Autismus, die bis zur Jugend noch keine epileptischen Anfälle hatten, entwickeln diese nun in der Adoleszenz. Autistische Jugendliche mit schwerer intellektueller Behinderung zeigen u.U. im Zuge der sexuellen Reife sozial unangepasstes, enthemmtes Verhalten (z.B. öffentliche Masturbation). Einige Menschen mit Asperger-Syndrom und High-Functioning-Autismus suchen im Jugend- und Erwachsenenalter ggf. verstärkt nach Sozialkontakten, sind dabei aber eher selten erfolgreich. Nicht wenige dieser Gruppe von Betroffenen leiden schließlich unter ihrer Andersartigkeit und werden depressiv.

Quer- und Längsschnittstudien zum Verlauf

Noch immer sind systematische longitudinale Studien zum Verlauf des Autismus rar. Die vorhandenen Ergebnisse sind uneinheitlich. In einer Übersichtsarbeit fassen Howlin und Goode (1998) 17 Querschnitts- und Längsschnittstudien von 1956 bis 1995 zusammen, die auf eine Verminderung der Symptomschwere des Autismus bei 30% bis 80% der Menschen im Laufe des Lebens hinweisen. Je nach Studie wurde der Verlauf bei 3% bis 38% als „gut" bezeichnet. Soziale und kommunikative Fähigkeiten bleiben jedoch auf niedrigem Niveau (Beadle-Brown et al., 2002). Hinsichtlich der sprachlichen Entwicklung berichtet Mawhood (1995), dass 21% der Menschen mit Autismus als Erwachsene gut oder annähernd normal sprechen. Diverse empirische Studien zeigen, dass ca. 10% der Betroffenen als Erwachsene ein selbständiges Leben führen. Auf der andern Seite leben ungefähr 40 bis 50% in Institutionen. Die Mortalität ist aufgrund der häufigen komorbiden Erkrankungen und eines erhöhten Risikos zu verunglücken (Straßenverkehr, Verschlucken, Ersticken), vor allem bei Personen mit zusätzlich schwerer geistiger Behinderung etwas erhöht (Shavelle et al., 2001).

Prognose

Eine zuverlässige *Prognose* des Verlaufs des Autismus zu stellen, ist im Individualfall schwierig. Man muss im Dienste der Seriosität auf definitive Vorhersagen verzichten. Übertrieben optimistische wie pessimistische Prognosen sind zu vermeiden. Empirisch haben sich im Alter von 5 bis 6 Jahren das Sprachniveau und die psychometrisch geschätzte Intelligenz als beste einzelne Prädiktoren des weiteren Störungsverlaufs erwiesen (Rutter, 1983; Gillberg, 1991). Ein IQ<50 ist fast ausnahmslos mit einem niedrigen sozialen Funktionsniveau im Erwachsenenalter verbunden. Gleiches gilt für einen frühen Verlust der Sprache (Kurita, 1985). Folgt man diesen Befunden ist anzunehmen, dass z. B. die Prognose für Menschen mit Asperger-Syndrom und High-Functiong-Autismus allgemein günstiger ist als für Menschen mit desintegrativer Störung und regressivem Autismus.

2.5 Therapie

2.5.1 Verhaltensbasierte Methoden

Die Tatsache, dass es sich bei AS um organisch bedingte, vor allem genetische, Syndrome handelt, bedeutet keineswegs, dass nur medikamentöse Therapien wirksam sein können und verhaltensbezogene Interventionen uneffektiv sind. Im Gegenteil haben sich zur Behandlung der spezifischen Autismussymptomatik Psychopharmaka im Gegensatz zu verhaltenstherapeutischen Maßnahmen bisher als wenig hilfreich erwiesen. Letztere haben aber ihren Stellenwert bei der Behandlung komorbider Symptome der Störungen. Alle therapeutischen Strategien zur Behandlung autistischer Störungen verfolgen das Ziel, die soziale Interaktionsfähigkeit, Kommunikationsfähigkeit und Selbständigkeit zu verbessern sowie Rituale, Zwänge, Auto- und Fremdaggressionen, Unruhe/Hyperaktivität, grob- und feinmotorische Defizite sowie Isolation zu reduzieren (Tab. 15).

Tabelle 15: Techniken, die zur Behandlung des Autismus zum Einsatz kommen

Empirisch gut abgesicherte Methoden
– Frühe intensive globale Verhaltenstherapie (z. B. nach LOVAAS)
– Verhaltensmodifikation einzelner Symptome mit Verhaltenstherapie
– Treatment and Education of Autistic and Related Communication Handicapped Children (TEACCH)
Empirisch moderat abgesicherte Methoden
– Training sozialer Fertigkeiten
– Theory of Mind-Training
– Picture Exchange Communication System (PECS)
Schwache Evidenz
– Massagetherapie
Überwiegend negativ evaluierte Methoden
– Gestützte Kommunikation
– Sensorische Integration

Methoden ohne empirische Absicherung

- Logopädie
- Physiotherapie
- Ergotherapie
- Floor-Time

Umstrittene oder zweifelhafte Methoden

- Festhaltetherapie
- Reittherapie / Delphintherapie
- Daily-Life-Therapie
- Klangtherapie
- Kraniale Osteopathie
- Spezialbrillen

Frühförderung

Intensive globale Verhaltenstherapie: Auf lerntheoretischen Prinzipien beruhende Therapiemethoden zur Intervention bei autistischen Störungen werden seit den sechziger Jahren angewandt. Während solche Therapien zunächst überwiegend im klinischen Rahmen und durch dort arbeitendes Personal durchgeführt wurden, wird heute vor allem eine Förderung in schulischer oder häuslicher Umgebung angestrebt, wobei Bezugspersonen in die Grundlagen der Methoden einzuweisen sind. Einen großen Popularitätsschub erfuhren lerntheoretische Techniken durch die Evaluationsstudien des verhaltenstherapeutischen Programms von Ivar Lovaas (Lovaas, 1987; McEachin et al., 1993), Professor an der Universität Los Angeles. Kinder, die über einen langen Zeitraum (ca. 3 Jahre) intensiv (40 Std./Woche) therapiert worden waren, zeigten im Vergleich zu unbehandelten Kontrollkindern Verhaltensverbesserungen zwischen ein und zwei Standardabweichungen auf diversen kognitiven und adaptiven Verhaltensskalen, die auch langfristig recht stabil blieben. Trotz methodischer Unzulänglichkeiten, die die Effektivität des Ansatzes abschwächen, gehören die Effekte dieser Methoden im Bereich der Autismusforschung zu den wissenschaftlich am besten untersuchten. Zudem ergaben besser kontrollierte Evaluationsstudien von Programmen, die sich an den Prinzipien von Lovaas orientierten, aber weniger umfangreich konzipiert sind, ebenfalls nachhaltige positive Effekte (z.B. Eikeseth et al., 2002). Eine Studie von Smith et al. (2000) zur Effektivität der intensiven Frühförderung nach Lovaas bei Kindern mit Autismus oder nicht näher bezeichneter tiefgreifender Entwicklungsstörung ergab bei der Nachuntersuchung im Vergleich zur Kontrollgruppe Verbesserungen bezüglich Intelligenz, Sprachfähigkeit und schulischen Fertigkeiten, aber nicht adaptiven Verhaltens oder Verhaltensproblemen. Insgesamt waren die Effekte geringer als diejenigen von Lovaas. Zudem wiesen die Ergebnisse darauf hin, dass vor allem Kinder mit nicht näher bezeichneter tiefgreifender Entwicklungsstörung von der Therapie profitierten, weniger Kinder mit einem Vollbild des Autismus.

Lovaas-Therapie

ABA Alle sensu Lovaas konstruierten Therapiemodelle basieren auf dem Prinzip der *Applied Behavior Analysis (ABA)*, einer systematischen Anwendung und Evaluation lerntheoretisch basierter Methoden der Verhaltensmodifikation. In letzter Zeit sind mehrere Übersichtsarbeiten und Kommentare zur Wirksamkeit und Zukunft dieser Methoden publiziert worden (z.B. Koegel et al., 2001). Diese Therapien beanspruchen zwischen 15 und 40 Stunden/Woche und sind auf mehrere Monate oder Jahre angelegt. Typischerweise beginnt die Therapie mit dem Erlernen grundlegender sozialer und spielerischer Verhaltensweisen, z.B. der Herstellung von Blickkontakt, gemeinsamer Aufmerksamkeit und Imitation. Danach wird der Schwerpunkt auf den Erwerb sprachlicher Fähigkeiten verlagert. Parallel dazu wird versucht, die betroffenen Kinder mit gesunden Kindern gleichen Alters in Kontakt zu bringen. Am Ende der Therapie steht die Beschäftigung mit Emotionen, vorschulischen Fertigkeiten und der Fähigkeit zur Selbstregulation in fremder Umgebung.

Die Verbreitung von ABA-Therapien ist in Deutschland noch immer sehr begrenzt. Neben berufspolitischen Gründen und mangelnder Informiertheit mag dies auch daran liegen, dass bei intensiven Verhaltenstherapien eine Tendenz zur Überformalisierung und Einseitigkeit der Intervention besteht, was von einigen Eltern und Kollegen als ein „Dressieren“ der Kinder wahrgenommen werden kann.

Abgesehen von den intensiven verhaltenstherapeutischen Verfahren sensu Ivar Lovaas wurden einige weitere psychoedukative Frühförderprogramme zur Behandlung autistischer Störungen entwickelt, die teilweise auch verhaltenstherapeutische Methoden einschließen. Zu diesen Programmen gehören z.B. *TEACCH* (Treatment and Education of Autistic and Related Communication Handicapped Children) (Mesibov, 1996) und das *Floor Time*-Modell von Stanley Greenspan (Greenspan & Wieder, 1998).

TEACCH *TEACCH* beabsichtigt vor allem den Aufbau kompensatorischer Verhaltensmuster auf der Basis vorhandener Fähigkeiten, weniger das Ausmerzen aller Schwächen. Wesentliches Charakteristikum von TEACCH ist der Versuch, eine möglichst individuell angepasste Umgebung mit einem möglichst hohen Grad an Strukturierung und eine Minimierung störender Einflüsse für den Patienten zu schaffen, so dass sich auch die Lebensqualität der betroffenen Kinder erhöht. Der zeitliche Aufwand ist auch bei TEACCH hoch und beträgt etwa 25 Std./Woche über einen Zeitraum von mindestens mehreren Monaten. Mittlerweile liegen zwei Evaluationsstudien vor, die für eine gute Wirksamkeit der TEACCH-Methode sprechen (Ozonoff & Cathcart, 1998; Panerai et al., 2002).

PECS Kompatibel mit ABA und TEACCH ist das *Picture Exchange Communication System* (PECS). PECS (Bondy & Frost, 1994) ist eine alternative Kommunikationstechnik, die entwickelt wurde, um Sprechen von anderen Formen der Kommunikation zu trennen, um es damit Kindern und erwachsenen Patienten mit Autismus zu erleichtern, sich non-verbal zu verständigen. Eine Reihe von anekdotischen Berichten und kleinen offene Evaluationsstudien sprechen bisher für die Wirksamkeit des Ansatzes (z. B. Simon et al., 1996; Charlop-Christy et al., 2002).

Floor-Time

Das *Floor Time* Programm von Stanley Greenspan (Greenspan & Wieder, 1998) zielt in erster Linie auf die emotionale Entwicklung des Kindes, während andere Methoden nicht selten die Förderung der kognitiven Entwicklung in den Vordergrund stellen. Explizit soll vermieden werden, störendes und dysfunktionales Verhalten des Kindes durch „Drill" zu modifizieren. Während der Therapie soll sich das Kind frei und entspannt fühlen, nicht frustriert werden oder sich gar bedroht fühlen. Im Gegenteil ist es Anliegen von Floor-Time, durch Ruhe und Zurückhaltung eine Verbesserung der Aufmerksamkeit und Initiative des Kindes zu erreichen. Kontrollierte Evaluationsstudien wurden zur Methode von Greenspan noch nicht publiziert.

Umschriebene verhaltenstherapeutische Maßnahmen

Während die zuvor beschriebenen Frühförderprogrammen im Grunde intendieren, Autismus in seiner ganzen Breite zu behandeln, wurden auch Techniken für umschriebene Verhaltensprobleme oder komorbide Aspekte des Syndroms entwickelt.

Eine geradezu unüberschaubare Anzahl von Evaluationsstudien wurde zur Behandlung bestimmter Symptome des Autismus (z. B. Sprachstörungen, Stereotypien, Selbst- und Fremdaggression) mittels Verhaltenstherapie vorgelegt. Die überwiegende Zahl der Studien betrifft operante Konditionierung. Zusammengefasst legen die Arbeiten kurz- bis mittelfristig gute Erfolge bei der Veränderung von Verhaltensdefiziten und -exzessen durch Verhaltenstherapie nahe (Matson et al., 1996; Koegel et al., 2001).

Training sozialer Fertigkeiten

Gruppentherapie

Beobachtungslernen und Übungen im Gruppenrahmen mit Gleichaltrigen sind für autistische Kinder mit mindestens einem Minimum kommunikativer Kompetenzen vermutlich am besten zur Vermittlung sozialer Fertigkeiten geeignet. Zwei Beschreibungen zur Durchführung solchen Trainings finden sich bei Mesibov (1984) und Williams (1989). Eine andere Möglichkeit zur Vermittlung sozialer Fertigkeiten besteht durch die Erklärung von Situationen und sozialen Interaktionen anhand von Geschichten und Skripten. Den am weitesten entwickelten und bekanntesten Ansatz stellt die *Social Stories* Methode von Carol Gray (2000) dar. Eine soziale Geschichte ist eine Kurzgeschichte, die von alltäglichen Problemsituationen autistischer Personen handelt. Die Ge-

Social stories

schichten sind in Bilder und Worte gefasst und sollen den Betroffenen so dargestellt werden, dass sie verstanden werden und Verhaltensänderungen bewirken können. Schließlich zielen zunehmend mehr Programme explizit auf die Förderung von Theory of Mind Fähigkeiten und damit verbundenen Kompetenzen ab. Anliegen dieser Therapien ist die Sensibilisierung von Menschen mit AS für soziale Sachverhalte, insbesondere für Schlüsselreize im Rahmen der direkten sozialen Interaktion (z.B. Howlin et al., 1998; Bölte et al., 2002).

ToM-Training

Ergänzende Maßnahmen

Einige therapeutische Methoden wurden nie oder selten systematisch auf ihre Wirksamkeit bei autistischen Störungen untersucht. Es entspricht jedoch der Erfahrung von Klinikern oder Eltern, dass solche Techniken die Lebensqualität des Patienten und dessen Selbständigkeit im Alltag verbessern können. Hier zu nennen sind bspw. Logopädie zur Förderung der Sprech- und Sprachfähigkeit sowie non-verbalen Kommunikation, Ergotherapie zur Förderung der Selbstständigkeit bei alltagspraktischem Verhalten und Verbesserung der Feinmotorik sowie Physiotherapie zur Verbesserung von Koordination und Grobmotorik.

Logopädie Ergotherapie Physiotherapie

Zweifelhafte Methoden

Verständlicherweise probieren Eltern von Kindern mit Autismus in ihrer Verzweiflung alle möglichen Formen von Therapie aus, nicht nur schulmedizinische oder etablierte psychologische. In seltenen Einzelfällen ist nie gänzlich auszuschließen (aber auch nicht nachprüfbar), dass nicht wissenschaftliche Methoden einen positiven Effekt auf ein Krankheitsgeschehen haben können. Zudem werden auch in der wissenschaftlichen Praxis z.T. Prozeduren durchgeführt, die in erster Linie auf langjähriger kollektiver positiver Erfahrung von Experten beruhen, aber nicht durch kontrollierte Studien abgesichert sind. Daher sind alternative Methoden zur Behandlung AS nicht von vornherein kategorisch abzulehnen, wenn sich erwiesen hat, dass sie den Patienten nicht schaden, wenn sie erst nach und in Ergänzung zu bewährten Verfahren angewandt werden, keine Wunder versprechen und die Betroffenen finanziell nicht überfordern. Zudem sollten die Methoden prinzipiell wissenschaftlichen Prüfungen gegenüber offen sein und die Ergebnisse der Evaluationsstudien selbstkritisch wahrnehmen. Dies ist leider nur selten der Fall, obwohl einige eher alternative Methoden durchaus empirischen Prüfungen Stand halten (z.B. „Massagetherapie"; Escalona et al., 2001). Im Folgenden seien einige Methoden beschrieben, für die keine empirische Absicherung oder überwiegend Negativevaluationen vorliegen.

Festhalte-therapie

Das Ziel der *Festhaltetherapie*, die auf Martha Welch (1988) zurückgeht besteht in einem Erzwingen der Kontaktaufnahme durch hautnahes Festhalten oder Umklammern eines Kindes, das Sozialkontakt ablehnt, um dadurch Furcht vor Nähe ab- und „Urvertrauen" aufzubauen. Da die so ausgeübte Willkür beim Kind in der Regel zunächst Ängste und Aggressionen auslöst, sollte das Festhalten von Trost und Beruhigung begleitet werden. Die theoretische Fundierung der Festhaltetherapie stammt von Tinbergen und Tinbergen (1983). Sie gehen davon aus, dass die Festhaltetherapie vor allem eine Therapie gegen Ängste darstellt und die Exposition des Kindes ähnliche Mechanismen auslöst wie *Flooding* im Kontext der Verhaltenstherapie zur Behandlung pathologischer Ängste. Insgesamt erscheint aber der Einsatz der Festhaltetherapie angesichts ihres in der Anwendung teilweise brutal anmutenden Charakters und ihrer mangelnden empirischen Absicherung nicht empfehlenswert.

Gestützte Kommunikation (FC)

Explizit nicht als Therapie, sondern als alternative Kommunikationsform, verstanden werden möchte die *Gestützte Kommunikation* oder kurz FC (*Facilitated Communication*). FC wurde von der australischen Lehrerin Rosemary Crossley erdacht und durch den US-amerikanischen Pädagogen Douglas Biklen verbreitet. *Gestützte Kommunikation* (Bundschuh & Basler-Eggen, 2000) geht davon aus, dass eine Person mit Kommunikationsdefiziten anhand einer Kommunikationshilfe (z.B. Tastatur, Buchstabentafel), der Assistenz einer zweiten Person („Stützer") und bestimmter Bedingungen schrittweise befähigt werden kann, unabhängig, d.h. ohne Mitwirkung anderer, schriftlich Informationen mitzuteilen und auf Fragen zu antworten. Vertreter der FC vermuten, autistische Menschen könnten unter anderem an einer „globalen Apraxie" leiden, d.h. an einer neuropsychologischen Störung der Bewegung, die es ihnen in der Regel unmöglich mache, ihre wahren Fähigkeiten zu zeigen. Demnach stellt die FC eine Option dar, verborgene Fertigkeiten freizulegen. Bislang liegen keine ausreichenden empirischen Belege zur Effektivität der Methode vor (Thümmel & Bober, 2001). Es sind im Gegenteil vielfältige, methodisch saubere Untersuchungen verfügbar, die belegen, dass die schriftlichen Mitteilungen, die bei der FC entstehen, im Wesentlichen Artefakte sind (Jacobson et al., 1995; Mostert, 2001). Sie sind auch bei scheinbar „unabhängigen Schreibern" auf eine zumeist unbewusste subtile Steuerung des Stützers zurückzuführen (Kezuka, 1997). Darüber hinaus muss angemerkt werden, dass die Annahmen der FC mit den meisten empirisch gut belegten Forschungsergebnissen zum Autismus unvereinbar sind und ferner das Syndrom einer globalen Apraxie in der klinischen Neuropsychologie unbekannt ist.

Weitere nicht abgesicherte oder umstrittene Techniken: Noch eine Anzahl weiterer therapeutischer Schulen hat beansprucht oder versucht, nachhaltige Heilungserfolge bei autistischen Störungen zu erzielen. Soweit den Autoren bekannt, liegen jedoch zu keiner der nachfolgend genannten Methoden publizierte offene oder vergleichende Evaluationsstudien vor oder es wurden Negativevaluationen vorgelegt: z. B. *Musiktherapie, Reit- und Delphintherapie, Daily-Life-Therapie, Klangtherapie, sensorische Integrationstherapie, Klangtherapie, craniale Osteopathie* und Spezialbrillen zur Beseitigung des *„Irlen-Syndroms"*.

2.5.2 Medikamentöse Therapie

Keine Medikation gegen Primärsymptomatik verfügbar

Bis heute konnte noch kein Pharmakon entwickelt werden, dass sich als effektiv in der Behandlung der Kernsymptome des Autismus erwiesen hätte. Störungen der interpersonalen Kommunikation und Interaktion können also medikamentös nicht eingestellt werden, was zur Konsequenz hat, dass bei Autismus keine Standardmedikation vertretbar ist. Allerdings ist es unter Umständen gerechtfertigt – begleitend zu anderen Maßnahmen –, einzelne Symptome der Störung, wie selbstverletzendes Verhalten, Zwänge, Fremdaggression, hyperaktive und depressive Symptome, pharmakologisch zu behandeln (Tab. 16). In seltenen schweren Fällen ist Medikation auch vertretbar, um Spitzen von Verhaltensexzessen abzudämpfen, damit ein Kind an therapeutischen Maßnahmen teilhaben kann. In den letzten Jahren wurden Arbeiten zu den Möglichkeiten und Grenzen der medikamentösen Therapie autistischer Störungen publiziert (u. a. King, 2000). Insgesamt ergibt sich aus offenen und kontrollierten Studien Evidenz dafür, dass gegebenenfalls Stimulanzien gegen hyperaktiv-impulsive Symptome (z. B. Quintana et al., 1995), atypische Neuroleptika bei Fremd- und Selbstaggression (McDougle et al., 1998) und selektive Serotoninwiederaufnahmehemmer (SSRIs) gegen Zwänge und depressive Störungen hilfreich sein können (McDougle et al., 1996). Zudem müssen häufig komorbide Erkrankungen, z. B. Anfallsleiden mit Antikonvulsiva, medikamentös eingestellt werden. Viele Medikamente sind nicht für Kinder – sondern nur für Erwachsene – klinisch geprüft und können daher ausschließlich in persönlicher Verantwortung des behandelnden Arztes verschrieben werden. Trotzdem sind solche Pharmazeutika für eine effektive Behandlung der Betroffenen unverzichtbar.

Pharmakotherapie komorbider Störungen

Tabelle 16: Gegen komorbide Symptome des Autismus vertretbare und gegen Autismus unwirksame Medikation

Vertretbar
- Stimulanzien bei Hyperaktivität
- Atypische Neuroleptika bei Fremd- und Selbstaggression sowie erhöhter Impulsivität
- Selektive Serotonin-Wiederaufnahmehemmer gegen Zwänge und depressive Verstimmung
- Antikonvulsiva bei Epilepsie

Unwirksam
- Sekretin
- Megadosen von Vitaminen, Mineralien und Spurenelementen

Die Verschreibung verschiedener Substanzen wurde in der Vergangenheit von einigen Kollegen mit Nachdruck proklamiert, bspw. die Gabe des Opiatantagonisten Naltrexon, Vitamin C (Ascorbinsäure) oder Vitamin B_6 (Pyridoxin) in Kombination mit Magnesium. Untersuchungen zur Effektivität von Naltrexon haben insgesamt enttäuschende, unzureichende oder unschlüssige Ergebnisse erbracht (z.B. Feldman et al., 1999), ebenso Studien zu Vitaminen und Mineralien (Findling et al., 1997; Dolske et al., 1993). Aufgrund einer Arbeit von Horvath et al. (1998) wurde die Behandlung autistischer Störungen mit Sekretin diskutiert. Sekretin ist ein gastrointestinales Hormon, das im Wesentlichen auf die Bildung von Bikarbonat in der Bauspeicheldrüse und Leber einwirkt. Inzwischen wurden mehrere offene und kontrollierte Studien durchgeführt (z.B. Owley et al., 1999), die einheitlich ergaben, dass Sekretin zur Behandlung von Symptomen des Autismus bedeutungslos ist.

Unwirksame Substanzen

Sekretin

3 Leitlinien

3.1 Leitlinien zur Diagnostik und Verlaufskontrolle

Eine umfassende Diagnostik von Menschen, die an Autismus oder einer verwandten Störung leiden, erfordert ein Paket von Untersuchungen (Tab. 17), autismusspezifische und vielfältige andere diagnostische Zugänge sowie deren Integration zu einem Gesamtbild.

Leitlinien zur Diagnostik

- Es ist einleuchtend, dass das möglichst frühe Erkennen von Problemverhalten am Anfang des diagnostischen und therapeutischen Prozesses steht. Viele Kinder mit autistischen Störungen werden noch immer zu spät diagnostiziert. Anzustreben ist die *Früherkennung* autistischer Verhaltensweisen bereits vor dem 3. Lebensjahr mitttels strukturierter Beobachtungs- oder Fragebogenskalen.
- Unverzichtbar ist die Fremdanamnese und *Exploration der Eltern und Bezugspersonen.* Eine detaillierte Erfassung der Entwicklungsgeschichte, der aktuellen Autismussymptomatik, komorbider psychiatrischer Symptome und der adaptiven Fähigkeiten durch die nächsten Bezugspersonen sind für die Diagnostik unentbehrlich. Optional werden zu diesem Zweck diagnostische Interviews und weitere standardisierte schriftliche und mündliche Befragungen durchgeführt.
- Obligatorisch ist zur Einschätzung des autismustypischen Verhaltens ebenfalls eine freie oder durch psychometrische Instrumente gestützte *Verhaltensbeobachtung des Kindes, Jugendlichen oder Erwachsenen.* Sofern möglich, wird der Patient zu seiner Situation, seinem Erleben und Befinden *exploriert.* Das Verhalten sollte möglichst in mehreren Umgebungen und Situationen studiert und eine funktionale *Verhaltensanalyse* erstellt werden.
- Die *testpsychologische Untersuchung* der intellektuellen Funktionen ist ebenfalls notwendig. Ferner ist die Einschätzung weiterer psychologischer Funktionen (z.B. Neuropsychologie) von Vorteil, aber nicht zwingend angezeigt. Weil die Testbarkeit der Betroffenen nicht immer gegeben ist, müssen ggf. versuchsweise verschiedene Verfahren vorgelegt oder die Testung zu einem späteren Zeitpunkt der Entwicklung wiederholt werden.
- Neben der psychiatrischen und psychologischen Abklärung sollte eine Reihe *körperlicher Untersuchungen* erfolgen. Eine Prüfung des Allgemeinzustands, Hör- und Sehvermögens, neurologische und Stoffwechseluntersuchungen sowie einige wenige molekularbiologische Tests sind obligatorisch.

Klassifikation

- Nach der Sammlung aller diagnostischen Daten sollte eine Verschlüsselung des Befundes nach der *multiaxialen Klassifikation* der ICD-10 erfolgen.

- *Verlaufskontrollen* sind beim Autismus, der eine hohe qualitative Stabilität aufweist, fakultativ. In größeren Abständen und zur Beurteilung der Entwicklung und der Wirkung von therapeutischer Maßnahmen ist eine angemessene Prozessdiagnostik jedoch durchaus angezeigt.

Verlaufskontrolle

Tabelle 17: Übersicht über die Leitlinien zur Diagnostik und Verlaufskontrolle

L1	Früherkennung
L2	Exploration und Befragung der Bezugspersonen
L3	Verhaltensbeobachtung und/oder Exploration und Verhaltensanalyse
L4	Testpsychologische Untersuchung
L5	Körperliche und neurologische Untersuchung
L6	Multiaxiale Klassifikation
L7	Verlaufskontrolle

Grau unterlegt: Mindestanforderungen an die Diagnostik
Hell unterlegt: optionale, aber häufig notwendige diagnostische Maßnahmen

Für eine vollständige Abklärung des Zustands von Menschen mit AS müssen demnach in der Regel verschiedene Einrichtungen konsultiert werden. Für die Untersuchungen sind Spezialisten erforderlich. Die Aufgabe eines Hausarztes muss es sein zu erkennen, dass eine psychiatrische Störung vorliegt. Da nicht alle Kinderärzte und Erwachsenenpsychiater genügend mit autistischen Störungen vertraut sind, sollte die Abklärung der Psychopathologie und Koordination der Durchführung weiterer Untersuchungen normalerweise durch einen Kinder- und Jugendpsychiater, einen entsprechend qualifizierten Neuropädiater oder klinischen Psychologen erfolgen. Es kann vorkommen, dass im Zuge der Autismusdiagnostik nicht alle Informationsquellen ausgeschöpft werden. Es ist jedoch wünschenswert, die Diagnostik insbesondere im Hinblick auf die Differenzialdiagnostik und Komorbidität möglichst breit anzulegen. Unisono argumentieren auch Gillberg und Coleman (2000) mit der Betonung der Wichtigkeit des „Work-Up“ der Betroffenen.

Spezialisten

3.1.1 Früherkennung

Die Leitlinie 1 gibt eine Übersicht zu Erkenntnissen aus dem Bereich der Früherkennung autistischer Störungen, gefolgt von Empfehlungen für die klinische Diagnostik und der Vorstellung und Anwendung hilfreicher Materialien (Beobachtungs- und Ratingskalen). Letztere weisen einen erheblichen Nutzen bei der Verbesserung der Zuverlässigkeit der frühen Diagnostik autistischer Phänome auf.

Gemäß einer britischen Studie sinkt in der kinder- und jugendpsychiatrischen Praxis stetig das Durchschnittsalter der Kinder, die mit Verdacht auf Autismus vorgestellt werden (Howlin & Asgharian, 1999). Derzeit gelten nicht zuletzt deswegen viele Forschungsanstrengungen

Zuverlässigkeit der Frühdiagnostik

der Entwicklung von Kriterien und Diagnostika zur Früherkennung AS. Unter Berücksichtigung der Bedeutung von Frühförderung für die Prognose von Menschen mit Autismus ist dies eine äußerst positive Entwicklung. Demgegenüber stellt die Früherkennung eine Herausforderung für den Diagnostiker dar, denn die Zuverlässigkeit der Autismusdiagnose vor dem 3. Lebensjahr ist weitaus geringer als z. B. zwischen dem 4. und 5. Lebensjahr. Es handelt sich demnach bei der Früherkennung immer um vorläufige Einschätzungen, die Nachfolgeuntersuchungen zur Absicherung der Diagnose erfordern. Da es sich beim Autismus um eine relativ seltene Störung handelt, aber Verhaltensprobleme im Säuglings- und Kleinkindalter häufig sind, ist die Gefahr falsch-positiver Diagnosen wesentlich. Abzugrenzende Zustände sind in diesem Alter in erster Linie Entwicklungsverzögerungen durch Lernbehinderung und Intelligenzminderung sowie Störungen der Sprachentwicklung.

Kommunikation der Diagnose

Eltern eine Autismusdiagnose mitzuteilen ist nie einfach. Bei sehr kleinen Kindern oder wenn noch nie ein Verdacht bestanden hat, ist das Kommunizieren der Diagnose aber noch problematischer. Das Kind mag auf die Eltern nicht „autistisch“ wirken und die Beurteilung kommt für sie womöglich sehr unerwartet. Auch die Schwere und Langfristigkeit der Diagnose kann überraschend sein. Dazu kommt die in der frühen Kindheit noch unsichere Diagnosenstellung. Man kann daher vorläufig auch von einer „Autismus-Hypothese“ sprechen. Den Eltern sollte begründet werden, wie man zu der Einschätzung gelangt ist und verdeutlichen, dass weitere Untersuchungen zu einem späteren Zeitpunkt notwendig sind. Auf eine Prognose sollte so lange verzichtet werden, bis eine Einschätzung des Funktionsniveaus (Sprache, Intelligenz, alltagspraktische Fähigkeiten) der betreffenden Person vorliegt (Coplan, 2000).

L1 Leitlinie 1: Früherkennung

- Erste unspezifische Symptome
- Symptome, die unbedingt eine weiterführende Diagnostik erfordern

Erste unspezifische Symptome

Alter bei Diagnose

Oft erfahren autistische Kinder eine adäquate diagnostische Abklärung erst nach dem 4. oder 5. Lebensjahr. Bei einer älteren Erhebung von Siegel et al. (1988) lag zwischen den ersten Sorgen der Eltern und der Diagnosenstellung beim Kind im Mittel ein Zeitraum von drei Jahren. Ornitz et al. (1977) stellten ebenfalls fest, dass zwischen der Wahrnehmung erster Symptome seitens der Eltern und der Diagnosenstellung etwa 2½ Jahre vergingen. Nach einer Arbeit von Kaye et al. (2001) liegt das mittlere Alter, in welchem Kinder mit Autismus in England diagnostiziert werden, heute bei 4.6 Jahren. Neben der Einleitung effektiver therapeutischer Maßnahmen ist die Frühdiagnostik u. a. auch für die genetische Beratung der Eltern von Wichtigkeit, da das Risiko für ein weiteres autistisches Kind bei 5% liegt (Bolton et al., 1994), was eine dramatische Erhöhung des allgemeinen Risikos darstellt. Dieser Wert unterschätzt vermutlich das wahre Risiko, da durch das sogenannte „*Stoppage-Phänomen*“ (Eltern mit betroffenem Kind entscheiden sich gegen weitere Kinder) die Anzahl betroffener Geschwistern verringert wird.

Prognostische Symptome

Gemäß einer prospektiven Studie von Gillberg et al. (1990) lassen folgende frühe Symptome eine gute Prognose über eine potenzielle autismusspezifische Entwicklung zu: „isoliert sich von der Außenwelt/Umgebung“, „spielt nicht wie andere Kinder“ und „es gab einen Verdacht, das Kind könnte gehörlos sein“. Keine gute Vorhersage erreichten die Items: „dreht gerne Objekte“, „läuft auf Zehenspitzen“, „spielt mit Lichtschaltern (Licht an-aus)“, „mag es nicht, auf dem Schoß von jemand anderem zu sitzen“, „mag nicht, wenn Routinen/Abläufe geändert werden“ und „ist fasziniert von fließendem Wasser“. Bei einer retrospektiven Studie von Dahlgren und Gillberg (1989) ließen die Symptome: „Kind versucht nicht, die Aufmerksamkeit Erwachsener zu erregen“, „leerer Blick und merkwürdige Reaktionen auf Geräusche“ die zutreffendste Prognose zu.

Videoaufnahmen

Zunehmend mehr Arbeiten zur Frühdiagnostik stützen sich auf die Analyse von Videoaufzeichnungen der Eltern. Nach einer Arbeit von Werner et al. (2000) ist es im Alter von 8 bis 10 Monaten noch nicht möglich, zwischen autistischen Kindern und normal entwickelten Kindern zu diskriminieren. Baranek (1999) stellte dagegen fest, dass bspw. „Aversion gegen Berührungen“ und „verspätete Reaktion auf Namen“ bei 9-monatigen Kindern mit Autismus, aber nicht bei entwicklungsverzögerten oder unauffälligen Kindern, auftraten.

Problem mangelnder Spezifität früher Symptome

Ein Grund für die verspätete oder verzögerte Diagnosenstellung ist die *Unspezifität früher Symptome.* Eine relativ sichere Diagnose kann erst zwischen dem 2. und 3. Lebensjahr gestellt werden. Vor dem 18. Lebensmonat ist die Diagnostik problematisch. Die frühe, oft noch untypische Symptomatologie umfasst unter anderem wiederkehrende unerklärliche Wein- und Schreiphasen, Störungen der Nahrungsaufnahme, Ausbleiben reaktiven Lächelns, Schlafstörungen sowie einen Mangel an Imitation und gemeinsamer Aufmerksamkeit (Tab. 18).

Alle diese Symptome können, müssen aber nicht, auf das Vorliegen oder die Entwicklung einer Autismussymptomatik hinweisen. Zumindest aber legen sie dem Kliniker diesbezüglich eine erhöhte Wachsamkeit nahe und implizieren ganz prinzipiell eine zugrundeliegende psychische oder organische Problematik. Beim Vorliegen solcher Symptome sollten eine fortlaufende Beobachtung des Kindes und ggf. eine eingehende Diagnostik erfolgen.

Tabelle 18: Frühe Symptome, die auf Autismus hinweisen können, aber nicht müssen

Kommunikation
– Reagiert nicht auf den Namen – Kann nicht ausdrücken, was es will – Sprache ist verzögert oder Ausbleiben von vorsprachlicher Entwicklung (Brabbeln, Lautieren) – Folgt keinen Anweisungen – Wirkt wie taub – Hört manchmal, manchmal nicht – Zeigt nicht auf Dinge, macht nicht „Winke-Winke" – Sprach einmal einige Worte, jetzt aber nicht mehr – Kein Entgegenstrecken der Arme, um hochgenommen zu werden
Sozialisation
– Kein „Umsorgt-Werden-Wollen" – Kein soziales Lächeln – Spielt lieber allein – Ist sehr unabhängig – Wartet nicht ab – Kaum Blickkontakt – Starrer Blick – Lebt in seiner eigenen Welt – Ignoriert Eltern – Interessiert sich nicht für andere Kinder – Imitiert nicht – Teilt nicht die Aufmerksamkeit anderer
Allgemeines Verhalten
– Ist hyperaktiv, unkooperativ oder oppositionell – Weiß nicht, wie es mit Spielsachen spielen soll – Schleppt dauernd einen bestimmten Gegenstand mit sich herum – Reiht Dinge aneinander – Ist überempfindlich gegenüber bestimmten Tönen oder anderen Reizen – Zeigt merkwürdige Bewegungen – Hat wiederkehrende, unerklärliche Wein- und Schreiphasen – Ist apathisch – Störungen der Nahrungsaufnahme und -ausscheidung – Hat einen schlaffen Körpertonus – Hat Schlafstörungen

Physische Stigmata

Einige Autoren haben versucht, physische Stigmata zu identifizieren, die evtl. mit Autismus assoziiert sind (Walker, 1976, Campbell et al., 1978; Links et al., 1980), darunter Fehlbildungen, Asymmetrien der Ohren und besonders weiche/biegsame und niedrig am Kopf angewachsene Ohren, Hypertelorismus (Greig-Syndrom), Syndaktylie des zweiten und dritten Zehs, Anomalien des Mundes und Rachens und muskuläre Hypertonie (bei Neugeborenen). Teilweise liegen Schilderungen vor, die behaupten, es handele sich bei autistischen um ungewöhnlich hübsche Kinder. Unter Umständen kommen Stigmata insbesondere bei Kindern mit syndromalem Autismus vor. Diese Symptome sind jedoch selten und unspezifisch. Allgemein wird angenommen, dass Kinder mit Autismus optisch unauffällig sind. Daher sind solche Stigmata für die Früherkennung des Autismus im Prinzip zu vernachlässigen.

Symptome, die unbedingt eine weiterführende Diagnostik erfordern

Sorgen der Eltern in Bezug auf fehlendes kommunikatives und soziales Verhalten sollten stets ernst genommen werden, vor allem wenn sie durch rituelles, stereotypes Verhalten begleitet werden. Beim Vorliegen einiger weiterer Symptome (Tab. 19), die vor allem Sprache und non-verbale Kommunikation betreffen, ist eine weiterführende Abklärung des Zustands des Kindes dringend angezeigt.

Tabelle 19: Unbedingte Indikationen für weiterführende Untersuchungen (aus Filipek et al., 1999)

- Kein Brabbeln oder Lautieren im Alter von 12 Monaten
- Keine Gesten (Zeigen mit dem Zeigefinger, Winken etc.) mit 12 Monaten
- Keine einzelnen Worte im Alter von 16 Monaten
- Keine spontanen 2-Wort-Sätze (nicht echolalisch) im Alter von 24 Monaten
- Verlust sprachlicher oder sozialer Fähigkeiten in jedem Alter

Hilfreiche Materialien

Die *Diagnostische Beobachtungsskala für Autistische Störungen* (ADOS, Lord et al., 2000; Rühl et al., 2003; siehe auch 4.1.1) ist die international verbreitetste und am besten evaluierte Beobachtungsskala zur Erfassung AS. Modul 1 des Instruments eignet sich zur Früherkennung.

Die vermutlich bekannteste Skala zur Frühdiagnostik autistischen Verhaltens ist die *Checklist for Autism in Toddlers* (CHAT, Baron-Cohen et al., 1992, 2000; siehe auch M01, S. 138).

Der Regionalverband Hilfe für das autistische Kind Weser-Ems e.V. hat hilfreiche *Checklistenlisten* entwickelt, die in Ergänzung zu den Früherkennungsuntersuchungen U1 bis U8 (0 bis 4. Lebensjahr) gedacht sind und anhand derer Beobachtungen der Eltern festgehalten werden können (siehe auch M02, , S. 139). Für die Früherkennung eignen sich die Checklisten für die Untersuchungen U1 bis U5 (0. bis 7. Lebensmonat), U6 (10. bis 12. Lebensmonat) und U7 (21. bis 24. Lebensmonat) zu den Bereichen Wahrnehmung, Sozialverhalten, Motorik, Ess- und Trinkverhalten, Sprache, Spielverhalten und besondere Fertigkeiten.

Mit der *Checkliste zur Erfassung früher Symptome des Autismus* (CESA) (siehe M03, S. 141) können erste Symptome, die auf Autismus hinweisen können, festgehalten werden.

3.1.2 Exploration und Befragung der Bezugspersonen

Leitlinie 2 gibt Hinweise für die Exploration, mündliche und schriftliche Befragung der Eltern. Die Informationssammlung umfasst vor allem die autismusspezifische klinische Symptomatik des Kindes, die Entwicklungsgeschichte und komorbide Symptome, jedoch auch adaptive Fähigkeiten und therapeutische Maßnahmen. Die Exploration der Bezugspersonen bezieht sich auf die in Leitlinie 2 dargestellten fünf Bereiche (Sektionen).

Zur Exploration einiger allgemeiner Informationen, z.B. demographische Daten, Anlass der Vorstellung, Anamnese und familiäre Belastungen, Störungen der kindlichen Entwicklung und Besuch pädagogischer Einrichtungen, d.h. Auskünfte, die der Standarddiagnostik in der Kinder- und Jugendpsychiatrie entsprechen, können auch mit Hilfe gängiger Anamnesesysteme für den Kinder- und Jugendbereich gesammelt werden (z.B. Döpfner et al., 2000).

L2 **Leitlinie 2: Exploration und Befragung der Bezugspersonen**

Sektion 1: Autistische Symptomatik des Kindes/Jugendlichen/Erwachsenen

- Qualitative Auffälligkeiten in der gegenseitigen sozialen Interaktion
  - Unfähigkeit, non-verbales Verhalten zur Regulation sozialer Interaktionen zu verwenden
  - Unfähigkeit, Beziehungen zu Gleichaltrigen aufzunehmen
  - Mangel an geteilter Freude
  - Mangel an sozio-emotionaler Gegenseitigkeit
- Qualitative Auffälligkeiten der Kommunikation und Sprache
  - Mangel/Verzögerung der Sprache und fehlende Kompensation durch Gestik und Mimik
  - Mangel an variierendem spontanem „So tun als ob"-Spiel oder sozialem Imitationsspiel
  - Relative Unfähigkeit, einen sprachlichen Austausch zu beginnen und aufrechtzuerhalten
  - Stereotype Verwendung der Sprache/idiosynkratischer Gebrauch von Worten und Phrasen
- Repetitives, restriktives und stereotypes Verhalten
  - Umfassende Beschäftigung mit stereotypen und begrenzten Spezialinteressen
  - Offensichtlich zwanghaftes Festhalten an nicht funktionalen Handlungen oder Ritualen
  - Stereotype und repetitive motorische Manierismen
  - Vorherrschende Beschäftigung mit Teilobjekten oder nicht funktionalen Elementen von Sachen
- Abnorme Entwicklung vor dem 36. Lebensmonat

Sektion 2: Entwicklungsgeschichte und medizinische Anamnese
– Erste Sorgen, Beginn der Symptomatik – Meilensteine der Entwicklung: erste Worte, erste Sätze, Laufen, Sauberkeit – Neurologische Erkrankungen (v.a. Epilepsie), motorische Störungen – Organische Syndrome (z.B. Fragiles X, Tuberöse Hirnsklerose, Williams-Syndrom) – Umweltfaktoren (z.B. Geburtskomplikationen) – Andere chronische Erkrankungen oder Behinderungen – Medikamente, die aktuell oder dauerhaft eingenommen werden
Sektion 3: Psychiatrische Komorbidität und Differenzialdiagnose
– Tiefgreifende Entwicklungsstörungen untereinander abgrenzen (frühkindlicher Autismus, Asperger-Syndrom, Rett-Syndrom, andere desintegrative Störungen, atypischer Autismus, nicht näher bezeichnete tiefgreifende Entwicklungsstörung), Intelligenzminderung (mit/ohne Autismus), Epilepsie, expressive und rezeptive Sprachstörungen, Landau-Kleffner-Syndrom, Deprivation, Schizophrenie, Schizoide Persönlichkeitsstörung, Mutismus, Bindungsstörungen, emotionale Störungen, Angststörungen, Zwangsstörungen, Hyperaktivität, selbstverletzendes Verhalten, Tic-Störungen, affektive Störungen, weitere Probleme
Sektion 4: Adaptive Fähigkeiten / Funktionsniveau
– Alltagspraktische Fähigkeiten, Selbstständigkeit – Hobbies, Freizeitaktivitäten – Besondere Fertigkeiten – Beschulung, Ausbildung, Beruf
Sektion 5: Therapie und Familienanamnese
– Vorbehandlung des autistischen Verhaltens und komorbider Symptome (Verhaltenstherapie, Pharmakotherapie, andere Maßnahmen) – Familienstruktur – Belastungen und Krisen in der Familie, Organisationsgrad der Familie – Psychische Probleme und Erkrankungen in der Familie – Störungskonzepte der Eltern und ethische Haltungen (Ursachen, vertretbare Therapie) – Therapieerwartungen, Ressourcen und Motivation der Eltern – Therapieziele der Eltern

Elterninterview obligatorisch

Die Befragung von Bezugspersonen ist bei der Diagnostik autistischer Störungen obligatorisch. Normalerweise sind die Mütter bestmögliche Auskunftspersonen. Wünschenswert ist jedoch immer die Anwesenheit einer weiteren Bezugsperson (z.B. Vater, Erzieher, Lehrer), da die Sichtweisen von Menschen und deren Beurteilung von Verhalten erfahrungsgemäß divergieren können, bzw. das Verhalten des Kindes tatsächlich in Abhängigkeit der Person, des Ortes oder der Situation bedeutsam variiert. Die meisten relevanten Daten können nur auf dem Weg der Fremdanamnese- und exploration erhoben werden, da die Betroffenen zu jung

Befragung Betroffener

oder zu schwer beeinträchtigt sind, um selbst über ihre Situation berichten zu können. Zumeist können nur Menschen mit High-Functioning Autismus, Asperger-Syndrom oder anderen, leichteren Formen autistischer Störungen selbst zu einigen Lebensbereichen adäquat befragt werden. Angaben der Eltern müssen durch weitere Dokumente, Verhaltensbeobachtungen und Testungen der betroffenen Person validiert werden. Letzteres muss erfolgen, da es in seltenen Fällen vorkommen kann, dass durch Aggravation oder Dissimilation der Auskunftspersonen oder bereits bestehende, unzureichende Vorstellungen über AS zum Expertenurteil diskrepante Einschätzungen des Verhaltens entstehen.

Sektion 1: Autistische Symptomatik des Kindes/Jugendlichen/ Erwachsenen

Übersicht
– Qualitative Auffälligkeit in der gegenseitigen sozialen Interaktion
– Qualitative Auffälligkeiten der Kommunikation und Sprache
– Repetitives, restriktives und stereotypes Verhalten
– Abnorme Entwicklung vor dem 36. Lebensmonat

Tiefgreifende Entwicklungsstörungen sind durch qualitative Auffälligkeiten der gegenseitigen sozialen Interaktion, abweichende Kommunikationsmuster und/oder repetitives, stereotypes Verhalten, eingeschränkte Interessen und Aktivitäten gekennzeichnet. Solche Verhaltensweisen sind situationsübergreifend, können aber hinsichtlich des Schweregrades variieren.

Die Tabellen 20 bis 23 geben eine Übersicht über die konkret zu erfragenden Symptome aus den Bereichen qualitative Auffälligkeiten in der gegenseitigen sozialen Interaktion, qualitative Auffälligkeiten der Kommunikation und Sprache, repetitives, restriktives und stereotypes Verhalten sowie abnorme Entwicklung.

Konkrete Verhaltensbeispiele erfragen

Bei der Befragung der Eltern oder Bezugspersonen sind die Schwere und Häufigkeit vielfältiger Symptome zu den jeweiligen Bereichen zu eruieren. Um sicherzustellen, dass ein bestimmtes abnormes Verhalten beim Kind tatsächlich vorliegt, sollten die Eltern ermutigt und aufgefordert werden, alle Einschätzungen und Angaben durch *Verhaltensbeispiele* zu veranschaulichen. So kann ebenfalls besser geprüft werden, ob die Eltern verstanden haben, welches auffällige Verhalten erfragt werden soll, und ggf. das Zielverhalten durch den Interviewer konkretisiert werden. Die Diagnosekriterien für tiefgreifende Entwicklungsstörungen können mittels der ICD-10- oder DSM-IV-Kriterien anhand der Manuale in einem freien klinischen Interview erfragt und müssen durch direkte klinische Verhaltensbeobachtungen ergänzt und validiert werden.

Exploration der frühen Entwicklung

Entscheidend ist, Angaben zur frühen Entwicklung möglichst genau zu datieren. Dabei kann das Erinnern an besondere Anlässe (Geburtstag,

Urlaub etc.) im Sinne von „Konnte er/sie das zu diesem Zeitpunkt schon?“ hilfreich sein.

Tabelle 20: Autistische Symptome aus den Subbereichen (SB) der sozialen Interaktion, die zur Diagnosenstellung zu erfragen sind

Qualitative Auffälligkeit in der gegenseitigen sozialen Interaktion
SB 1: *Unfähigkeit, non-verbales Verhalten zur Regulation sozialer Interaktionen zu verwenden*
– Mangel an sozial moduliertem Blickkontakt
– Mangel an sozialem Lächeln und Körpersprache
– Eingeschränkte Bandbreite von Mimik und Gesichtsausdruck
SB 2: *Unfähigkeit, Beziehungen zu Gleichaltrigen aufzunehmen*
– Keine Phantasiespiele, Gruppenspiele oder Aktivitäten mit Gleichaltrigen
– Keine oder negative Reaktion auf die Annäherung anderer
– Keine Freundschaften, kein Interesse an anderen Menschen
– Kein Initiieren von sozialen Interaktionen, Mangel an Grußverhalten
SB 3: *Mangel an geteilter Freude*
– Keine geteilte Aufmerksamkeit mit anderen, kein Lenken der Aufmerksamkeit anderer
– Keine Angebote, etwas zu teilen
– Kein Bedürfnis, Vergnügen zu teilen, oder sich mit anderen mitzufreuen
– Kein Zeigen, Bringen oder Erklären von Dingen, die für den Betroffenen von Bedeutung sind
SB 4: *Mangel an sozio-emotionaler Gegenseitigkeit*
– Kein Spenden von Trost oder Tröstenlassen, Mangel an Zärtlichkeit
– Kein Entgegenstrecken der Arme, um auf den Arm genommen zu werden
– Benutzung des Körpers anderer zur Verständigung
– Mangel an Qualität der Kontaktaufnahme
– Unangemessenheit des Gesichtsausdrucks
– Unangemessenheit sozialer Reaktionen, soziale Enthemmung

Tabelle 21: Autistische Symptome aus den Subbereichen (SB) der Kommunikation und Sprache, die zur Diagnosenstellung zu erfragen sind

Qualitative Auffälligkeiten der Kommunikation und Sprache
SB 1: *Mangel/Verzögerung der Sprache und fehlende Kompensation durch Gestik und Mimik*
– Verzögerung oder Störung der Sprachentwicklung, ohne non-verbale Kompensation
– Kei Deuten, um Interesse zu bekunden
– Mangel an emphatischen, beschreibenden, konventionellen und/oder instrumentellen Gesten,
– Kein Nicken oder Kopfschütteln
SB 2: *Mangel an variierendem spontanem „so tun als ob“-Spiel oder sozialem Imitationsspiel*
– Kein spontanes Imitieren von Handlungen
– Kein phantasievolles Spielen
– Kein imitierendes soziales Spielen
SB 3: *Relative Unfähigkeit, einen sprachlichen Austausch zu beginnen und aufrechtzuerhalten*
– Kein soziales Lautieren und Plaudern
– Keine wechselseitige Kommunikation
– Keine Gespräche, die Interesse an anderen ausdrücken

SB 4: *Stereotype Verwendung der Sprache/ idiosynkratischer Gebrauch von Worten und Phrasen*
- Stereotype Lautäußerung und verzögerte Echolalie
- Unangepasste Fragen oder Feststellungen
- Pronominalumkehr
- Neologismen und/oder idiosynkratische Sprache

Tabelle 22: Autistische Symptome aus den Subbereichen (SB) der repetitiven, restriktiven und stereotypen Verhaltensweisen, die zur Diagnosenstellung zu erfragen sind

Repetitives, restriktives und stereotypes Verhalten

SB 1: *Umfassende Beschäftigung mit stereotypen und begrenzten Spezialinteressen*
- Spezialinteressen, abnorme Interessen
- (Normale) Interessen ungewöhnlicher Intensität

SB 2: *Offensichtlich zwanghaftes Festhalten an nicht funktionalen Handlungen oder Ritualen*
- Wortrituale
- Zwänge, Handlungsrituale
- Widerstand gegenüber geringfügigen Veränderungen des Tagesablaufs
- Widerstand gegenüber Veränderungen der persönlichen Umgebung

SB 3: *Stereotype und repetitive motorische Manierismen*
- Hand- und Fingermanierismen
- Andere komplexe Manierismen oder stereotype Körperbewegungen

SB 4: *Vorherrschende Beschäftigung mit Teilobjekten oder nicht funktionalen Elementen von Sachen*
- Repetitiver Gebrauch von Objekten oder Interesse an Teilen von Objekten
- Ungewöhnliche sensorische Interessen (Geruch, Berührung, Vibration, Geräusch)

Tabelle 23: Zur Diagnosenstellung zu erfragende Subbereiche (SB), in denen eine abnorme Entwicklung bis einschließlich dem 36. Lebensmonat aufgetreten sein muss

Abnorme Entwicklung bis einschließlich 36. Lebensmonat

SB 1: *Rezeptive oder expressive Sprache (zur sozialen Kommunikation)*
SB 2: *Selektive soziale Zuwendung oder reziproke soziale Interaktion*
SB 3: *Funktionales oder symbolisches Spiel*

Diagnosenstellung F84.0

Um eine Diagnose *frühkindlicher Autismus* (F84.0) nach ICD-10 stellen zu können, müssen konsistente und stringente Symptome aus sechs Subbereichen (SB) der sozialen Interaktion, Kommunikation und repetitiven, restriktiven und stereotypen Verhaltensweisen vorliegen, mindestens zwei aus dem Bereich der sozialen Interaktion und je eines aus den Bereichen Kommunikation sowie repetitives, restriktives und stereotypes Verhalten. Zudem muss eine frühe Auffälligkeit in mindestens einem der Subbereiche abnormer Entwicklung vor Vollendung des 3. Lebensjahres vorliegen.

F84.1

Atypischer Autismus liegt nach ICD-10 (F84.1) vor, wenn der Krankheitsbeginn nach Vollendung des 3. Lebensjahres liegt oder nicht alle diagnostischen Kriterien für frühkindlichen Autismus aus den Bereichen der sozialen Interaktion, Kommunikation und den repetitiven, restriktiven und stereotypen Verhaltensweisen erfüllt werden.

Ein *Asperger-Syndrom* (F84.5) wird diagnostiziert, wenn die diagnostischen Kriterien des Autismus im Wesentlichen erfüllt sind, aber keine eindeutig verzögerte Entwicklung der Sprache vorliegt. Zudem müssen das adaptive Verhalten und die Selbstständigkeit in den ersten drei Jahren einer normalen intellektuellen Entwicklung entsprechen. **F84.5**

Nicht näher bezeichnete tiefgreifende Entwicklungsstörung (F84.9) nach ICD-10 sollte nur dann diagnostiziert werden, wenn eindeutig autistische Verhaltensweisen existieren, aber ein Mangel an Information oder widersprüchliche Befunde eine andere Kodierung aus dem Bereich der TE nicht zulassen. **F84.9**

Bei den *sonstigen desintegrativen Störungen des Kindesalters* (ICD-10, F84.3) liegt eine Periode zweifellos normaler Entwicklung mindestens bis zum zweiten Lebensjahr vor. In der Folge muss es zu einem dramatischen und endgültigen Verlust erworbener Fähigkeiten in mindestens zwei Funktionsbereichen (Sprache, Spielen, soziales oder adaptives Verhalten, Darm- oder Blasenkontrolle, motorische Fertigkeiten) kommen. Zudem müssen mindestens in zwei der folgenden Bereiche qualitative Auffälligkeiten vorliegen: gegenseitige soziale Interaktion (wie bei frühkindlichem Autismus), Kommunikation (wie bei frühkindlichem Autismus), repetitives, restriktives, stereotypes Verhalten oder allgemeiner Interessenverlust an Objekten oder der Umwelt insgesamt. **F84.3**

Beim *Rett-Syndrom* (ICD-10, F84.2) ist die Periode eindeutig normaler Entwicklung begrenzt. Lediglich eine normale prä- und perinatale sowie eine normale psychomotorische Entwicklung während der ersten fünf Lebensmonate bei normalem Kopfumfang sind für die Diagnosenstellung notwendig. Zwischen dem 5. Lebensmonat und dem 4. Lebensjahr kommt es zu einem Verlust der zielgerichteten Handbewegungen und Auftreten von stereotypen Handbewegungen (Waschbewegungen und Händewringen), zur Abnahme des Kopfwachstums, zu Gangunsicherheit und/oder Rumpfschaukeln sowie psychomotorischer Verlangsamung. Autistische Verhaltensweisen zeigen sich in Form von Störungen der Kommunikation und sozialen Interaktion sowie Störungen der Sprache. **F84.2**

Bei der *überaktiven Störung mit Intelligenzminderung und Bewegungsstereotypien* (ICD-10, F84.4) liegen mindestens mittelgradige geistige Behinderung (IQ<50), schwere hypermotorische Unruhe und repetitives, restriktives, stereotypes Verhalten vor. Dagegen liegen keine sozialen Beeinträchtigungen im Sinne des infantilen Autismus vor. **F84.4**

Hilfreiche Materialien

Schriftliche Befragung

Der *Fragebogen über Verhalten und soziale Kommunikation* (VSK; Bölte et al., 2000; Rutter et al., 2001; siehe auch 4.1.2) ist ein 40 dichotome Items umfassender Screening-Elternfragebogen für autistische Störungen, der an die diagnostischen Leitlinien für frühkindlichen Autismus nach ICD-10 und DSM-IV angelehnt ist.

Mündliche Befragung
Das *Autismus Diagnostische Interview in Revision* (ADI-R, Lord et al., 1994; Schmötzer et al., 1993; siehe auch 4.1.3) ist ein strukturiertes, untersuchergeführtes Elterninterview zur Diagnostik und Differenzialdiagnostik tiefgreifender Entwicklungsstörungen, insbesondere des frühkindlichen Autismus. Es umfasst 111 Items und stellt einen empirisch generierten diagnostischen Algorithmus für frühkindlichen Autismus zur Verfügung.

Mit dem *Elternexplorationsschema für frühkindlichen Autismus* (EEFA) (siehe M04, S. 142) können diagnostische Informationen erfragt werden.

Sektion 2: Entwicklungsgeschichte und medizinische Anamnese

Übersicht
– Erste Sorgen, Beginn der Symptomatik – Meilensteine der Entwicklung: erste Worte, erste Sätze, Laufen, Sauberkeit – Neurologische Erkrankungen (v.a. Epilepsie), motorische Störungen – Organische Syndrome (z.B. Fragiles X, Tuberöse Hirnsklerose, Williams-Syndrom) – Umweltfaktoren (z.B. Geburtskomplikationen) – Andere chronische Erkrankungen oder Behinderungen – Medikamente, die aktuell oder dauerhaft eingenommen werden – Psychische Probleme und Erkrankungen in der Familie

Für die Diagnose autistischer Störungen, deren Abgrenzung untereinander und zu anderen Störungen ist der Beginn der Symptomatik von großer Bedeutung. Um das Kriterium der abnormen Entwicklung zu erfüllen, muss z.B. beim frühkindlichen Autismus die störungsspezifische Symptomatik vor Ende des dritten Lebensjahres beginnen. Erfragt werden sollten daher folgende Aspekte:

Erste Sorgen

- Das Alter, als die Eltern erstmals bemerkten, dass etwas mit der Entwicklung des Kindes nicht stimmen könnte
- Die ersten Symptome, über die sich die Eltern Sorgen machten
- Das Alter, als die Eltern erstmals Hilfe wegen der Probleme aufsuchten
- Der Beginn der Symptomatik, aus heutiger Sicht (im Nachhinein)

Autistische Störungen sind eng mit vielen Entwicklungsverzögerungen (z.B. Motorik, Sauberkeit, Sprache) verknüpft. Ferner ist für viele Diagnosen aus dem autistischen Spektrum der Aspekt der Verhaltensregression, d.h. der dauerhafte Verlust von erworbenen Fähigkeiten, maßgeblich. Für die Diagnosenstellung und die Planung der Intervention sollte das Erreichen folgender Meilensteine der Entwicklung und möglicher

Verlust von Fähigkeiten geprüft werden (u.U. wurden einige Meilensteine noch nicht oder werden nicht erreicht):

Meilensteine der Entwicklung

- Sitzen ohne Hilfe auf ebener Fläche (normal vor dem 8. Lebensmonat oder früher)
- Freies Laufen, ohne sich festzuhalten (normal vor dem 18. Lebensmonat)
- Erlangen der Blasenkontrolle tagsüber und nachts
- Erwerb der Kontrolle über die Darmleerung
- Alter bei ersten Worten, außer „Mama" und „Papa" (normal vor dem 24. Lebensmonat)
- Verlust sprachlicher und kommunikativer Fähigkeiten (und Alter bei Verlust)
- Verlust sozialer, adaptiver, motorischer, schulischer Fertigkeiten (und Alter bei Verlust)

Neurologische Störungen

Autistische Störungen können gemeinsam mit vielfältigen neurologischen und motorischen Störungen auftreten. Folgende Sachverhalte sollten geklärt werden:

- Bekannte chronische oder degenerative neurologische Erkrankungen
- Schädel-Hirn-Traumata, Meningitis, Enzephalitis
- Ohnmacht, Krampfanfälle (Epilepsie), Bewusstseinstrübungen
- Gang, fein- und grobmotorische Koordination

Organisches Syndrom

Bei etwa 10% der Menschen mit autistischer Symptomatik liegt begleitend ein gut diagnostizierbares, schwerwiegendes organisches Syndrom vor (syndromaler Autismus). Das Vorliegen eines der folgenden oder anderer bekannter Syndrome dieser Art sollte erfragt und dokumentiert werden:

- Tuberöse Sklerose, Fragiles X-Syndrom, Phenylketonurie, Neurofibromatose, Williams-Beuren-Syndrom, Angelmann-Syndrom, Prader-Willi-Syndrom, Down-Syndrom, Joubert-Syndrom, Ljuan-Fryns-Syndrom, Moebius-Syndrom, Sotos-Syndrom.

Umweltfaktoren

Einige Umweltfaktoren und immunologische Prozesse werden in Zusammenhang mit der Entstehung autistischer Störungen diskutiert. Möglicherweise können sie in einigen Fällen die Entwicklung solcher Syndrome anstoßen und sollten daher dokumentiert werden. Erfragt werden sollten:

- Geburtskomplikationen, angeborene Röteln, maternaler Alkoholismus, Einnahme von Thalidomid oder Valproinsäure, maternale Schilddrüsenunterfunktion, angeborene Schilddrüsenunterfunktion oder Zytomegalievirusmononukleose (Pfeiffer-Drüsenfieber), Immunkrankheiten (in der ganzen Familie).

Chronische Erkrankungen und Medikation

Wie bei anderen Menschen auch, können bei autistischen Störungen andere *chronische Erkrankungen oder Behinderungen* vorliegen, die das Befinden und die adaptiven Fähigkeiten der Person zusätzlich beeinträchtigen können, z. B. durch Unfälle entstandene körperliche Handicaps oder Allergien. Solche Umstände sollten für die Diagnostik und Interventionsplanung möglichst erschöpfend erfragt werden. Ebenso muss exploriert werden, ob die betroffene Person befristet oder langfristig *Medikamente* einnimmt, z. B. zur Vermeidung von Medikamenteninteraktionen, falls psychopharmakologische Intervention beabsichtigt wird. Zudem ist möglich, dass sich eine bestehende Medikation negativ auf die autistische Symptomatik auswirkt.

Hilfreiche Materialien

Mündliche Befragung

Für die Erfassung der Entwicklungsgeschichte und medizinischen Anamnese ist das *Autismus Diagnostische Interview in Revision* (ADI-R, Lord et al., 1994; Schmötzer et al., 1993; siehe auch 4.1.3) geeignet. Es enthält Items zu allem relevanten Bereichen.

Die deutsche Fassung des *Kiddie-Schedule for Affective Disorders and Schizophrenia-Present and Lifetime* (K-SADS-PL, Delmo et al., 2000; siehe auch 4.1.4) enthält einen Basisdatenteil, mit dem Hintergrundinformationen, demographische Daten, die körperliche Verfassung und Entwicklungsdaten erfragt werden können.

Die allgemeine kinder- und jugendpsychiatrische Anamnese kann auch unter Verwendung des *Basisdokumentationssystems für die Kinder- und Jugendpsychiatrie* (Englert et al., 1998) (siehe M05, S. 144) durchgeführt werden. Dieses enthält u. a. Items zu allgemeinen Informationen, anamnestischen Daten sowie somatisch-neurologischen Sachverhalten.

Sektion 3: Psychiatrische Komorbidität und Differenzialdiagnose

Übersicht

- Tiefgreifende Entwicklungsstörungen untereinander abgrenzen (frühkindlicher Autismus, Asperger-Syndrom, Rett-Syndrom, andere desintegrative Störungen, atypischer Autismus, nicht näher bezeichnete tiefgreifende Entwicklungsstörung), Intelligenzminderung (mit/ohne Autismus), Epilepsie, expressive und rezeptive Sprachstörungen, Landau-Kleffner-Syndrom, Deprivation, Schizophrenie, Schizoide Persönlichkeitsstörung, Mutismus, Bindungsstörungen, emotionale Störungen, Angststörungen, Zwangsstörungen, Hyperaktivität, selbstverletzendes Verhalten, Tic-Störungen, affektive Störungen, weitere Probleme

Differenzialdiagnostik

Zur Unterscheidung autistischer Störungen von anderen psychischen Störungen ist es wichtig, sich zu vergegenwärtigen, dass es sich bei autistischen Störungen nicht nur um Entwicklungsverzögerungen, sondern vor allem um Abweichungen der Entwicklung handelt, die zumeist früh beginnen und persistieren. Die damit verbundenen sozialen und kommunikativen Auffälligkeiten sind meist qualitativ verschieden, breiter und schwerer als bei anderen Störungen. Nach einer sorgfältigen Diagnostik sollten ernsthafte differenzialdiagnostische Probleme selten auftreten. Differenzialdiagnostisch zu beachten sind geistige Behinderung ohne Autismus, einige umschriebene Störungen der Sprache, schizoide Persönlichkeitsstörung, Schizophrenie, Angst-, Zwangs- und Bindungsstörungen, psychosoziale Deprivation, Hyperaktivitätsstörung und Tic-Störungen. Viele der differenzialdiagnostisch relevanten Probleme können zugleich komorbide Störungen der AS sein. Abbildung 1 zeigt eine Zusammenfassung der Differenzialdiagnostik in Form eines Entscheidungsbaumes.

Komorbidität häufig

Es ist eher die Regel als die Ausnahme, dass autistische Störungen durch weitere Verhaltensstörungen begleitet werden, die die Situation des Betroffenen zusätzlich erschweren. In der Vergangenheit wurden bei AS komorbide Diagnosen häufig nicht gestellt, da alle weiteren Verhaltensstörungen unter der „Hauptdiagnose" einer AS subsummiert wurden. Zur vollständigen Beschreibung der Symptomatik ist dies jedoch durchaus wünschenswert.

Abgrenzung der tiefgreifenden Entwicklungsstörungen

- Zu Beginn der Diagnostik AS steht die *Abgrenzung der unterschiedlichen AS* (siehe Sektion 1). Es ist evident, dass die Diagnose einer AS in der Regel eine weitere Diagnose aus diesem Spektrum ausschließt. Noch nicht zufriedenstellend für die Diagnostik und Differenzialdiagnostik autistischer Störungen sind die Diagnosen nicht *näher bezeichnete* und *sonstige tiefgreifende Entwicklungsstörung*. Es handelt sich um noch nicht ausreichend empirisch abgesicherte, schlecht definierte Sammeldiagnosen mit unklaren Grenzen für Kinder mit grundlegenden Störungen der Kommunikation und Sozialisation. Es ist wahrscheinlich, dass es sich bei den so eingeschätzten Personen um eine phänotypisch heterogene Gruppe handelt. Die Diagnosen sollten nur vergeben werden, wenn mit großer Sicherheit eine tiefgreifende Entwicklungsstörung vorliegt und das Verhalten nicht ausreichend oder treffend durch eine andere gut definierte TE beschrieben werden kann.

Geistige Behinderung

- *Intelligenzminderung* (IQ<70) stellt sowohl eine bedeutende komorbide Störung als auch Differenzialdiagnose AS dar und meint eine Beeinträchtigung der geistigen Leistungsfähigkeit. Sie kann alleine oder in Kombination mit anderen psychischen oder physischen Leiden auftreten. Häufig sind organische Ursachen bekannt (z. B. Down-Syndrom). Das Risiko für weitere psychiatrische Probleme ist bei geistig behinderten Menschen um ein vielfaches höher als in der Allgemeinbevölkerung. Wenngleich man autistisches Verhalten bei Menschen nahezu jeder Intelligenz finden kann, treten geistige Behinderung und autistisches Verhalten überzufällig häufig zusammen auf. Neuere epidemiologische Studien deuten darauf hin, dass die Ko-

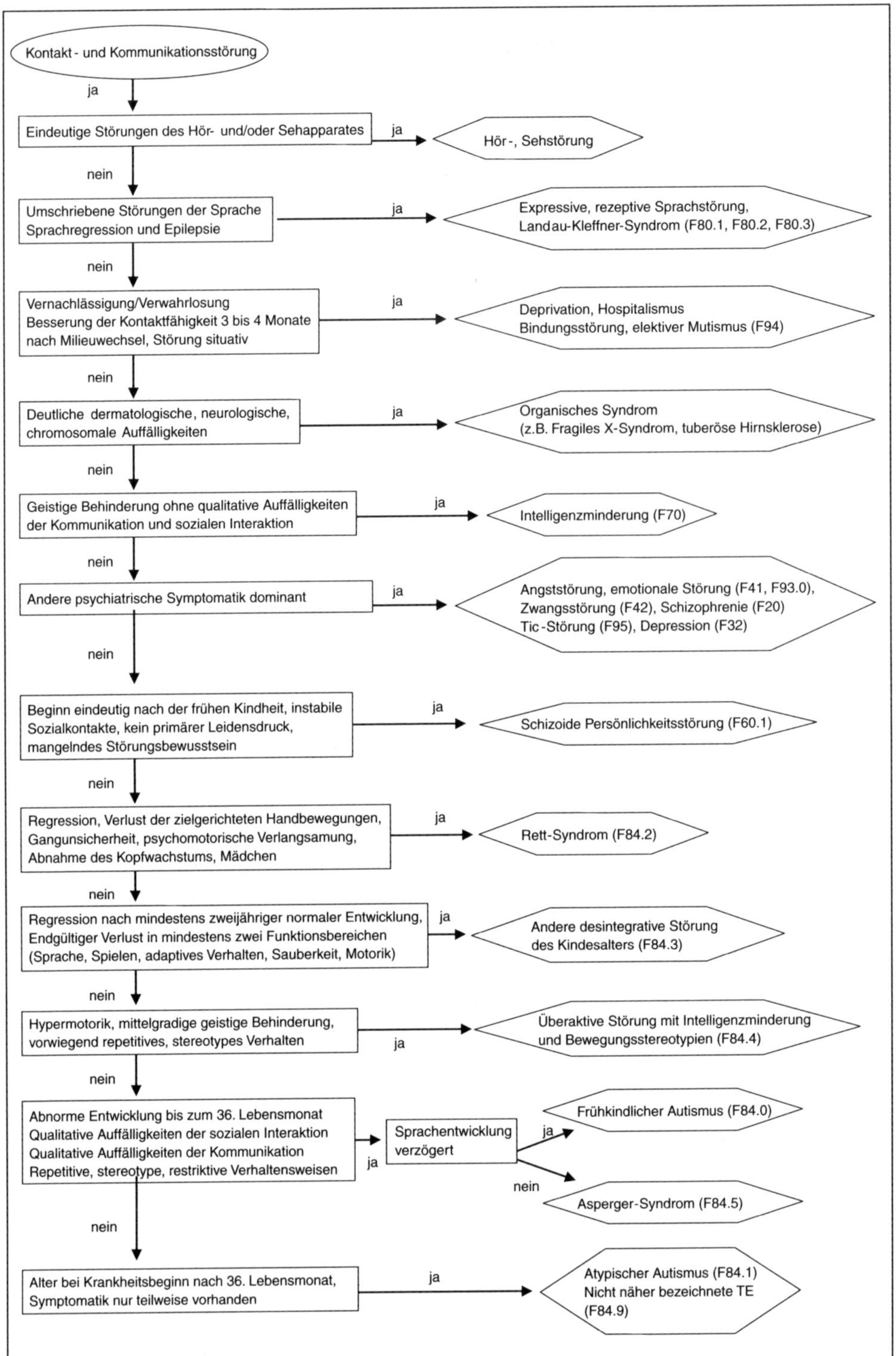

Abbildung 1: Differenzialdiagnostischer Entscheidungsbaum für Autistische Störungen

morbidität 25 bis 50% beträgt. Zur Einschätzung der intellektuellen Fähigkeiten sind breit angelegte testpsychologische Untersuchungen notwendig. Für eine Diagnose geistiger Behinderung bedarf es darüber hinaus deutlich eingeschränkter adaptiver Fähigkeiten. Die Wahrscheinlichkeit für das Auftreten kommunikativer und sozialer Störungen sowie stereotypen, repetitiven Verhaltens steigt ganz allgemein mit abnehmender intellektueller Leistungsfähigkeit. Vor allem im Bereich schwerer geistiger Behinderung muss daher eine Autismusdiagnose sorgfältig abgewogen und verbale und zwischenmenschliche Fertigkeiten sollten in Relation zum generellen Leistungsniveau der Person betrachtet werden. Das Vorliegen von motorischen Manierismen und repetitivem Verhalten ist für eine Diagnose aus dem autistischen Spektrum nicht hinreichend.

- **Sprachstörungen** Bei der *expressiven* und *rezeptiven Sprachstörung* handelt es sich um umschriebene Entwicklungsstörungen, bei denen entweder die Verwendung der gesprochenen Sprache oder das Sprachverständnis deutlich unter dem Intelligenzalter des Kindes liegt. Non-verbale Mittel der Kommunikation (Mimik und Gestik) und phantasievolles Spielen müssen im Unterschied zum frühkindlichen Autismus relativ intakt sein. Das Kind muss ein Bedürfnis nach sozialer Interaktion und Kommunikation zeigen. Emotionale Probleme, Schwierigkeiten beim Umgang mit Gleichaltrigen, mangelnde Reaktion auf Ansprache sowie Unruhe und impulsives Verhalten können jedoch vorkommen. Daher kann in einigen Fällen die Abgrenzung zu TE schwierig sein.
- **Landau-Kleffner-Syndrom** Die *erworbene Aphasie mit Epilepsie* (Landau-Kleffner-Syndrom) ist eine Störung, bei der ein Kind nach zunächst normaler Entwicklung der Sprache sowohl rezeptive als auch expressive Sprachfähigkeiten verliert. Die allgemeinen intellektuellen Fähigkeiten bleiben unbeeinträchtigt. Parallel zu den Spracheinbußen treten zumeist epileptische Anfälle auf. Der Beginn liegt zwischen dem 3. und 7. Lebensjahr. Viele dieser Kinder entwickeln u. a. deutliche Probleme, Gehörtes zu verstehen, einige Kinder verstummen. Emotionale Störungen und Verhaltensstörungen sind im Zeitraum des Verlustes häufig. Die Kinder sind aber in Lage andere Kommunikationsformen zu erlernen, was zumeist von einem Rückgang solcher Probleme begleitet wird.
- **Deprivation** Schwer *deprivierte Kinder* können vielfältige auffällige Verhaltensweisen entwickeln, die denen autistischer Störungen ähneln, z. B. Störungen der sozialen Interaktion und der Sprache. Eine eingehendere Untersuchung macht eine Differenzialdiagnostik jedoch in der Regel einfach. Deprivierte Kinder sind beispielsweise hinsichtlich des Sozialverhalten überwiegend unselektiv, nicht unbedingt zurückgezogen oder isoliert und die Sprache ist eher verzögert als abnorm. Zudem profitieren diese Kinder in der Regel zügig und kontinuierlich von einem stimulierenden und strukturierten Milieu. All diese Sachverhalte sind für AS untypisch.

Schizophrenie

- Autismus und *Schizophrenie* lassen sich gut voneinander unterscheiden. Bei Schizophrenie liegt immer eine längere Phase normaler Entwicklung vor. Auch äußerst seltene frühe Formen der Schizophrenie beginnen nicht vor dem 7. oder 8. Lebensjahr. Zudem treten bei schizophrenen Störungen meist Positivsymptome auf (Wahn, Halluzinationen), die für Autismus untypisch sind. Im Rahmen der normalen Prävalenz sind jedoch einige Symptome der Schizophrenie bei autistischen Störungen nicht völlig auszuschließen, z.B. Negativsymptome (Trägheit, Eigensinnigkeit, flacher Affekt) bei Jugendlichen und Erwachsenen mit Asperger-Syndrom oder High-Functioning Autismus.

Schizoidie

- Die *schizoide Persönlichkeitsstörung* ist durch ein Muster von Anhedonie, emotionaler Kälte, Distanziertheit, Mangel an Gefühlsäußerungen, scheinbarer Gleichgültigkeit gegenüber Kritik, Einzelgängertum, Mangel an Freunden und geringer Sensibilität gegenüber sozialen Konventionen charakterisiert. Die Abgrenzung zum Asperger-Syndrom oder High-Functioning Autismus kann erschwert sein, wenn keine anamnestischen Informationen vorliegen. Die schizoide Persönlichkeitsstörung wird im Unterschied zu den TE in der Regel erst nach der frühen Kindheit auffällig. Zudem leiden viele Menschen mit Asperger-Syndrom und High-Functioning Autismus im späteren Leben an ihrer Unfähigkeit stabile Sozialkontakte herzustellen und können ihre Andersartigkeit für diese Probleme verantwortlich machen, während Menschen mit schizoider Persönlichkeitsstörung keinen starken Wunsch nach sozialen Bindungen hegen und ihr Störungsbewusstsein gering ausgeprägt ist.

Mutismus

- *Elektiver Mutismus* ist durch eine emotional bedingte Selektivität des Sprechens gekennzeichnet. Das betroffene Kind spricht z.B. nicht in der Schule oder mit Fremden. Oft wird Mutismus durch Sozialangst, sozialen Rückzug, starke Empfindsamkeit und oppositionelles Verhalten begleitet. Teilweise liegt in der Vergangenheit eine Sprachentwicklungsverzögerung vor. Die Kinder zeigen jedoch typischerweise nur in einigen Situationen oder gegenüber bestimmten Personen mutistisches Verhalten, haben ein normales Sprachverständnis und im Vergleich zu TE keine chronisch und qualitativ beeinträchtigten kommunikativen, sozialen oder eindeutig repetitive, stereotype Verhaltensweisen.

Bindungsstörungen

- *Bindungsstörungen* treten bei Kleinkindern und jungen Kindern auf und sind durch auffällige soziale Beziehungsmuster zu Betreuungspersonen, Furcht, Mangel an Kontakt zu Gleichaltrigen, Unglücklichsein sowie Fremd- und Selbstaggressionen charakterisiert. Interesse am Kontakt mit Gleichaltrigen ist aber zumeist vorhanden. Bindungsstörungen treten wahrscheinlich zumeist im Zusammenhang mit Deprivation, Verwahrlosung und anderen negativen Milieueinflüssen auf (s.o.).

Angst- und Zwangsstörungen

- *Emotionale Störungen*, *Angststörungen* und *Zwangsstörungen* sind durch unangemessene Furcht vor Situationen oder Objekten, Misstrauen, übertriebene Vorsicht, Unsicherheit, Vermeidungsverhalten, quälende Gedanken und stereotype ritualisierte Handlungen definiert. Verhaltensweisen dieser Art können auch bei AS vorkommen. Menschen, die primär an einer solchen Problematik leiden, haben aber keine qualitativen Störungen der Kommunikation oder sozialen Interaktion im Sinne des Autismus.

- **Epilepsie** Anfallsleiden sind überzufällig häufig mit AS assoziiert. Die ersten Krampfanfälle treten typischerweise in der frühen Kindheit oder Pubertät auf. Ungefähr 20% der Kinder mit frühkindlichem Autismus leiden an *Epilepsie*. Vor allem beim Rett-Syndrom ist die Komorbidität noch deutlich höher. Epilepsie tritt bei Betroffenen jeder intellektuellen Begabung auf. Die Komorbidität von Epilepsie und AS ist höher als diejenige von Epilepsie und Intelligenzminderung ohne Autismus. Eine eingehende neurologische Beobachtung ist für die diagnostische Abklärung notwendig. Bei vielen Personen mit AS kann durch eine Einstellung mit Antikonvulsiva Anfallsfreiheit erreicht werden.
- **Hyperaktivität** Motorische Unruhe, Impulsivität und Aufmerksamkeitsprobleme treten gehäuft in Verbindung mit AS auf. Teilweise werden die Kriterien für die Diagnose einer *hyperkinetischen Störung* vollständig erfüllt. Vermutlich ist die Komorbidität bei Personen mit Asperger-Syndrom unter den AS am größten (Ehlers & Gillberg, 1993). Liegt geistige Behinderung vor und ist die Symptomatik vor allem durch Hypermotorik und Stereotypien geprägt, empfiehlt die ICD-10 die Diagnose der überaktiven Störung mit Intelligenzminderung und Bewegungsstereotypien (F84.4).
- **Tics** *Tic-Störungen* beinhalten rasche, wiederholte, unwillkürliche Bewegungen (motorische Tics) und/oder Lautproduktionen (vokale Tics), die plötzlich einsetzen und als unbeeinflussbar erlebt werden. Motorische Tics beinhalten Blinzeln, Kopfwerfen, Schulterzucken und Grimassieren. Vokale Tics sind häufig Räuspern, Bellen, Schnüffeln und Zischen. Sogenannte komplexe Tics sind Sich-Selbst-Schlagen, Springen, Hüpfen und der Gebrauch sozial sanktionierter Wörter. Treten sowohl motorische als auch vokale Tics in chronischer Weise auf, liegt eine Tourette-Störung vor. Tics treten bei autistischen Störungen wahrscheinlich überzufällig häufig auf. Menschen mit Tourette-Syndrom zeigen einige Eigenschaften, die auch für AS typisch sind, z.B. Störungen der Empathie und ritualisiertes Verhalten.
- **Depression** *Depressive Verstimmungen* werden bei AS mit hoher Wahrscheinlichkeit unterdiagnostiziert (Ghaziuddin & Greden, 1998). Gedrückte Stimmung, Freudlosigkeit, Verminderung des Antriebs, Pessimismus und Hoffnungslosigkeit sind vor allem bei Personen mit Asperger-Syndrom und High-Functioning Autismus häufig festzustellen, aber auch bei Menschen mit AS, die ihr Befinden nicht kommunizieren können, vermutlich vermehrt vorhanden.
- Autistische Störungen können von weiteren abnormen Verhaltensweisen begleitet werden, die sich nicht in Diagnosen niederschla-

Andere abnorme Verhaltensweisen

gen, aber trotzdem zu massiven Beeinträchtigungen des Alltags führen können. Viele dieser Verhaltensweisen treten zumindest in geringer Ausprägung bei sehr vielen Menschen mit Autismus auf, sind aber nicht Teil der diagnostischen Kriterien. Zu solchen Symptomen gehören insbesondere *absonderliche Essgewohnheiten, Schlafstörungen, selbst- und fremdaggressives Verhalten, abnorme Reaktionen auf sensorische Reize* und die *Abwesenheit von angemessenen Ängsten.*

Hilfreiche Materialien

Mündliche Befragung
Zur Abgrenzung der AS untereinander ist die Durchführung des *Autismus Diagnostischen Interviews in Revision* (ADI-R; siehe auch 4.1.3) hilfreich. Es enthält neben dem diagnostischen Algorithmus für frühkindlichen Autismus zahlreiche Items, die eine Differenzialdiagnose erleichtern.

Zur detaillierten Erfassung der psychiatrischen Komorbidität kann mit den Eltern (und ggf. dem Betroffenen) die deutsche Fassung des *Kiddie-Schedule for Affective Disorders and Schizophrenia-Present and Lifetime* (K-SADS-PL, Delmo et al., 2000; siehe auch 4.1.4) durchgeführt werden. Es enthält dem klinischen Gebrauch gut angepasste Fragenkataloge in Glossarform und erlaubt die Erfassung der meisten psychiatrischen Störungen nach ICD-10 und DSM-IV.

Zur Erfassung der allgemeinen Psychopathologie kann der psychopathologische Aufnahmebefund des *Basisdokumentationssystem für die Kinder- und Jugendpsychiatrie* (Englert et al., 1998) (siehe M05, S. 144) angewandt werden. Hier sind 17 Items zu unterschiedlichen Störungsbereichen (z.B. Störungen der Stimmung und des Affekts, Angststörungen, Störungen der Psychomotorik) aufgelistet, die auf einer dreifach gestuften Schweregradskala eingeschätzt werden.

Die *Komorbiditätscheckliste frühkindlicher Autismus* (KCFA) (siehe M06, S. 150) kann zur Erhebung differenzialdiagnostischer und komorbider Informationen verwendet werden.

Schriftliche Befragung
Zur Erfassung der komorbiden psychopathologischen Aspekte des Betroffenen aus Elternperspektive eignet sich als Screening-Instrument die deutsche Fassung des *Elternfragebogens über das Verhalten von Kindern und Jugendlichen* (CBCL, Döpfner et al., 1994; siehe auch 4.1.5). Die CBCL ist eine Skala, die für Kinder- und Jugendliche zwischen 4 und 18 Jahren normiert ist. Sie enthält eine Problemskala mit 118 Items, die auf 8 Syndromskalen zusammengefasst werden, z.B. sozialer Rückzug, ängstlich-depressiv, Aufmerksamkeitsprobleme sowie aggressives Verhalten.

Sektion 4: Adaptive Fähigkeiten/Funktionsniveau

Übersicht
– Alltagspraktische Fähigkeiten, Selbstständigkeit
– Hobbies, Freizeitaktivitäten
– Besondere Fertigkeiten
– Beschulung, Ausbildung, Beruf

Achse in ICD-10 und DSM-IV

In der ICD-10 und im DSM-IV ist die Definition psychischer Störungen eng mit dem Konzept des Funktionsniveaus verknüpft. Psychische Probleme können sich individuell sehr unterschiedlich auf die Lebensführung auswirken. Es ist wichtig zu wissen, welche Probleme durch eine psychische Störung entstanden sind, bzw. welche alltäglichen Aufgaben eine Person trotz ihrer Schwierigkeiten erfüllen kann. Das Funktionsniveau einer Person, d.h. die psychosoziale, schulische und berufliche Anpassung zeigt an, wie gut einer Person trotz intellektueller und emotionaler Einschränkungen eine selbständige Lebensführung und soziale Integration gelingt. Das *Funktionsniveau* (Tab. 24) ist ein guter Indikator für den Bedarf an Therapie und Unterstützung einer Person mit psychischen Störungen.

Schwächen und Stärken

Obgleich Psychiatrie und klinische Psychologie in erster Linie defizitorientierte Disziplinen darstellen, d.h. die Beeinträchtigungen und weniger die Stärken einer Person diagnostiziert werden, ist die gezielte Exploration der Ressourcen des Kindes integraler Bestandteil des diagnostischen Prozesses. Für die Interventionsplanung, Versorgung und Betreuung eines autistischen Kindes sind dessen adaptives Verhalten und Selbstständigkeit von enormer Bedeutung. Konkrete alltagspraktische Fertigkeiten, Hobbies, Interessen, bevorzugte altersentsprechende Aktivitäten, evtl. vorliegende besonders ausgeprägte Kenntnisse und Kompetenzen, Schul-, Berufsausbildung und andere Qualifikationen sowie vorhandene soziale und kommunikative Fähigkeiten sollten umfassend dokumentiert werden.

Tabelle 24: Achse VI der ICD-10: Globale Beurteilung des psychosozialen Funktionsniveaus

0	Herausragende/gute soziale Funktionen in allen Bereichen
1	Mäßige bis befriedigende soziale Funktionen
2	Leichte soziale Beeinträchtigung
3	Mäßige soziale Beeinträchtigung
4	Ernsthafte soziale Beeinträchtigung
5	Ernsthafte und durchgängige soziale Beeinträchtigung
6	Funktionsunfähig in den meisten Bereichen
7	Schwere und durchgängige soziale Beeinträchtigung (braucht beträchtliche Betreuung)
8	Tiefe und durchgängige soziale Beeinträchtigung (braucht 24 Std. Betreuung)

- *Alltagspraktisches Verhalten*

Explorationsbeispiele: Was kann Ihr Kind im Alltag, was kann es nicht? Ist das Kind zur eigenen Person, zum Ort und zur Zeit orientiert? Kann das Kind für eine begrenzte Zeit ohne Aufsicht gelassen werden? Kann man das Kind für kurze Zeit alleine zu Hause lassen? Kann das Kind seine persönliche Hygiene gewährleisten? Kann man das Kind ohne Problem mit in die Öffentlichkeit nehmen? Kann das Kind die Gefahren und Regeln des Straßenverkehrs verstehen? Hat das Kind eine angemessene Zurückhaltung gegenüber völlig fremden Personen? Kann sich das

Kind alleine an- und ausziehen? Kann das Kind selbstständig mit Besteck essen? Hat das Kind einen Begriff von Zeit oder Geld? Kann das Kind Aufgaben im Haushalt übernehmen (z.B. Besorgungen machen)? Kann das Kind Einkaufen gehen und selbstständig Orte aufsuchen? Wohnt das Kind selbstständig?

- *Hobbies, Interessen*

Explorationsbeispiele: Was macht Ihr Kind in seiner Freizeit, wie beschäftigt es sich? Geht es einer Sportart nach? Spielt es ein Instrument? Liest Ihr Kind Bücher, Zeitungen, Zeitschriften, Comics, sieht es fern, hört es Radio? Spielt es am Computer oder Videospiele?

- *Besondere Fähigkeiten, schulische/berufliche Qualifikation*

Explorationsbeispiele: Gibt es Dinge, die Ihr Kind besonders gut kann?, Hat es besondere Fähigkeiten oder ein besonders großes Wissen in einem bestimmten Bereich (Gedächtnis, Mathematik, Musik, Allgemeinbildung)? Welchen Kindergarten, Schule oder andere Einrichtung besucht Ihr Kind; mit welchem Erfolg? Hat Ihr Kind eine Berufsausbildung, studiert es? Hat Ihr Kind eine Arbeitsstelle? Verdient es eigenes Geld?

- *Soziale und kommunikative Fähigkeiten*

Explorationsbeispiele: Ist Ihr Kind in irgendeiner Weise über die Familie hinausgehend sozial integriert? Kann man sich mit Ihrem Kind verständigen? Hat Ihr Kind Freunde oder Bekannte, mit denen es sich trifft? Ist Ihr Kind in einem Verein, einer Kinder-, Jugend- oder Theatergruppe? Kann Ihr Kind ein Telefon/Mobiltelefon benutzen? Kommt Ihr Kind mit anderen Kindern zurecht? Hat Ihr Kind viel Streit oder Probleme mit anderen oder wird es gehänselt?

Hilfreiche Materialien

Schriftliche Befragung
Der Elternfragebogen des Wiener Entwicklungstests (WET, Kastner-Koller & Deimann, 2002; siehe auch 4.1.6) umfasst 22 Items zu alltagspraktischen Fähigkeiten, die für die Alterstufe 3 bis 6 Jahre normiert sind.

Die deutsche Fassung der CBCL (Döpfner et al., 1994; siehe auch 4.1.5) enthält neben der Skala zum psychopathologischen Verhalten ebenfalls eine Kompetenzskala zur Erfassung der Hobbies, Interesse und Stärken der Kinder mit Verdacht auf eine psychiatrische Störung.

Mündliche Befragung
Das *Autismus Diagnostische Interview in Revision* (ADI-R; siehe auch 4.1.3) enthält Fragen zur Beurteilung besonderer Fertigkeiten im Bereich musischer, rechnerischer, visuell-räumlicher, mnestischer und Lesefähigkeiten.

Anhand der Achse VI der ICD-10 (siehe M07, S. 151) kann das adaptive und psychosoziale Funktionsniveau einer Person eingeschätzt werden

Mit der *Checkliste adptives Verhalten* (CAV) (siehe M08, S. 152) können alltagspraktische Fertigkeiten erfasst werden.

Sektion 5: Therapie und Familienanamnese

Übersicht
– Vorbehandlung des autistischen Verhaltens und komorbider Symptome (Verhaltenstherapie, Pharmakotherapie, andere Maßnahmen)
– Familienstruktur
– Belastungen und Krisen in der Familie, Organisationsgrad der Familie
– Psychische Probleme und Erkrankungen in der Familie
– Störungskonzepte der Eltern und ethische Haltungen (Ursachen, vertretbare Therapie)
– Therapieerwartungen, Ressourcen und Motivation der Eltern
– Therapieziele der Eltern

Zur Vorbereitung der Intervention ist eine spezifische Diagnostik der Familiensituation und -struktur sowie eine Exploration zurückliegender Therapieversuche oder laufender weiterer Maßnahmen notwendig. Ferner müssen die Ressourcen, Ziele und Erwartungen der Eltern in Erfahrung gebracht werden.

- *Vorbehandlung des autistischen Verhaltens und komorbider Symptome*

Explorationsbeispiele: Welche Maßnahmen wurden in der Vergangenheit zur Behandlung Ihres Kindes ergriffen? Welche Therapien werden z. Zt. durchgeführt? Bei welchen anderen Therapeuten ist Ihr Kind in Behandlung? Besucht Ihr Kind eine spezielle therapeutische Einrichtung? Erhält Ihr Kind derzeit Medikamente (Typ, Dosierung) wegen seiner Verhaltensprobleme? Hat(te) Ihr Kind Nebenwirkungen durch die Medikamente? Mit welchen Maßnahmen haben Sie gute Erfahrungen gemacht? Welche Maßnahmen haben Ihrer Meinung nach gewirkt? Woran machen Sie das fest?

- *Familienstruktur*

Explorationsbeispiele: Sind Sie verheiratet? Leben Sie alleine, mit Partner oder getrennt? Sind Sie geschieden? Wer gehört alles zur Kernfamilie und zur weiteren Familie, mit der regelmäßiger Kontakt besteht? Haben Sie Adoptivkinder? Welchen Tätigkeiten gehen diese Familienmitglieder nach? Wohnen alle in einer Wohnung/einem Haus? Wie oft verreisen Sie einzeln oder gemeinsam? Ist jemand von Ihnen beruflich viel unterwegs? Kommen Sie gut miteinander aus? Wie würden Sie Ihr Erziehungsverhalten beschreiben? Gibt es Familienregeln, Konsequenzen bei bestimmten Verhaltensweisen der Kinder?

- *Belastungen und Krisen in der Familie, Organisationsgrad der Familie*

Explorationsbeispiele: Gibt es aktuell oder gab es in der Vergangenheit Probleme innerhalb der Familie? Ehe-, Partnerprobleme? Streit mit Verwandten, Freunden, Bekannten, Nachbarn, Therapeuten? Gab es in der Vergangenheit starke Veränderungen (z. B. Verlust eines Familienmitglieds, Umzug, Arbeitslosigkeit)? Wer kümmert sich wie um das betroffene Kind? Wer übernimmt welche Aufgaben in der Familie? Wie sieht ein typischer Tagesablauf bei Ihnen aus? Wie kommen Sie mit der derzeitigen Situation zurecht?

- *Psychische Probleme und Erkrankungen in der Familie*

Explorationsbeispiele: Gibt es in der Familie noch weitere Mitglieder mit psychischen oder anderen gesundheitlichen Problemen? Welcher Art, seit wann und mit welcher Schwere? Wurden Maßnahmen eingeleitet? Wie hat dies auf das Familienleben gewirkt? Wie geht es Ihnen und Ihren Kindern heute? Sind Sie neben der betroffenen Person über den Zustand eines anderen Familienmitglieds beunruhigt? Zeigt jemand in der Familie ähnliche Symptome wie das betroffene Kind?

- *Störungskonzepte der Eltern und ethische Haltungen*

Explorationsbeispiele: Sind Sie über die Ursachen und Behandlungsmöglichkeiten AS informiert? Welche Vermutungen haben Sie über die Entstehung des Verhaltens Ihres Kindes? Gibt es Theorien oder Annahmen, die Sie nicht glauben, anzweifeln oder ablehnen? Gibt es Maßnahmen oder Therapien, die Sie ablehnen?

- *Therapieerwartungen, Ressourcen und Motivation der Eltern*

Explorationsbeispiele: Was erwarten Sie von der Therapie? Wie stellen Sie sich die Zusammenarbeit vor? Wie viel Zeit können Sie investieren? Wie stark können und wollen Sie in die Therapie miteinbezogen werden? Sind alle Familienmitglieder mit der Therapie einverstanden? Wie wird die Maßnahme finanziert? Wie ist allgemein Ihre finanzielle Situation? Bekommen Sie staatliche Hilfen? Erhalten Sie praktische oder finanzielle Unterstützung durch Ihre Familie? Wie mobil und flexibel sind Sie zeitlich und räumlich?

- *Therapieziele der Eltern*

Explorationsbeispiele: Was wollen Sie für Ihr Kind erreichen? Welche konkreten Ziele sollen erreicht werden? Wie lange kann/soll/darf die Zusammenarbeit dauern? Was wäre für Sie ein Grund, die Therapie abzubrechen?

3.1.3 Verhaltensbeobachtung und/oder Exploration des Patienten und Verhaltensanalyse

L3	**Leitlinie 3: Verhaltensbeobachtung und/oder Exploration des Patienten und Verhaltensanalyse**

- Klinische Verhaltensbeobachtung, Exploration des Betroffenen
- Verhaltensanalyse

Klinische Verhaltensbeobachtung des Betroffenen

Wichtigste Informationsquelle

Für die Diagnostik autistischer Störungen ist die klinische Verhaltensbeobachtung des Kindes die bedeutendste Informationsquelle. Anhand seiner Beobachtungen muss der Diagnostiker die Aussagen des Umfeldes prüfen. Jeder Kliniker wird letztlich eine Diagnose in Abhängigkeit seines Eindrucks vom Kind stellen. Um eine aussagekräftige Stichprobe des Verhaltens des Kindes zu erhalten, muss er das Verhalten der betroffenen Person in verschiedenen Situationen analysieren und die Interaktion mit ihm bewusst gestalten. Bei Kindern mit autistischen Störungen muss u.U. mehr als bei anderen Kindern berücksichtigt werden, dass Untersuchungssituationen an einem fremden Ort belastend sind und die Gewöhnungsphase länger dauern kann. Falls möglich, sollte das Verhalten des Kindes auch im Alltag (Zuhause, Kindergarten, Schule, Arbeitsplatz) beobachtet werden, da das dort gezeigte Verhalten nicht mit dem im Kliniksetting beobachteten völlig konsistent sein kann.

Je nach Alter, sprachlichen Fähigkeiten, intellektueller Begabung und Schwere der Störung sollte der Untersucher für das betroffene Kind, den Jugendlichen oder Erwachsenen jeweils Situationen schaffen, die eine zuverlässige Beurteilung der Verhaltenskriterien für AS zulassen. Bei Kindern ist es im Wesentlichen anzuraten, eine ungezwungene Spielsituation entstehen zu lassen. Bei älteren Kindern, Jugendlichen und Erwachsenen können zunehmend mehr Gesprächsanteile eingebaut werden. Oberstes Ziel der Verhaltensbeobachtung muss sein, eine natürliche, entspannte Situation entstehen zu lassen, in der sich der Betroffene nicht in einer Testsituation erlebt.

Strukturierung/ Kontrolle der Beobachtungssituation

Kinder mit AS profitieren von Struktur und Führung. Man sollte daher versuchen, nicht zu viele völlig freie Situationen und Warteperioden entstehen zu lassen. Letztere sind aber auch nicht vollständig zu unterlassen, um analysieren zu können, wie sich das Kind in solchen Momenten verhält und organisiert, und ob es evtl. Kommunikation und soziale Interaktion von sich aus beginnt. Man sollte auch versuchen, die Untersuchung an einem Tisch sitzend durchzuführen, um für das Kind eine räumliche Ordnung zu schaffen. Das Kind darf natürlich aufstehen und seinem Bewegungsdrang nachgehen, wenn dadurch die Untersuchung nicht unmöglich wird. Werden Spielmaterialien verwendet, sollten diese einen hohen Aufforderungscharakter haben. Bedacht werden muss, dass Kinder mit AS ein gewisses Potenzial an Unberechenbarkeit besitzen und vielerlei Situationen und Gefahren nicht beurteilen können. Noch weitaus weniger als bei anderen Kindern mit psychischen Problemen kann erwartet werden, dass sozialen Konventionen gefolgt wird. Auf diesen Sachverhalt sollte man vorbereitet sein, vor allem auf die Geschwindigkeit, mit der unerwartetes Verhalten geschehen kann. Es mag vorkommen, dass das Kind in Steckdosen greift, Filzstifte isst, unabsichtlich Spielzeug und Inventar zerstört, spontan wegrennt oder massive Selbst- und Fremdaggressionen zeigt. In einigen Situationen kann es hilfreich sein, etwas zu trinken und Süßigkeiten verfügbar zu haben, um das Kind zur Mitarbeit zu bewegen. Ein solcher Versuch kann aber auch misslingen, wenn das Kind in der Folge nur noch am Essbaren interessiert ist.

Untersuchungstechnik

Ganz zentral ist, mit dem Kind nur zu interagieren, wenn man zuvor durch Ansprache (Nennung des Namens) oder Berührung (z. B. Kitzeln) seine Aufmerksamkeit gewonnen hat. Das Kind muss mit Blickkontakt, Hinwendung des Körpers oder Kopfes oder einer anderen Form der Reaktion zum Ausdruck bringen, dass es den Untersucher wahrgenommen hat. Ohne die Aufmerksamkeit des Kindes erhalten zu haben, kann sein folgendes Verhalten auf den Versuch, eine Interaktion zu beginnen, eigentlich nicht adäquat bewertet werden. In vielen Fällen kann es jedoch sehr schwierig sein, diese Prämisse zu erfüllen. Wenn man versucht, mit dem Kind verbal in Kontakt zu treten, sollte man die Fragen, Aufforderungen oder Anweisungen einfach und deutlich formulieren und ggf. wiederholen. Möglichweise müssen Gesten und andere nonverbale Kommunikationsmittel und Hilfestellungen eingesetzt werden, oder der Untersucher muss als Modell agieren, damit sichergestellt werden kann, dass das Kind versteht, was von ihm erwartet wird.

Bedeutung der Eltern

Es ist a priori schwer zu beurteilen, wie kooperativ ein Kind mit Verdacht auf eine AS bei der Untersuchung sein wird. Beim ersten Kontakt kann es problematisch sein, das Kind zur einer Mitarbeit zu bewegen. Einige Kinder sind kaum von ihren Eltern zu trennen. In diesem Fall ist die Anwesenheit eines Elternteils angezeigt. Ziel der Untersuchung muss es jedoch sein, eine Interaktion und einen Kontakt mit dem Kind ohne die Eltern als Vermittler herzustellen. Versuchen Sie die Eltern nur dann einzubeziehen, wenn ansonsten kein Kontakt zustande kommt. Die Eltern sollten zuvor darüber aufgeklärt werden, dass es vor allem von Interesse ist, wie das Kind mit dem Untersucher interagiert. Möglicherweise müssen die Eltern während der Verhaltensbeobachtung an diesen Sachverhalt erinnert werden. Man darf den Eltern jedoch nicht den Eindruck vermitteln, außen vor zu sein. Die Eltern sind für die Untersuchung von großer Wichtigkeit. Schon vor der Verhaltensbeobachtung sollte mit Ihnen geklärt werden, welche Lebensmittel und Getränke das Kind bevorzugt, bzw. nicht zu sich nehmen darf oder ablehnt, wie man es beruhigen oder motivieren kann (z. B. welches Spielzeug es mag), was es irritiert oder ihm Angst macht, um so eine maximale Kooperativität des Kindes zu erreichen. Sollte den Eltern das Verhalten ihres Kindes peinlich sein oder sie das Gefühl haben, ihr Kind verhalte sich weitaus „schlechter" oder weniger leistungsfähig als sonst, sollte man die Eltern informieren und beruhigen, dass dies nicht ungewöhnlich oder unerwartet ist und keinen Anlass zur Sorge darstellt.

Beurteilung nach ICD-10/DSM-IV

Auf Grundlage aller Beobachtungen des Kindes müssen dann u. a. die Qualität und Quantität der Psychopathologie und einzelnen autistischen Symptome nach ICD-10/DSM-IV Kriterien bewertet werden, so wie sie in Leitlinie 2 (Sektion 1) bereits dargestellt wurden. Um diese Urteilsbildung zu erleichtern, sind Mitschriften während der Untersuchung (Verhaltens- und Sprachbeispiele) empfehlenswert. Eine Einschätzung des Verhaltens sollte möglichst in zeitlicher Nähe zur Untersuchung erfolgen. Es ist jedoch wichtig, sich als Diagnostiker zu vergegenwärtigen, dass die für die Diagnose der meisten AS notwendigen Daten zur frühen Entwicklung – z.B. das Kriterium der abnormen Entwicklung beim frühkindlichen Autismus – natürlich nur durch die Fremdanamnese oder ggf. Krankenakten erfasst werden können. Zudem ist aus wissenschaftlichen Studien bekannt, dass sich stereotype, repetitive Verhaltensweisen, Manierismen oder sensorische Interessen innerhalb einer kurzen Beobachtungssequenz von weniger als einer Stunde u.U. nicht immer konsistent beobachten lassen, was vor allem bei ambulanter Diagnostik zu beachten ist. Deshalb kann die Diagnose einer TE nach ICD-10/DSM-IV allein auf Grund einer begrenzten Verhaltensbeobachtung nicht gestellt werden und muss als unsicher oder vorläufig gelten.

Exploration des Betroffenen

Autistische Kinder, aber vor allem Jugendliche und Erwachsene mit guten sprachlichen Fähigkeiten und vergleichbar gutem Funktionsniveau können in einem gewissen Rahmen auch zu ihrer Situation und ihren Problemen direkt exploriert werden. Zudem können in die Verhaltensbeobachtung Gesprächsanteile eingebaut werden. Bei Jugendlichen und Erwachsenen kann ggf. die gesamte Verhaltensbeobachtung in Form eines Interviews erfolgen. Der Betroffene sollte sowohl im Dabeisein als auch in Abwesenheit der Eltern befragt werden. Einige Informationen wird der Patient mit Hilfe und Aufforderung der Eltern besser geben können, während bei anderen die Anwesenheit der Eltern hemmend sein kann.

Antwortverhalten des Betroffenen

Wie bei kleineren Kindern gilt es auch bei der Untersuchung älterer Kinder, Jugendlicher und Erwachsener zu versuchen, eine Situation herzustellen, die nicht einer Testung oder einseitigen Befragung entspricht, um so eine ungezwungene Atmosphäre zu schaffen, auf deren Grundlage der Patient das Maximum seiner sozialen und kommunikativen Fähigkeiten zeigen kann. Letzteres wird sich oftmals nicht völlig vermeiden lassen, da viele Betroffene eine kommunikative und soziale Situation automatisch als Leistungssituation erleben. Man muss sich darauf einstellen, dass der Patient das Gespräch nicht sucht und nicht weiß, wie man es führt. Womöglich werden die Fragen nicht oder nur mit „ja“, „nein“, „mir fällt nichts ein“ oder „ich weiß nicht“ beantwortet, so dass keine Konversation entsteht. Gleichermaßen kann es passieren, dass der Patient ohne Unterlass von einem Thema berichtet, sich dabei wiederholt und in Details verliert und dabei kaum zu unterbrechen ist. In beiden Fällen muss versucht werden, mit den Mitteln der Gesprächsführung, trotzdem möglichst viele Informationen zu erfragen und die tatsächlichen sozialen und kommunikativen Kompetenzen des Betroffenen zu eruieren.

Untersucher als Modell

Ein Ziel der Exploration ist, sozio-emotionale, kommunikative Verhaltensweisen des Betroffenen zu beurteilen. Es ist daher besonders wichtig, dass der Untersucher einen Frage-Antwort-Stil vermeidet. Die Art, wie ein Proband auf eine Frage oder Aufgabe reagiert, ist genauso wichtig wie der Inhalt seiner Reaktion oder Antwort. Daher soll der Untersucher von Anfang an ein interaktives Kommunikationsmodell vorgeben, indem er die Tätigkeiten oder Feststellungen des Probanden kommentiert und selbst etwas über seine eigenen Interessen oder Tätigkeiten mitteilt. Oft erwarten die Teilnehmer einer Untersuchung von einer erwachsenen Autoritätsperson einen direktiven Frage-und-Antwort-Stil. Der Untersucher sollte dieser Erwartung mit einem informellen, persönlichen und interaktiven Stil entgegentreten, bei dem auch Phantasie, Kreativität und Humor nicht zu kurz kommen. Während der gesamten Untersuchung sollte der Untersucher den Probanden ermutigen, verstärken und gegebenenfalls sichtbare Freude an seinen Handlungen zeigen. Wenn der Proband wiederholte Manierismen, soziale Enthemmung oder unangemessenes Verhalten zeigt, soll der Untersucher ab einem bestimmten Punkt mit Nachdruck versuchen, dieses Verhalten zu unterbinden. Zum Beziehungsaufbau empfiehlt sich zunächst eine lockere Unterhaltung, die sich z. B. den Interessen und Vorlieben des Betroffenen widmen kann. Das Gespräch kann danach fließend zu anderen Themen übergeleitet werden, die für die Diagnostik von Bedeutung sind.

- *Allgemeine Situation und Befinden* (Explorationsbeispiele): Wie geht es dir? Wo wohnst du? Gehst du in die Schule? Hast du eine Arbeitsstelle? Kommst du dort gut zurecht? Macht dir die Schule Spaß? Welche Fächer magst du, welche weniger? Was kannst du besonders gut? Wie sieht dein Tagesablauf aus? Was machst du in deiner Freizeit? Hast du Hobbies? Was willst du einmal werden? Was sind deine Wünsche und Träume?
- *Exploration der aktuellen autistischen Symptomatik* (Explorationsbeispiele): Kennst du den Grund, warum du heute beim Arzt/Psychologen/Psychotherapeuten bist? Was denkst du dazu? Kannst du mir deine Probleme schildern? Hast du Schwierigkeiten mit anderen Menschen? Wie denkst du, kommt es zu den Problemen? Verstehst du, wie sich andere Menschen verhalten? Hast du Schwierigkeiten, mit anderen Menschen in Kontakt zu kommen? Hast du Probleme im Umgang mit anderen? Hast du Freunde, Bekannte? Was unternimmst du mit ihnen? Wie reagieren andere Menschen auf dich? Wirst du gehänselt, wann geschieht das?
- *Familienleben und Therapie* (Explorationsbeispiele): Kommst du gut mit deinen Eltern aus? Lebst du gerne zu Hause? Hast du Geschwister, wie kommst du mit ihnen aus? Warst du wegen deiner Schwierigkeiten schon einmal in Behandlung? Was wurde unternommen? Was hat dir geholfen, was nicht? Was hast du selbst versucht? Willst du, dass deine Situation anders wird? Was denkst du, kannst du dafür tun? Was können andere tun?

Verhaltensanalyse

Mit der Verhaltensanalyse wird versucht, das Problemverhalten des Kindes unter dem Aspekt seiner Veränderbarkeit zu diagnostizieren. Die Verhaltensanalyse ist daher eine Technik, die unmittelbar therapeutische Schritte impliziert und vor allem im Rahmen verhaltenstherapeutischer Intervention zur Anwendung kommt. Anliegen ist, nach der Analyse der Verhaltensauffälligkeiten, die Bedingungen seiner Entstehung und Aufrechterhaltung zu bestimmen. In die Verhaltensanalyse können Informationen aus allen zuvor beschriebenen Quellen verwendet werden, vor allem jedoch diejenigen der Verhaltensbeobachtung. Es interessiert nicht allein der Zustand einer Person (Statusdiagnostik; z.B. ICD-10-, DSM-IV-Diagnose), sondern sein Veränderungspotenzial im Hinblick auf diesen Zustand.

Problemverhalten unter dem Aspekt der Veränderbarkeit

Dafür muss der Diagnostiker bei der Verhaltensbeobachtung weitere Sachverhalte genauer studieren, z.B. das Kontaktverhalten des Kindes mit den Eltern, Geschwistern und anderen Menschen unter verschiedenen Bedingungen. Zu Zwecken der Verhaltensanalyse können auch Videoaufnahmen der Eltern aus dem häuslichen Milieu dienlich sein: Wann ist das Kind ruhig und angepasst, wann zeigt es Freude, Sozialkontakt und kommunikative Tendenzen, wann ist es zurückgezogen, erregt, autoaggressiv, zwanghaft oder stereotyp? Wie reagiert das Kind auf Veränderungen seiner Umgebung und seines Tagesablaufs? Wie kann man seine Aufmerksamkeit gewinnen und es zur Interaktion bewegen? Was versteht das Kind, was kann es verständlich mitteilen? Der Untersucher muss sich viele solcher Fragen stellen und Situationen und Interaktionen generieren, anhand derer er die Systematik im Verhalten des jeweiligen Kindes begreifen kann. Die Verhaltensanalyse strebt eine weitaus individuellere Beschreibung des konkreten Verhaltens eines Betroffenen in bestimmten Situationen an als die reine Statusdiagnostik.

Modellvorstellungen

Ausgangspunkt für die Verhaltensanalyse sind bestimmte Modellvorstellungen zur Steuerung von Verhalten (z.B. Kanfer & Saslow, 1965; Karoly, 1993), die insbesondere als Hilfsmittel dienen, situative Bedingungen, Zustände von Personen, Reaktionen von Personen, Verstärker und Konsequenzen von Verhalten zu identifizieren und in einen Gesamtzusammenhang zu bringen. Es wird angenommen, dass bestimmte Konstellationen dieser Faktoren für ein Problemverhalten mitverantwortlich sind, es aufrechterhalten, angemesseneres Verhalten des Kindes verhindern oder die Wahrscheinlichkeit, dass Problemverhalten auftritt, erhöhen. Zugleich wird angenommen, dass auf einige der Faktoren und deren Zusammenspiel günstig eingewirkt werden kann. Tabelle 25 gibt ein Beispiel für ein solches Modell, das vielfältige Ansatzpunkte für Intervention bietet.

Tabelle 25: Beispiel für eine Verhaltensbeschreibung bei autistischen Störungen

Kind mit frühkindlichem Autismus spielt alleine auf dem Kinderspielplatz. Mutter will, dass das Kind mit den anderem Kindern in Kontakt kommt, die dort spielen. Mutter fordert Kind freundlich auf, mit anderen Kindern zu spielen. Kind reagiert nicht. Mutter fordert Kind per Zuruf erneut auf. Kind reagiert nicht. Mutter geht zum Kind und wiederholt Aufforderung. Kind reagiert nicht. Mutter fasst Kind vorsichtig am Arm an, um es auf sich aufmerksam zu machen. Kind beginnt unmittelbar, laut zu schreien und sich in die Hand zu beißen und mit der Faust gegen den Kopf zu schlagen. Mutter versucht, durch Zureden Kind zu beruhigen. Kind tobt noch immer und ist nicht zu beruhigen. Leute in der Umgebung beginnen, zu starren und zu kommentieren. Mutter fühlt sich beobachtet, hilflos, wird nervös, redet auf das Kind ein und versucht, es durch Körperkontakt zu beruhigen. Kind wehrt sich und schreit noch mehr. Mutter verlässt den Spielplatz mit dem Kind. Kind beruhigt sich noch immer nicht. Mutter gibt Kind seine Lieblingsschokolade. Kind isst Schokolade, macht stereotype Bewegungen mit den Händen und beruhigt sich allmählich wieder. Mutter geht nicht mehr auf diesen Spielplatz und versucht auch nicht mehr, das Kind mit anderen Kindern zusammenzubringen.

Eine Reihe solcher Modelle für konkretes Problemverhalten des Kindes können aufgrund der Elternexploration und vertiefender Verhaltensbeobachtungen erstellt und ein komplexeres System von dysfunktionalem Verhalten des Kindes und damit assoziierten Bedingungen formuliert werden. Ausgehend davon besteht die Möglichkeit, das Problemverhalten des Kindes und damit in Bezug stehende Bedingungen in einer Hierarchie anzuordnen, die für die Planung von Intervention und das Erarbeiten von Therapiezielen führend sein können.

Identifikation von Verstärkern

Ein wichtiger Bestandteil der Verhaltensanalyse ist ebenfalls die Analyse und Identifikation von Verstärkern und die Einschätzung der Steuerbarkeit des Kindes. Anhand der Elternberichte kann während der Verhaltensbeobachtung geprüft werden, wie gut und unter welchen Bedingungen das Kind Anweisungen versteht und befolgt und zur Mitarbeit zu motivieren ist. Ferner, auf welche Verstärker (verbales Lob, Spielzeug, Essbares, körperliche Stimulation) es anspricht, und welche Menge und Reihenfolge von Verstärkung notwendig ist, um beim dem Kind ein anvisiertes Verhalten zu erreichen.

Hilfreiche Materialien

Die *Diagnostische Beobachtungsskala für Autistische Störungen* (ADOS; Lord et al., 2000; Rühl et al., 2003; siehe auch 4.1.1) ist eine strukturierte Beobachtungsskala zur Diagnostik und Differenzialdiagnostik AS nach ICD-10/DSM-IV. Die Skala beinhaltet 4 Module zur Untersuchung von Personen unterschiedlichen Alters und sprachlichen Fähigkeiten. Tabelle 26 zeigt exemplarisch die Interviewfragen von Modul 4 des ADOS.

Das *Entwicklungs- und Verhaltensprofil* (PEP-R, Schopler et al., 2000; siehe auch 4.1.7) und das *Entwicklungs- und Verhaltensprofil für Jugendliche und Erwachsene* (AAPEP, Mesibov et al., 2000; siehe auch 4.1.7) sind förderdiagnostische Verfahren für Menschen mit Autismus und ähnlichen Entwicklungsstörungen. Sie beinhalten eine Verhaltensskala zur Erfassung ungewöhnlicher Verhaltensweisen, die für Autismus charakteristisch sind.

Mit dem *Beobachtungsschema für frühkindlichen Autismus* (BSFA) (siehe M09, S. 153) können klinische Verhaltensbeobachtungen registriert werden.

Tabelle 26: Interviewfragen aus dem Modul 4 (für fließend sprechende Jugendliche und Erwachsene) der Diagnostischen Beobachtungsskala für Autistische Störungen (ADOS)

Arbeitssituation
Hast du eine Arbeitsstelle? Was für eine Arbeit ist das? Wie hast du sie bekommen? Hattest du vorher irgendwelche anderen Jobs? Warum hast du deine frühere Arbeitsstelle verlassen? Hattest du das geplant? Bist du da, wo du bist, zufrieden, oder würdest du gerne irgendwann wechseln? Wohin würdest du gerne wechseln? Was müsstest du tun, um so eine Stelle zu finden?
Schulische Situation
Gehst du zur Schule? Wo? Welche Kurse/Fächer hast du belegt? Im wievielten Schuljahr bist du? Wie klappt es in der Schule? Bis zum wievielten Schuljahr bist du zur Schule gegangen? Was hast du als nächstes vor? Welche Praktika/Kurse/Ausbildung brauchst du, um das zu tun?
Soziale Schwierigkeiten
Hast du jemals Probleme gehabt, in der Schule oder auf der Arbeit mit anderen Menschen auszukommen? Machen andere Menschen manchmal Dinge, die dich stören, nerven oder irritieren? Was sind das für Dinge? Bist du jemals gehänselt oder unter Druck gesetzt worden? Was denkst du, warum das passiert ist? Wie ist das mit Dingen, bei denen du vielleicht etwas machst, was andere Menschen nervt oder stört? Hast du jemals versucht, daran etwas zu ändern? Hast du mal was bestimmtes gemacht, damit andere dich nicht hänseln? Hat das geklappt?
Emotionen
Was für Sachen machst du gerne, bei denen du dich glücklich und fröhlich fühlst? Wobei entstehen solche Gefühle? Wie fühlst du dich dann, wenn du glücklich bist? Kannst du das beschreiben? Wie ist es mit Dingen, vor denen du dich fürchtest? Wovor erschreckst du dich oder wirst ängstlich? Wie fühlst du dich dann? Was machst du dann? Wie ist es mit Ärger? Über welche Dinge ärgerst du dich? Wie sieht es dann in dir aus, wenn du dich ärgerst? Die meisten Leute fühlen sich manchmal auch traurig. Über welche Dinge bist du traurig? Wie fühlst du dich, wenn du traurig bist? Kannst du das beschreiben?
Alltag und Umgang mit Geld
Wie verbringst du normalerweise den Tag? Wie ist das mit dem Thema Geld? Kümmerst du dich selbst um deine Geldangelegenheiten? Von wem bekommst du dein Geld? Wer bezahlt deine Rechnungen? Hast du irgendwann einmal Geld gespart, um etwas zu kaufen oder um etwas Besonderes zu unternehmen? Was war das?
Wohnungssituation
Wo wohnst du zur Zeit? Hast du irgendwann einmal nicht zu Hause gewohnt, ohne deine Eltern? Was wäre anders, wenn du alleine leben würdest? Würde dir das besser gefallen? Was wäre schwierig dabei? Wie bist du an deine jetzige Wohnung gekommen? Kannst du mir ein bisschen darüber erzählen?
Freizeitaktivitäten
Was machst du in deiner Freizeit zu Hause? Was ist mit Ausgehen?
Freundschaft und Ehe
Hast du Freunde? Kannst du mir etwas von ihnen erzählen? (Fragen Sie nach Alter und Namen der Freunde.) Was unternehmt ihr gerne zusammen? Wie hast du sie kennengelernt? Wie oft trefft ihr euch? Was bedeutet es für dich, ein Freund zu sein? Was unterscheidet einen Freund von jemandem, den man nur von der Arbeit kennt oder mit dem

man zur Schule geht? Hast du eine Freundin/einen Freund? Wie heißt sie/er? Wie alt ist sie/er? Wann hast du sie/ihn zuletzt gesehen? Wie ist sie/er so? Was unternehmt ihr gerne zusammen? Woran zeigt sich, dass sie/er deine Freundin/Freund ist? Denkst du manchmal daran, eine lange Beziehung zu haben oder zu heiraten (wenn du älter bist)? Was meinst du, warum manche Leute heiraten, wenn sie erwachsen sind? Was wäre daran schön? Was könnte schwierig sein, wenn man verheiratet ist?

3.1.4 Testpsychologische Untersuchung

L4 **Leitlinie 4: Testpsychologische Untersuchung**

- Intelligenzdiagnostik, Entwicklungsdiagnostik
- Neuropsychologische Diagnostik (Theory of Mind, Exekutivfunktionen, zentrale Kohärenz)

Keine Standardtests verfügbar

Die Komorbidität von Autismus und anderen autistischen Störungen mit geistiger Retardierung ist bedeutsam. Zudem liegen nicht selten – auch bei Patienten ohne Intelligenzminderung – bestimmte neuropsychologische Funktionsveränderungen vor, die das Verhalten beeinflussen können. Ein Königsweg der Untersuchung der kognitiven Funktionen bei AS existiert nicht. Unter Umständen müssen diverse Verfahren ausprobiert und individuell die Validität der Durchführung und Ergebnisse bewertet werden. Es macht oft Sinn, zu einem bestimmten Zeitpunkt gescheiterte Testungen nach gewissen Entwicklungsfortschritten und Verbesserungen der autismustypischen Symptomatik zu wiederholen.

Intelligenzdiagnostik, Entwicklungsdiagnostik

Testbarkeit

Die Einschätzung der kognitiven Fähigkeiten von Menschen mit AS ist ein wichtiger Teil einer ganzheitlichen Diagnostik. Die Auffassung, alle von AS betroffenen Menschen seien prinzipiell untestbar, ist obsolet. In der Tat sind vor allem nicht sprechende, jüngere, schwer autistisch gestörte und vom klinischen Eindruck intellektuell massiv beeinträchtigte Kinder ggf. psychometrisch nicht standardisiert untersuchbar. In dieser Subpopulation des Autismus ist die Durchführung konventioneller Testverfahren schwierig, manchmal unmöglich oder die Validität der Ergebnisse fraglich. Ferner ergibt sich die Schwierigkeit, dass kaum Verfahren vorliegen, die spezifisch für Menschen mit AS entwickelt wurden, d.h. die Standardisierung der Durchführung, das Material und die Aufgaben sind nicht an das besondere Verhalten von Menschen mit Autismus angepasst. Zudem sind die meisten gängigen Skalen zur Erfassung kognitiver Fähigkeiten vor allem für den mittleren Kompetenzbereich normiert und konzipiert und differenzieren schlecht oder gar nicht im unteren und sehr niedrigen Leistungsbereich, der auf viele Personen mit Autismus zutrifft. Angesichts der Vielzahl testpsychologischer Instrumente lässt sich jedoch zumeist trotzdem ein Verfahren finden, das für den spezifischen Fall angemessen ist und gültige Ergebnisse erzielt. Bei nicht-testbaren Kindern kann aber eine grobe, vorläufige Wertung der kognitiven Fähigkeiten auf Basis des adaptiven Verhaltensniveaus erfolgen (Bölte & Poustka, 2002). Die Erfahrung zeigt darüber hinaus, dass viele zunächst nicht mit psychologischen Verfahren untersuchbare Kinder zu einem späteren Zeitpunkt der Entwicklung für solche Messungen zugänglich sind. Der Diagnostiker muss sich jedoch stets vorbehalten, die Validität der Untersuchungsergebnisse kritisch zu prüfen.

IQ-Messung und Intervention

Eine Einschätzung der intellektuellen Kapazität von Menschen mit AS ist für die Prognose und die Interventionsplanung von großem Nutzen. Ausgehend von dieser Einschätzung, den sprachlichen Fähigkeiten und den weiteren diagnostischen Daten kann abgeschätzt werden, welche therapeutischen Maßnahmen bei dem betreffenden Kind Erfolg versprechen. Wenngleich viele Menschen mit AS intellektuelle Probleme aufweisen, ist die Intelligenzdiagnostik auch als Möglichkeit zu verstehen, Stärken des Kindes aufzufinden, die therapeutisch genutzt werden können. Einige Kinder mit AS zeigen bei Testungen deutlich bessere Leistungen als dies aufgrund des klinischen Verhaltens zu erwarten wäre, da sie wahrscheinlich von der Strukturierung und den eindeutigen Vorgaben der Verfahren profitieren. Besonders geeignet sind ggf. computergestützte Verfahren, die ein Minimum an Kommunikation und sozialer Interaktion erfordern.

Testauswahl

Falls es Fähigkeiten und Symptomatik des Kindes zulassen, sollte in der Regel zunächst versucht werden, bei sprechenden autistischen Kindern mit ausreichendem Funktionsniveau dieselben Tests durchzuführen, die gewöhnlich auch bei unauffällig entwickelten Kindern oder anderen psychiatrischen Patienten angewandt werden (Bölte et al., 2000). Die Gründe hierfür sind z. B. die zumeist bessere Normierung und Standardisierung der Verfahren sowie erhöhte klinische Vergleichbarkeit mit anderen Kindern. Im Wesentlichen handelt es sich um bewährte und klinisch anschauliche Intelligenztestbatterien, die ein breites Spektrum kognitiver Fähigkeiten erfassen. Diese Verfahren erlauben – neben der Wertung des allgemeinen intellektuellen Niveaus – anhand der Subtests eine mitunter informative Profilinterpretation von Teilleistungen. Diese Vorgehensweise ist zwar umstritten, da es sich konzeptuell bei allen Subskalen um Tests zur Erfassung der allgemeinen Intelligenz handelt, die Interkorrelation mag jedoch bei klinischen Stichproben anders beschaffen sein, als in repräsentativen Normstichproben. Dieser Sachverhalt ist bei autistischen Störungen sogar wahrscheinlich und daher eine differenzierte Interpretation der Subtestergebnisse zulässig und nützlich. Bei Vorschulkindern kann entsprechend versucht werden, Entwicklungsskalen, die als Testbatterien konstruiert sind, anzuwenden.

Profilinterpretation

Nonverbale Tests

Viele Kinder mit AS zeigen Störungen der Sprache, die nicht zwingend auch eine Störung anderer intellektueller Funktionen implizieren. Bei

Kindern mit offensichtlich niedrigeren verbalen als non-verbalen Fähigkeiten sollte daher eine testpsychologische Trennung sprachlicher und nicht-sprachlicher Fähigkeiten erfolgen und die non-verbale Intelligenzleistung vorrangig als Indikator für die allgemeinen kognitiven Kompetenzen des Kindes angesehen werden. Für den Bereich non-verbaler, abstrakt-logischer, kultur- und bildungsfreier Fähigkeiten liegen eine Anzahl von Tests vor, die für die Leistungsdiagnostik bei AS nützlich sind.

Neuropsychologische Diagnostik

Eine saubere Trennung von Intelligenztests bzw. anderen psychologischen Leistungstests und neuropsychologischen Verfahren ist nicht möglich. Viele psychologische Verfahren werden als neuropsychologische Tests verwendet oder also solche bezeichnet. Dies kann verwirrend anmuten, ist aber schließlich sachlogisch ein gangbarer Weg, da alles was „Psycho" ist, letztendlich auch „Neuro" sein muss. Meist spricht man von Neuropsychologie, wenn psychologische Testverfahren in Rahmen neurologischer oder psychiatrischer Erkrankungen zum Einsatz kommen und u.U. mit gewissen Strukturen und Prozessen des zentralen Nervensystems korrelieren.

Erfassung spezifischer Funktionen

Die neuropsychologische Diagnostik ist darüber hinaus aber auch weitaus mehr an spezifischen Funktionen und Funktionseinbußen interessiert als die allgemeine psychologische Diagnostik. Seltener wird im Unterschied zur Intelligenzdiagnostik die Frage nach dem globalen Funktionsniveau gestellt. Auch die Frage der Alltagsrelevanz ist für die Neuropsychologie bedeutsamer. Die Neuropsychologie und die neuropsychologische Diagnostik separat zu betrachten ist ferner dadurch gerechtfertigt, dass Defizite oder Verluste einiger neuropsychologischer Funktionen (z. B. Exekutivfunktionen) nicht mit Verlusten der intellektuellen Leistungen (z. B. Intelligenz) einhergehen müssen.

Sensitivität/ Spezifität neuropsychologischer Tests

Die neuropsychologische Diagnostik ist bei AS optional, nicht zuletzt, da die meisten gängigen Verfahren für die gesamte Population AS nicht sensitiv und spezifisch genug sind. In einigen Fällen sind neuropsychologische Skalen aber gut in der Lage, spezifische kognitive Probleme zu identifizieren, die für die Bewältigung des Alltags der Betroffenen und die Planung der Intervention von Bedeutung sind. Autistischen Menschen mit schweren Störungen der *Theory of Mind* fällt es z.B. schwer, anhand des Verhaltens, der Mimik, Gestik und des Tonfalls einzuschätzen, ob ein Gegenüber gut gelaunt, verärgert oder gelangweilt ist. Es fällt ihnen auch schwer, sich in ihn hineinzudenken. Bei Störungen der *Exekutivfunktionen* kann es passieren, dass Schwierigkeiten entstehen, das Ankleiden zu lernen, weil kein Handlungsplan dahingehend entwickelt und beibehalten werden kann, z.B. die Socken und die Hose vor den Schuhen anzuziehen. Eine *schwache zentrale Kohärenz* kann dazu führen, dass Gesamtzusammenhänge jeder Art nicht gut erfasst werden können. Dies trifft z.B. auch für verbal vermittelte Informationen zu, so dass z.B. der Inhalt eines Textes, einer Nachricht, einer Anweisung oder eines Gesprächs nicht eindeutig und vollständig oder in einer verzerrten Weise verstanden werden.

Ebenso wie für die Intelligenzdiagnostik fehlt auch für die neuropsychologische Diagnostik autistischer Störungen ein festes Vorgehen mit spezifischen Verfahren. Dieser Sachverhalt ergibt sich bereits aus der Tatsache, das viele neuropsychologische Tests für Kinder- und Jugendliche nur unzureichend normiert oder deren Inhalte nicht kindgerecht sind. Im weiteren Bereich der Theory of Mind liegen nur sehr wenige Verfahren vor, die als psychometrisch bezeichnet werden können. Die meisten der Tests wurden bislang im Kontext wissenschaftlicher Studien eingesetzt, z. B. „False-Belief"-Aufgaben (Tab. 27, Abb. 2). Sie können für die Individualdiagnostik explorativ angewandt werden, sind aber ggf. von begrenzter Aussagekraft, weil die Bewertung der Leistung nicht genügend ausdifferenziert werden kann (richtig/falsch). Bessere Materialien im Sinne normierter und evaluierter Verfahren liegen für das Erkennen fazialen Affekts vor, also für das Einschätzen des emotionalen Gehalts von Gesichtern (siehe auch 4.2.5). Bei der Erfassung der Exekutivfunktionen kann der Diagnostiker aus einer großen Anzahl Verfahren auswählen. Die Tests decken kein einheitliches Konstrukt ab, sondern ein weites Spektrum unterschiedlicher psychologischer Fähigkeiten, z. B. vorausschauendes Planen und Handeln, Geschwindigkeit der Informationsverarbeitung, kognitive und sprachliche Flexibilität und Flüssigkeit, Interferenzanfälligkeit und Arbeitsgedächtnis. Eine kleine Anzahl von Verfahren wurde wiederholt in wissenschaftlichen Studien verwendet und hat sich auch klinisch als hilfreich erwiesen. Diese können als Instrumente erster Wahl im Bereich der Exekutivfunktionen gelten. Bei der Beurteilung der zentralen Kohärenz besteht das Problem, dass die zur Diagnostik verwendeten Tests nicht in der Lage sind, die aus schwacher zentraler Kohärenz resultierenden Probleme zu diagnostizieren. Vielmehr wird aufgrund guter Leistungen auf schwache zentrale Kohärenz geschlossen. Bei diesen Tests handelt es sich um Verfahren, die auch in anderen Zusammenhängen der Psychometrie angewandt werden und dort zur Abschätzung der visuell-konstruktiv-räumlichen Fähigkeiten oder optischen Differenzierungsfähigkeit genutzt werden.

ToM

False-Belief-Aufgaben

Gesichterlesen

Exekutive Tests

Zentrale Kohärenz

Tabelle 27: Beispiel für eine False-Belief-Aufgabe: „Eiscreme"

Eiscreme

John und Mary leben in einem Dorf. Heute Morgen sind John und Mary im Park. In diesem Park ist auch ein Eiscremeverkäufer mit seinem Wagen.

Mary würde gerne ein Eis kaufen, aber sie hat ihr Geld zu Hause liegen lassen. Darüber ist sie sehr traurig. Aber der Eiscremeverkäufer sagt: „Sei nicht traurig, du kannst dein Geld holen und später ein Eis kaufen. Ich werde den ganzen Tag im Park sein." Darauf Mary: „Toll, ich komme heute Nachmittag wieder und kaufe ein Eis. Dann vergesse ich mein Geld bestimmt nicht."

Mary geht nach Hause. Jetzt ist John allein im Park. Er ist ganz erstaunt, als er sieht, dass der Eiscremeverkäufer den Park mit seinem Wagen verlässt. Er fragt daher: „Wohin fährst du?" Der Eiscremeverkäufer antwortet: „Hier im Park ist niemand, der Eis kaufen will, ich stelle mich jetzt vor die Kirche. Vielleicht will dort jemand Eis kaufen."

John muss nach Hause. Er muss seine Hausaufgaben machen. Einige der Hausaufgaben versteht er nicht. Er geht daher zu Mary, um sie um Hilfe zu bitten. An der Tür zu Marys Haus steht ihre Mutter. John fragt: „Ist Mary da?“ Die Mutter antwortet: „Leider nicht, sie ist eben weg, um Eis zu kaufen.“

***Fragen*:**

John geht, um nach Mary zu suchen, wo sucht er nach ihr? Warum sucht John dort nach ihr? Weiß Mary, dass John mit den Eiscremeverkäufer gesprochen hat?

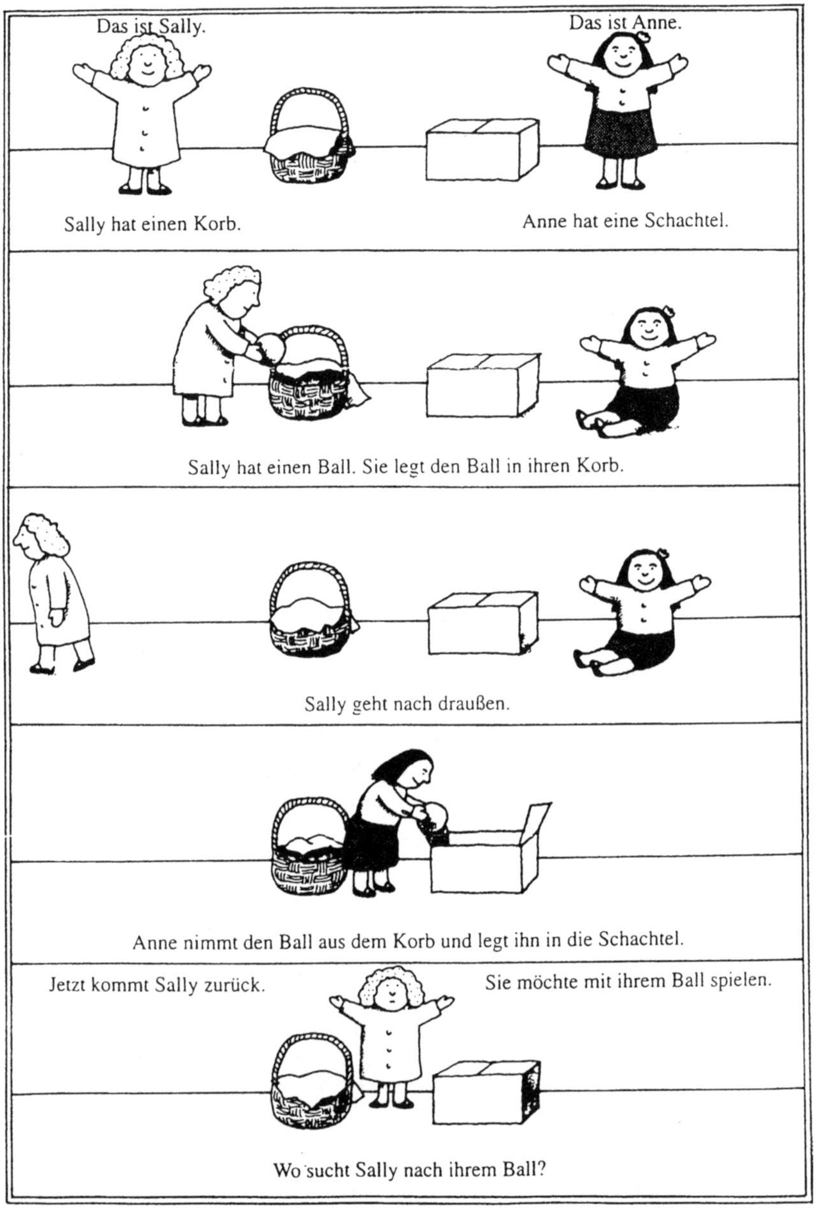

Abbildung 2: False-Belief-Aufgabe: „Sally und Anne“ (aus Kusch & Petermann, 2001)

Hilfreiche Materialien

Autismusspezifische Leistungsdiagnostik
- Entwicklungs- und Verhaltensprofil (PEP-R; siehe auch 4.1.7)
- Entwicklungs- und Verhaltensprofil für Jugendliche und Erwachsene (AAPEP; siehe auch 4.1.7)

Intelligenztestbatterien/Entwicklungstests
- Hamburg-Wechsler-Intelligenztest für Kinder (HAWIK-III) oder Erwachsene (HAWIE-R)
- Kaufman Assessment Battery for Children (K-ABC)
- Testbatterie für Geistig Behinderte Kinder (TBGB)
- Wiener Entwicklungstest (WET)
- Entwicklungstest 6 Monate bis 6 Jahre (ET 6-6)

Non-verbale Intelligenztests
- Leiter International Performance Scale-Revised (Leiter-R)
- Snijders-Oomen nicht-verbaler Intelligenztest (SON)
- Colored/Standard Progressive Matrices (CPM/SPM)
- Grundintelligenztest Skalen von Cattell (CFT)

Exekutivfunktionen
- Wisconsin Card Sorting Test (WCST)
- Tower of Hanoi (ToH),
- Trailmaking Test (TMT)
- Farb-Wort-Interferenztest von Stroop (FWIT)

Zentrale Kohärenz
- Embedded Figures Test (EFT)
- Mosaik-Test der Wechsler Intelligenzskalen (MT; HAWIK-III, HAWIE-R)

Theory of Mind
- False-Belief-Tests (Tab. 27)
- Frankfurter Test und Training des Erkennens von fazialem Affekt (FEFA; siehe auch 4.2.6)

3.1.5 Körperliche und neurologische Untersuchung

Neurologische Abklärung

Autismus ist ein vielfältiges Phänomen, das einer differenzierten und umfassenden Diagnostik bedarf. Es gibt sehr wenig Zweifel daran, dass es sich bei allen autistischen Störungen um biologisch bedingte Syndrome handelt, die aufgrund der Symptomatik mit neurologischen Störungen verbunden sein müssen. Einige der neurologischen Auffälligkeiten können objektiviert werden. Dafür sind eine standardisierte neurologische Untersuchung (z.B. Prüfung von Reflexen, Fein- und Grobmotorik) und eine Ableitung per Elektroenzephalogramm (EEG) angezeigt. Zur Abklärung grobmorphologischer cerebraler Abweichungen ist auch die Untersuchung mit einem modernen neuroradiologischen Verfahren

Hören und Sehen

(z.B. Kernspintomographie) sinnvoll. Um auszuschließen, dass eine durch schwere Beeinträchtigungen des Sehens und Hörens bedingte Verhaltensauffälligkeit nicht mit Autismus verwechselt wird, muss eine professionelle Prüfung der Sinnesfunktionen durchgeführt werden. Da Autismus mit einigen gut diagnostizierbaren, schwerwiegenden organischen Erkrankungen genetischen Ursprungs überzufällig häufig gemeinsam auftritt (z.B. Fragiles X-Syndrom), sollten auch eine Karyotypanalyse, verschiedene verfügbare molekulargenetische Tests und eine Stoffwechselanalyse erfolgen.

Chromosomenanalyse und molekulargenetische Tests

L5 Leitlinie 5: Körperliche und neurologische Untersuchung

- Körperliche und neurologische Untersuchung
- Elektroenzephalographie (EEG) und bildgebende Verfahren
- Hören und Sehen
- Blutanalysen

Körperliche und neurologische Untersuchung

Wenngleich autistische Kinder und Jugendliche mitunter ein geringes Instruktionsverständnis aufweisen, Aufforderungen oft nicht befolgen und häufig motorisch unruhig sind, sollte eine orientierende körperliche und neurologische Untersuchung immer versucht werden. Neben Körpergröße, Kopfumfang und Gewicht sollten der Reifestatus und der Pflegezustand beurteilt sowie etwaige Dysmorphiezeichen erfasst werden. Unter Umständen können in diesem Zusammenhang auch Ernährungsgewohnheiten und die körperliche Aktivität des Kindes von den Eltern erfragt werden, falls Anzeichen für falsche Ernährung vorliegen.

Reifestatus, Pflegezustand, Dysmorphiezeichen

Hirnnerven, Reflexe, Motorik

Die Überprüfung der Hirnnerven beinhaltet die Untersuchung des Trigeminus und der kaudalen Hirnnerven. Der Patient soll dafür mehrfach den Kiefer öffnen und schließen, wobei auf eine Seitenabweichung des Unterkiefers zu achten ist. Die Funktion des Nervus facialis kann überprüft werden, indem man den Patienten die Stirn runzeln, Augen zukneifen, Wangen aufblasen, Zähne zeigen oder pfeifen lässt. Hierbei muss auf mimische Seitenunterschiede geachtet werden. Die Optomotorik kann überprüft werden, indem der Patient aufgefordert wird, die Augen in alle Richtungen langsam zu bewegen. Hierbei ist auf Nystagmus zu achten. Eine grobe Einschätzung des Visus kann mittels entsprechender Sehtafeln vorgenommen werden. Die weitere orientierende neurologische Untersuchung beinhaltet eine Überprüfung der Reflexe, Pyramidenbahnzeichen, Diadochokinese, feinmotorischen Koordination, erschwerten Gangarten, Lateralität und Sensibilität.

Elektroenzephalographie (EEG) und bildgebende Verfahren

Zu einer vollständigen diagnostischen Untersuchung autistischer Störungen zählt die Durchführung eines Elektroenzephalogramms (EEG) und unter Umständen eines weiteren bildgebenden Verfahrens. Während die Durchführung eines EEGs obligatorisch ist, sind weiterführende Maßnahmen fakultativ. Die Ableitung eines EEGs ist angezeigt, da viele empirische Arbeiten eine hohe Inzidenz von Auffälligkeiten im EEG und darüber hinaus – in etwas weniger Fällen - Komorbidität von Autismus und Epilepsie ergeben haben. Anfallsleiden und abnorme EEGs finden sich ähnlich häufig bei schweren Fällen mit und bei leichten Fällen ohne geistige Retardierung. Die Auffälligkeiten sind zumeist bilateral und beinhalten diffuse oder fokale Zacken, langsame Wellen und eine anfallsartige Wellenaktivität. Das häufigste Muster sind gemischte Entladungen. **EEG**

Konsistente Zeichen einer dysmorphen oder pathologischen cerebralen Anatomie sind nur bei syndromalem Autismus zu erwarten, z.B. bei Autismus mit tuberöser Hirnsklerose. Bei idiopathischem Autismus ist die grobe Hirnarchitektur meist unauffällig bzw. heterogen auffällig. Vereinzelt finden sich vergrößerte Ventrikel, Zysten und häufiger Makrozephalie. In der Regel haben diese jedoch keine Implikationen für therapeutische Maßnahmen. So gesehen sind routinemäßige kraniale Untersuchungen mit Magnetresonanztomographie (MRT) bei idiopathischem Autismus nicht zwingend nötig, angesichts möglicher signifikanter cerebraler Korrelate des Autismus aber vertretbar. Bei Autismus in Verbindung mit Meningitis, Röteln, tuberöser Sklerose, anderen schwerwiegenden assoziierten Erkrankungen und bei atypischem Verlauf der Störung und Verhaltensregression ist eine hochauflösende neuroradiologische Diagnostik mit MRT zur Auffindung möglicher entzündlicher oder degenerativer Prozesse sicher indiziert. **Kernspintomographie**

Hören und Sehen

Die Entwicklung von Kindern mit Einschränkungen des Sehens und Hörens kann sich deutlich von gesunden unterscheiden. Je früher und schwerer die sensorischen Störungen sind, desto größer ist der Einfluss auf das alltägliche Leben. Gehörlosigkeit und Blindheit können vor allem im Säuglings- und Kleinkindalter mit Verzögerungen und Auffälligkeiten der Kommunikation, sozialen Interaktion und u.U. kognitiven Entwicklung einher gehen. Vermutlich ist das Risiko psychiatrischer Störungen insgesamt erhöht. In erster Linie wegen der Störungen des kommunikativen und sozialen Verhaltens, die mit der sensorischen Deprivation verbunden sein können, müssen Einschränkungen des Hörens und Sehens bei Kindern mit Verdacht auf Autismus ausgeschlossen werden. Eine echte Komorbidität von Autismus und sensorischen Störungen ist vermutlich nicht überzufällig häufig.

Sehprüfung

Hörprüfung

Zur Prüfung des Sehvermögens (u. a. Führungsaugebestimmung, Fixationsverhalten, räumliches Sehen, Kontrastsehen, Farbsehen, Perimetrie) ist eine augenärztliche und orthoptistische Untersuchung notwendig. Eine Abklärung der Gehörfunktion erfolgt über eine subjektive akustische Hörprüfung (Ton-, Sprach-, Spielaudiometrie, Recruitment-Messungen), aber insbesondere auch objektive Prüfungen, weil autistische Menschen häufig an subjektiven Verfahren nicht mitwirken können. Zu den objektiven Techniken gehören die sog. elektrische Reaktionsaudiometrie mit evozierten Potenzialen, otoakustischen Emissionen, Tympanometrie und Stapediusreflexprüfung. Diese Untersuchungen werden von Fachärzten für Hals-Nasen-Ohren-Heilkunde durchgeführt.

Blutanalysen

Einige genetisch bedingte Erkrankungen und Stoffwechselstörungen können mit Autismus oder autistischen Zügen assoziiert sein. Daher sollte zur Identifizierung gröberer Genomanomalien eine Chromosomenanalyse und Karyotypisierung erfolgen. Zudem ist eine weitere Abklärung von Erkrankungen mit spezifischen molekulargenetischen Tests notwendig, falls entsprechende Verfahren bereits entwickelt wurden. Schließlich bedarf es zur Diagnostik enzymatischer Störungen der Messung der Konzentration gewisser Substanzen im Blut.

Chromosomenanalyse

Molekulargenetische Tests

Mit der mikroskopischen Chromsomenanalyse kann in erster Linie nur die Anzahl der Chromosomen im Zellkern ermittelt werden. Unter den Anomalien der Chromosomenzahl wurde vereinzelt eine überzufällige Überlappung von Autismus und Down-Syndrom (Trisomie 21) diskutiert. Die anderen Laborverfahren erlauben eine genauere strukturelle Analyse von Inversionen, Translokationen, Duplikationen und Deletionen in den Chromosomen. Von besonderer Wichtigkeit für autistische Störungen sind die Untersuchungen auf Rett-Syndrom, fragiles X-Syndrom, tuberöse Hirnsklerose (Typ 1 und 2) und u.U. Williams-Beuren-Syndrom. Numerische Aberrationen werden für gewöhnlich bereits pränatal (Amnionzentese – Fruchtwasserentnahme) abgeklärt. Die anderen Tests können an den humangenetischen Abteilungen von Universitätskliniken durchgeführt werden (www.bvmedgen.de/welcome.html).

Phenylketonurie

Phenylketonurie ist diejenige angeborene Stoffwechselstörung, die am ehesten mit autistischen Verhaltensweisen einher gehen kann. Phenylketonurie sollte heute im Rahmen des Neugeborenen-Screenings am 3. Lebenstag bzw. im Rahmen der U2-Kindervorsorgeuntersuchung durch den Haus- oder Kinderarzt mit der Guthrie-Testkarte durchgeführt werden, wobei die Messung der Phenylanalin- und Tyrosinkonzentration im Blut erfolgt. Die Abklärung ist zu diesem frühen Zeitpunkt notwendig, da durch Phenylketonurie entstandene Störungen nicht reversibel sind. Eventuell sollten auch andere schwerwiegende Stoffwechselerkrankungen, z.B. das durch Störungen des Purin- und Pyrimidinstoffwechsels hervorgerufene Lesch-Nyhan-Syndrom, untersucht werden, die gewisse phänotypische Überlappungen (z.B. Selbstverletzung) mit dem Autismus aufweisen. Letztere Untersuchungen gehören aber nicht zur Routinediagnostik, da sie nur bei mittelgradig und schwer geistig behinderten Kindern eine Rolle spielen.

3.1.6 Multiaxiale Klassifikation

Die im Rahmen der Individualdiagnostik durchgeführten Untersuchungen (und daraufhin eingeleiteten therapeutischen Maßnahmen) müssen in geeigneter Weise dokumentiert und zusammengefasst werden, damit sie für Kolleginnen, Kollegen und Kostenträger informativ und transparent sind sowie den Anforderungen der Qualitätssicherung genügen.

L6 **Leitlinie 6: Multiaxiale Klassifikation**

– Multiaxiale Beurteilung: Achse I bis VI der ICD-10

Das multiaxiale Klassifikationsschema der ICD-10 für kinder- und jugendpsychiatrische Störungen (Poustka & Goor-Lambo, 2000; Remschmidt et al., 2001) sieht die Beschreibung einer Person auf insgesamt sechs Ebenen (Achsen) vor:

Achse I: Psychiatrische Diagnose

Achse II: Entwicklungsstörungen

Achse III: Intelligenzniveau

Achse IV: Körperliche Erkrankung

Achse V: Psychosoziale Belastungen

Achse VI: Soziales Funktionsniveau

In der mulitaxialen Klassifikation werden die Ergebnisse aller diagnostischen Untersuchungen verdichtet. Durch das sechsaxiale System und den Komorbiditätsaspekt kann ein Patient sehr individuell diagnostiziert und mit vielen Aspekten seiner persönlichen Situation abgebildet werden. Die multiaxiale Klassifikation sollte immer und vollständig erfolgen. Tabelle 28 zeigt exemplarisch die Diagnostik eines Menschen mit Autismus anhand des multiaxialen Klassifikationsschemas.

Tabelle 28: Beispiel einer multiaxialen Klassifikation nach ICD-10 einer Person mit autistischer Störung

Achse I:	Frühkindlicher Autismus (F84.0)
Achse II:	Kombinierte Störung schulischer Fähigkeiten (F81.3)
Achse III	IQ = 91, durchschnittliche Intelligenz
Achse IV:	Fokale, idiopathische Epilepsie (G40.0), massive Selbstverletzung durch Faustschläge gegen den Kopf (X83)
Achse V:	*keine Kodierung*
Achse VI:	8, Ernsthafte und durchgängige Beeinträchtigung in den meisten Bereichen

Hilfreiche Materialien

Die Multiaxiale Klassifikation kann übersichtlich anhand des *Basisdokumentationssystems für die Kinder- und Jugendpsychiatrie* (Englert et al., 1998) (sieh M05, S. 144) vorgenommen werden.

3.1.7 Verlaufskontrolle

In größeren Abständen

Obwohl autistische Störungen in der Regel über die Zeit qualitativ stabil bleiben ist es sinnvoll, in größeren Abständen die Entwicklung der betroffenen Personen zu beobachten, um in Abhängigkeit von Verbesserungen oder Verschlechterungen der Symptomatik die Intervention, Beschulung oder Unterbringung abzustimmen. Ferner werden Kostenträger häufig eine erneute Prüfung des Zustandes verlangen. Es ist durchaus möglich, dass sich im Zuge einer positiven Entwicklung eine Autismusdiagnose im Jugendlichen- oder Erwachsenenalter nicht mehr rechtfertigen lässt (Bölte & Poustka, 2000), wenngleich weiterhin autistische Züge und Behandlungsbedarf im Sinne eines atypischen Autismus oder einer nicht näher bezeichneten Entwicklungsstörung bestehen.

L7 **Leitlinie 7: Verlaufskontrolle**

– Verlaufskontrolle autistischer Verhaltensweisen, kognitiver Funktionen und komorbider Symptome

Bei erneuten Einschätzungen bedarf es keiner Wiederholung der Anamnese, es sei denn, im Vergleich zur früheren Diagnostik besteht die Möglichkeit, eine bessere oder zusätzliche Auskunftsperson zu befragen. Stattdessen muss der Zeitraum zwischen der früheren und aktuellen Untersuchung exploriert, das autismusspezifische Verhalten, die psychiatrische Komorbidität, der somatische Befund und kognitive Status untersucht und bei Veränderungen eine erneute multiaxiale Diagnostik vorgenommen werden. Bei Kontrollen des Verlaufs müssen sowohl die kategoriale Klassifikation nach ICD-10/DSM-IV geprüft, als auch Veränderungen der Schwere der Symptomatik hinsichtlich der einzelnen Verhaltensbereiche, soziale Interaktion, Kommunikation (und Sprache) sowie stereotypes, repetitives, restriktives Verhalten untersucht werden. Bei AS sind vor allem quantitative Veränderungen zu erwarten, so dass es sich empfiehlt, zu deren Erfassung veränderungssensitive Skalen zu verwenden. Ähnliches gilt für die Einschätzung komorbider Symptome. Bei der Anwendung von Skalen, ist deren testimmanente Instabilität (keine maximale Retestreliabiliät) zu beachten, so dass Veränderungen der Skalenwerte nicht immer wahre Verhaltensveränderungen widerspiegeln müssen. Das heißt, Plausibilitätsprüfungen sind notwendig und eher größere Schwankungen der Messwerte als klinisch relevant zu verstehen.

Quantitative Veränderungen

Bei Personen, die zum ersten Untersuchungszeitpunkt nicht, nur unzureichend oder mit zweifelhafter Validität auf ihre intellektuellen Fähigkeiten getestet werden konnten, sollte unbedingt ein weiterer Versuch zur Erfassung der Intelligenz und anderer kognitiver Parameter unternommen werden. Dies empfiehlt sich auch bei Patienten deren kognitive Fertigkeiten sich nach klinischem Eindruck oder dem Bericht der Bezugspersonen in bedeutsamer Weise positiv oder negativ entwickelt haben. Ist der Zeitraum zwischen zwei Testungen groß genug, kann u.U. das gleiche Verfahren wie zum ersten Zeitpunkt angewandt werden. Ansonsten sollte ein anderer Test verwendet werden, der von Komplexität und Normierung her in etwa vergleichbar ist.

ggf. psychologische Testungen wiederholen

Hilfreiche Materialien

Mit der *Diagnostischen Beobachtungsskala für Autistische Störungen* (ADOS; Lord et al., 2000; Rühl et al., 2003; siehe auch 4.1.1) und dem *Autismus Diagnostischen Interview in Revision* (Lord et al., 1994; Schmötzer et al., 1993; siehe auch 4.1.3) können qualitative und quantitative Veränderungen der Autismussymptomatik eingeschätzt werden.

Zur Beurteilung von Veränderungen komorbider Symptome und Syndrome können der *Elternfragebogen über das Verhalten von Kindern und Jugendlichen* (CBCL, Döpfner et a., 1994; 4.1.5), der *Psychopathologische Befund* des *Basisdokumentationssystems für die Kinder- und Jugendpsychiatrie* (Englert et al., 1998) (siehe M05, S. 144) und die deutsche Fassung des *Kiddie-Schedule for Affective Disorders and Schizophrenia-Present and Lifetime* (K-SADS-PL, Delmo et al., 2000; siehe auch 4.1.4) angewandt werden.

3.2 Indikationen für ambulante, teilstationäre und stationäre Therapie

Die Phänomenologie und Schwere autistischer Störungen variiert erheblich. In welchen Fällen welches Interventionssetting angemessen ist, muss individuell entschieden werden. Entscheidungskriterium für ambulantes, teil- oder vollstationäres Setting ist der Schweregrad der Störung, die Beschulungsmöglichkeit und die Belastung bzw. Ressourcen der Familie. Zu Beginn der Behandlung kann eine teil- oder vollstationäre Therapie sinnvoll sein. Im weiteren Verlauf ist ambulante Therapie die bevorzugte Interventionsform. Bei schwerer Störung und begrenzten Behandlungsfortschritten ist eine langfristige Unterbringung angezeigt.

L8 Leitlinie 8: Indikationen für ambulante, teilstationäre und stationäre Therapie

- Indikationen für Frühintervention
- Indikationen für ambulante Therapie
- Indikationen für teilstationäre Therapie
- Indikationen für stationäre Therapie
- Indikationen für langfristige Betreuung
- Indikationen für multimodale Behandlung

Frühintervention

Treten in den ersten drei Lebensjahren schwerwiegende Symptome auf, die einen Verdacht auf die Entwicklung einer AS erhärten, ist der Beginn von Frühfördermaßnahmen unbedingt indiziert. *Frühintervention* beinhaltet insbesondere intensive verhaltenstherapeutische Methoden und Sprachanbahnung. Daneben sollten ggf. andere ergänzende Therapiemaßnahmen, z.B. Physiotherapie und Ergotherapie eingeleitet werden. Frühfördermaßnahmen verbessern die Prognose autistischer Kinder signifikant. In die Fördermaßnahmen sollten die engsten Bezugspersonen direkt eingebunden werden, selbst entsprechende Techniken erwerben und zu Hause anwenden (Hausfrühforderung). Die Frühförderung gibt den Eltern Anleitung, Orientierung und Hoffnung und sollte fortgesetzt erfolgen, bis eine andere Therapieform effektiver erscheint.

Ambulante Therapie

Ambulante Therapie ist die häufigste Interventionsform bei AS. Sie ist bei leichteren in der Familie und Schule tragbaren Ausprägungen autistischer Störungen indiziert. Die ambulante Therapie sollte möglichst viele Bezugspersonen einbeziehen und in Zusammenarbeit mit Kindergarten, Schule oder Arbeitsplatz erfolgen. Ambulante Therapie ist immer im Anschluss an teil- und vollstationäre Therapie zur Stabilisierung des Therapieeffekts durchzuführen. Da autistische Störungen chronisch verlaufen, ist ambulante Therapie immer notwendig. *Teilstationäre* und

(Teil-) stationäre Therapie

insbesondere *stationäre Therapie* ist bei schwerer Symptomatik und/ oder deutlich zusätzlich beeinträchtigender Komorbidität angezeigt, wenn ambulant keine Therapieerfolge erreicht werden können und/oder eine teilweise Entlastung der Familie Bestandteil des Therapieplanes ist. Ferner, wenn das Kind in der Familie, im Kindergarten oder der Schule nicht tragbar ist. Bei krisenhaften Zuspitzungen der Symptomatik oder der Familiensituation kann jederzeit eine vorübergehende stationäre Therapie angezeigt sein. Teil- und vollstationäre Therapien dauern in der Regel einige Wochen oder Monate. Zeigt sich auch nach wiederholten teilstationären oder stationären Behandlungen keine deutliche Besserung der Symptomatik, kann eine *langfristige Betreuung* des Betroffenen, z.B. in einer heilpädagogischen oder anthroposophischen Einrichtung erwogen werden.

Institutionelle Betreuung

Multimodale Therapie

Ambulante, teil- und vollstationäre Therapien sollten multimodal erfolgen. Die Intervention betrifft sowohl die autistische als auch die komorbide Symptomatik. Im Einzelnen kann die multimodale Therapie folgende Bausteine umfassen:

- *Beratung* der Eltern und Familie, Informationen über Möglichkeiten zur *Selbsthilfe*
- *Verhaltenstherapie* und *Sprachanbahnung* beim betroffenen Kind
- *Training sozialer Fertigkeiten*
- *Ergänzende Maßnahmen*, z.B. Ergotherapie, Logopädie und Krankengymnastik
- Platzierungsintervention: *Alltagsstrukturierung, externe Unterbringung, Beschulung, Hilfe bei der Arbeitssuche*
- *Krisenintervention*
- *Pharmakologische Intervention*

Die umfassende Beratung, Aufklärung und Information der Angehörigen über die AS und die Behandlungsmöglichkeiten ist Teil jeder Intervention. Verhaltenstherapie und Sprachanbahnung werden in erster Linie zur Behandlung des Syndroms bei Kindern und Betroffenen mit geistiger Retardation eingesetzt, während ein Training sozialer Fertigkeiten bei Jugendlichen und Erwachsenen mit guten verbalen und intellektuellen Fähigkeiten sinnvoll ist. Von einer Strukturierung des Alltags und der Umgebung profitieren zumeist alle Patienten. Ob Ergotherapie, Logopädie und Krankengymnastik begleitend eingeleitet werden sollen, muss im Einzelfall entschieden werden. Diese Entscheidung hängt auch von der Erfahrung der Therapeuten im Umgang mit autistischen Menschen ab. Für jeden Betroffenen altersentsprechende und individuell angepasste pädagogische Betreuung, Beschulung, Ausbildung und ggf. Beschäftigung zu finden, ist stets Aufgabe der Intervention. Pharmakologische Therapie ist im Einzellfall indiziert, insbesondere bei schweren Stereotypien, fremd- und selbstaggressivem Verhalten, motorischer Unruhe, depressiven Verstimmungen und Zwängen, ferner zur Einstellung von Anfallsleiden. Die Primärsymptome des Autismus können nicht medikamentös behandelt werden. Abgesehen von multimodaler Therapie, sollte schließlich jeder Therapeut geeignete Maßnahmen einleiten können, falls es zu krisenhaften Entwicklungen des Patienten kommt, die klinisch unmittelbar ein kurzfristiges intensives Einschreiten nötig machen.

3.3 Leitlinien zur Beratung und Therapie

Keine Standardtherapie verfügbar

Für die Intervention bei autistischen Störungen gibt es keinen echten Königsweg und keine feste Standardtherapie. Viele Faktoren müssen beachtet werden, zumal das Spektrum der Kinder, die an Autismus leiden, so groß ist, dass keine allgemeingültige Strategie formuliert werden kann. Wichtig ist, Kind und Familie stets zu ermutigen, zu unterstützen und das Bestmögliche für die betroffenen Kinder und deren Familien zu erreichen. Auch wenn das von Autismus betroffene Kind in unserer Welt im Abseits steht, muss es doch letztlich in dieser leben. Daher sollte man ihm so viele alltägliche Erfahrungen wie möglich zuteil werden lassen und versuchen, ihm erwartetes, akzeptiertes, funktionales und erfolgreiches Verhalten zu vermitteln. Den Familien sollte trotz der außergewöhnlichen Situation eine noch möglichst normale und geregelte Lebensführung ermöglicht werden. Auf dem Weg dorthin gilt es, die jeweils gegebenen Umstände und Sachzwänge zu beachten, z.B. Mobilität, finanzielle Situation, ethische Überzeugungen und Kohäsion der Familien sowie Einrichtungen und Fördermöglichkeiten am Wohnort.

Realistische Interventionsziele

Bei allen zu treffenden Entscheidungen sind realistische Interventionsziele notwendig. Realistisch sind Ziele dann, wenn der notwendige Zeitraum überschaubar ist, alle Entscheidungsträger das Ziel befürworten und an der Erreichung mitwirken sowie die allgemeinen Umstände und der Zustand des betroffenen Kindes a priori erwarten lassen, dass das Ziel erreicht werden kann. Damit weder das autistische Kind noch deren Familien überfordert oder enttäuscht werden, sollten bevorzugt kleinere oder Teilziele angestrebt werden. Diese Strategie macht Erfolgserlebnisse wahrscheinlicher und gibt mehr Spielraum für eine flexible Gestaltung und Anpassung von Therapiezielen. Die Formulierung von Interventionszielen empfiehlt sich immer zur Kontrolle des Vorgehens. Therapie ohne Ziel ist beliebig. Therapieziele werden gemeinsam mit der Familie, den Therapeuten, anderen Helfern und unter Einbezug des Patienten erarbeitet. Ziele jeder Intervention sind die Förderung funktionalen und der Abbau dysfunktionalen Verhaltens beim Betroffenen, die Schaffung eines angemessenen Milieus für das Kind und die Bereitstellung aller verfügbaren Informationen und Hilfen für die Familien, um zusammen mit dem autistischen Kind ein erfülltes Leben führen zu können. Die nachfolgenden Kapitel sollen verdeutlichen, mit welchen – hier keineswegs erschöpfend dargestellten - Methoden man sich diesen Zielen nähern kann. Tabelle 29 gibt eine Übersicht über die Leitlinien zur Beratung und Therapie bei autistischen Störungen.

Tabelle 29: Übersicht über die Leitlinien zur Therapie

L9	Eltern- und Familienberatung/Selbsthilfe
L10	Eltern- und Erziehertraining
L11	Verhaltenstherapie und Frühförderung
L12	Sprachanbahnung
L13	Training sozialer Fertigkeiten
L14	Ergänzende Maßnahmen
L15	Alltagsstrukturierung, Wohnen Zuhause, externe Betreuung
L16	Beschulung, Hilfe bei der Arbeitssuche
L17	Krisenintervention
L18	Medikamentöse Intervention

3.3.1 Eltern- und Familienberatung/Selbsthilfe

Autistische Störungen sind früh beginnende, überdauernde, schwere psychische Störungen, die das gesamte Familienleben berühren. Intervention bei AS umfasst insbesondere auch Beratung, Unterstützung, Entlastung und Therapie der Angehörigen, besonders der Eltern. Autismustherapie ohne frühzeitigen Einbezug der Eltern in die Behandlung und Förderung der betroffenen Kinder ist nicht denkbar. Die Beratung der Familien auf emotionaler, praktischer und fachlicher Ebene ist gleichermaßen wichtig. Die Beratung der Eltern und anderen Angehörigen sowie der Hinweis auf Möglichkeiten der Selbsthilfe wird in der Intervention daher immer durchgeführt. Wenn möglich, wird der Betroffene in die Gespräche mit einbezogen. Die Empfehlungen zur Durchführung sind in der Leitlinie 10 dargestellt. Fortlaufende beratende Gespräche mit Betroffenen, Eltern und anderen Familienmitgliedern sind Grundlage der Therapie und müssen mit Ruhe und Sorgfalt vorgenommen werden.

L9 **Leitlinie 9: Eltern- und Familienberatung/Selbsthilfe**

- Entschuldung der Eltern
- Emotionale und praktische Belastungen
- Information über Symptomatik, Ursachen, Verlauf und Behandlungsmöglichkeiten
- Information zur Kindergartensuche, Beschulung, Ausbildung und Betreuung bei Behördengängen und dem Ersuchen von staatlichen Hilfen
- Informationen über andere Hilfen und Selbsthilfeorganisationen

Entschuldung der Eltern

Viele Eltern machen sich wegen der Erkrankung ihres Kindes schwere Vorwürfe und sehen eine Eigenverantwortung bei der Entstehung des

Syndroms. Nicht selten werden diese Schuldzuschreibungen durch die Umwelt (z.B. Bekannte, Verwandte) noch verstärkt und bestätigt. Die erlebte Schuld bei gleichzeitiger Hilflosigkeit gegenüber der Störung stellt eine enorme Belastung für die Eltern dar. Zu Beginn der Beratung sollte daher zunächst der Versuch der *Entschuldung der Eltern* stehen. Den Eltern und Bezugspersonen wird dargestellt, dass die Ursachen autistischer Störungen relativ unbeeinflussbarer biologischer Natur sind und daher kein direktes Verschulden vorliegen kann.

Obgleich Leo Kanner (1943) zunächst annahm, es handele sich beim Autismus um eine angeborene Störung, verwarf er diese These später zugunsten einer psychodynamischen Erklärung und erfuhr Unterstützung durch andere Kollegen (Bettelheim, 1967). Kanner nahm über einen längeren Zeitraum hinweg an, die Eltern spielten eine entscheidende Rolle bei der Pathogenese des Autismus („Kühlschrankmütter", „intellektualisierende Väter"). Er glaubte beobachtet zu haben, dass es sich bei den diesen in der Regel um sehr gebildete und im Beruf erfolgreiche Menschen handelte und glaubte, bestimmte Besonderheiten in deren Interaktion mit ihren Kindern feststellen zu können. Seiner Meinung nach waren autistische Kinder fast ausnahmslos Nachkommen rigider, strenger, strukturierter, rationaler und kalter Eltern, die es überhaupt nur durch ein kurzfristiges und eher zufälliges „Auftauen" geschafft hatten, ein Kind zu bekommen. Andere Wissenschaftler, die im gleichen Zeitraum nach biologischen Ursachen der Störung forschten, kritisierte Kanner mit Nachdruck. Als die biologische Fundierung des Autismus immer eindeutiger wurde, entschuldigte sich Kanner ausdrücklich bei Eltern und Kollegen dafür, dass er dem Autismus psychogene Ursachen zugeschrieben hatte.

Neben vielfältigen positiven biologischen Befunden zum Autismus sprechen drei Sachverhalte eindeutig gegen eine kausale Beteiligung des Erziehungsverhaltens der Eltern: Erstens haben Eltern autistischer Kindern auch völlig unauffällige Kinder. Zweitens gibt es ursächlich keinerlei empirischen Zusammenhang zwischen Elternvariablen (z.B. Gillberg & Schaumann, 1982) und dem autistischen Verhalten, und Eltern von Kindern mit Autismus unterscheiden sich nicht grundlegend von Eltern anderer Kinder (Cox et al., 1975). Drittens können deprivierte Kinder in einem normalen Milieu ihr Verhalten allmählich normalisieren (Rutter et al., 1999).

Die Entschuldung der Eltern muss in differenzierter Weise vorgenommen werden, so dass nicht kommuniziert wird, dass elterliches Verhalten im Zusammenhang mit der Störung beliebig und bedeutungslos sei. Dass das Elternverhalten nicht an der Entstehung des auffälligen Verhaltens beteiligt ist, bedeutet nicht, das ein konsequenter aber verständnisvoller Umgang mit dem Kind für seine weitere Entwicklung unwichtig ist. Im Gegenteil muss ausgedrückt werden, dass Förderung durch die Eltern, einen deutlich positiven Effekt auf das Verhalten des Betroffenen haben kann. Im Gespräch muss daher klar zwischen Ursache der Störung und Umgang mit dem Kind unterschieden werden.

Belastung der Familien

Eltern und Geschwister eines autistischen Kindes müssen in der Regel lernen, mit vielfältigen Erlebnissen, *emotionalen und praktischen Belastungen* umzugehen. Im Rahmen der Beratung der Familie können die Angehörigen auf diese Schwierigkeiten vorbereitet werden, indem sie für das Entstehen typischer Probleme sensibilisiert und entsprechende präventive Strategien oder konkrete Lösungsansätze gemeinsam erarbeitet werden.

Durch das Problem des Kindes werden zunächst Lebenspläne infrage gestellt und Erwartungen enttäuscht. Die entstehende Situation wird u.U. als Kränkung, Ungerechtigkeit oder Bestrafung aufgefasst. Einige Eheleute beginnen, sich gegenseitig die Schuld an der Situation zuzuschreiben, misstrauen einander und entwickeln eigene Theorien über die Entstehung des Syndroms, mit dem Partner als zentralee Quelle. In der Öffentlichkeit erleben sie peinliche Situationen mit ihrem Kind und werden dafür verantwortlich gemacht. Da man den meisten autistischen Kindern ihre Behinderung nicht ansieht, kann es geschehen, dass die Umgebung spontan die Hypothese einer „asozialen" Familie bildet. Jedenfalls gehen Menschen Familien mit autistischen Kindern gerne aus dem Weg, so dass die Isolierung zu- und das Verständnis und Hilfestellungen abnehmen. Bei der Suche nach Unterstützung können sich die Familien als Bittsteller erleben. Einige Familien zerbrechen an diesen Belastungen und Überforderungen oder stehen unter permanenter Spannung und Sorge. Immer steht die Ungewissheit gegenüber der Zukunft im Vordergrund.

Beziehung zwischen Eltern und Kind

Besonders schmerzhaft für die Eltern ist, dass sie keine ihren Vorstellungen entsprechende Beziehung zum Kind aufbauen können. Das Kind wendet sich ihnen kaum zu und kommuniziert wenig. Liebevolle Aufmerksamkeit und engagierte Hilfe der Eltern werden durch die Kinder zumeist nicht ausreichend erwidert oder verstärkt. Es können bizzare Situationen und entfremdende Momente in der Familie auftreten. Die Gefahr besteht, dass Eltern auch wider besseren Wissens glauben, in irgendeiner Weise erzieherisch völlig versagt zu haben. In jedem Fall wird es schwierig sein, sich im Verhalten und manchmal auch den Emotionen dem Kind gegenüber nicht verunsichert zu fühlen. Unter Umständen wird erlebt, dass Kinder mit Autismus die Eltern primär dazu nutzen, ihre Bedürfnisse zu befriedigen. Zumindest aber ist es für die Eltern schwerer zu erkennen, ob sie geliebt und wahrgenommen werden, und welche Rolle sie für das Kind spielen.

Geschwister

Die Geschwister von Kindern mit Autismus müssen oft damit zurechtkommen, dass sie weniger Aufmerksamkeit und Zuwendung erhalten. Das Familienleben wird in der Regel nicht auf sie, sondern das betroffene Kind zugeschnitten, was als ungerecht erlebt werden kann. Sie müssen die Spannungen und Sorgen der Eltern tragen und meist eine praktische Funktion in der Alltagsbewältigung übernehmen. Zudem kann es vorkommen, dass es für sie wegen ihres Geschwisters schwieriger ist, Freunde mit nach Hause zu bringen, oder dass sie von anderen wegen ihres Geschwisters gehänselt werden.

Praktische Probleme

Neben den emotionalen Prozessen, die durch das Zusammenleben mit dem autistischen Kind in der Familie entstehen können, müssen praktische Probleme gelöst werden. Die Familien müssen ihre Wohnsituation (z. B. Verfügbarkeit von Einrichtungen, Therapeuten, Hilfen in der Nähe, Gestaltung der Wohnung) und finanzielle Situation (steigende häusliche Aufgaben, Ausgaben für die Therapie und Betreuung des Kindes) prüfen. Ferner muss viel Zeit und Energie aufwendet werden, um kompetente Fachleute und Einrichtungen für das Kind zu finden, sich über das Krankheitsbild zu informieren und öffentliche Hilfen zu beantragen. Beim Versuch „fachliche" Informationen zum Autismus zu erhalten, kann es lange dauern, bis man auf erfahrene, qualifizierte Personen trifft. Mitunter werden den Eltern unterschiedliche, widersprüchliche und falsche Angaben gemacht, sie müssen lange Wartezeiten in Kauf nehmen, werden vertröstet oder an andere Stellen verwiesen. Alle Familien mit autistischen Kindern kennen zeit- und kostenintensive Reisen zum Wohle ihres Kindes ohne jeglichen damit verbundenen Gewinn.

Rolle des Therapeuten

Der Therapeut muss versuchen, den Familien bei der Bewältigung dieser Belastungen und Probleme eine Stütze und zuverlässiger Ratgeber zu sein. Es sollte versucht werden, die Eltern in ihrer Rolle als Eltern und Erzieher des Kindes zu stärken und ermutigen sowie entstehende Probleme anzugehen, so dass mittel- oder langfristig auch ein relativ normales Familienleben entstehen kann. Mit Vorsicht und Empathie muss den Eltern näher gebracht werden, die Andersartigkeit und Behinderung des Kindes als solche zu akzeptieren. Dazu gehört, sich darauf einzustellen, dass das Kind wahrscheinlich ein Leben lang auf Therapie und Betreuung angewiesen sein wird. Diese Beratung kann von den Familien leicht als ein impertinentes oder infames Eindringen in die Intimsphäre aufgefasst werden. Es bedarf einer erfahrenen Gesprächsführung, um die Eltern nicht zu beleidigen oder ihnen das Gefühl zu geben, sie von ihrem Kind affektiv trennen zu wollen. Den Eltern muss der Hilfeauftrag des Therapeuten verdeutlicht werden, d.h. sie müssen spüren, dass man in ihrem Dienste steht und sie nicht unreflektiert bevormunden will. Es muss betont werden, dass die Absicht nicht darin besteht, z. B. Hoffnungen zu zerstören und gar ihr Kind zu diskreditieren, sondern realistische Hoffnungen zu mobilisieren und das maximal mögliche Wohlbefinden und den besten Fortschritt für das Kind zu erreichen. Eltern sollten wissen, dass die Unmöglichkeit von Heilung nicht die Unmöglichkeit bedeutsamer Verhaltensverbesserungen impliziert, dass ihre Mühen dem Kind helfen werden, es Unterstützung gibt und viele andere Familien mit einer vergleichbaren Situation recht gut leben. Den Eltern muss jede Form des Gesprächs angeboten werden, um Schuldgefühle, Ängste, Verzweiflung, Wut und Konflikte zu bewältigen. Letzteres schließt auch mögliche Unzufriedenheit und Enttäuschung über Beratung und Betreuung durch den Fachmann oder Therapeuten selbst ein.

Information der Eltern

Eltern haben stets ein großes Bedürfnis nach *Informationen über Symptomatik, Ursachen, Verlauf und Behandlungsmöglichkeiten* der Erkrankung ihres Kindes. Es ist für den Therapeuten essenziell, über den aktuellen wissenschaftlichen *Stand der Forschung* (siehe Kapitel 2) informiert zu sein, um die notwendigen Informationen geben zu können. Auf alle Fragen der Eltern sicher und schnell Antwort geben zu können, zeigt die Kompetenz des Therapeuten an und schafft Vertrauen auf Seiten der Eltern. Den Eltern muss Fachwissen in verständlicher, komprimierter Weise vermittelt werden. Informationen, die Eltern von anderer Stelle erhalten haben, müssen für sie eingeschätzt und relativiert werden. Entscheidend ist, den Eltern die jeweils gültigen Optionen und Grenzen von Behandlung aufzuzeigen und Stellung zu beziehen, welche Methoden aus wissenschaftlicher Perspektive oder praktischer Erfahrung hilfreich sind oder nicht. Es ist stets angebracht, sich als Experte auch der eigenen Grenzen bewusst zu sein. Viele Eltern besitzen – nicht zuletzt durch das Internet – hervorragende Kenntnisse der aktuellen Entwicklungen im Bereich des Autismus, insbesondere in Bezug auf Therapieansätze.

Pädagogische Förderung

Für Eltern und das betroffene Kind ist es bedeutsam, den Alltag so zu gestalten, wie bei einem unauffälligen Kind. Dazu gehört vor allem der Besuch eines Kindergartens, der darauffolgende Schulbesuch mit anschließender Ausbildung oder Beschäftigung. Um dies für die Familie zu erreichen, müssen viele Einrichtungen und öffentliche Organisationen kontaktiert und *Informationen zur Kindergartensuche, Beschulung, Ausbildung und Betreuung bei Behördengängen und dem Ersuchen staatlicher Hilfen* bereitgestellt werden. Der Kontakt mit pädagogischen Einrichtungen und Behörden (Jugendamt, Sozialhilfe) kann für die Eltern verwirrend, langwierig und zermürbend sein. Der Therapeut kann diese Belastungen reduzieren, indem er aufgrund seiner Diagnostik eine orientierende Empfehlung gibt und anschließend aktiv bei der Platzierung mithilft.

Multiprofessionalität

Da autistische Störungen schwerwiegend und chronisch sind, verlangt die Intervention nicht nur Multimodalität, sondern auch Multiprofessionalität, d.h. den Einsatz mehrerer Kolleginnen, Kollegen und Berufsgruppen. Daher sollte der Therapeut auch in der Lage sein, *Informationen über andere Hilfen und Selbsthilfeorganisationen* zur Verfügung zu stellen und kompetent über die Arbeit und die Erreichbarkeit anderer Therapeuten und Einrichtungen in der Umgebung beraten. Zum Beispiel kann die Kontaktaufnahme mit dem „Bundesverband Hilfe für das autistische Kind“ für Eltern hilfreich sein. Der Verband, der seit über 30 Jahren besteht, ist ein Selbsthilfeverein, der die Förderung effektiver Therapien, Maßnahmen und Hilfen für Kinder, Jugendliche und Erwach-

Bundesverband „Hilfe für das autistische Kind“

sene mit Autismus, Öffentlichkeitsarbeit, Veranstaltungen und Fortbildungen, die Publikation von Informationsmaterial, den Zusammenschluss von Eltern und Förderern und die Unterstützung und Beratung von Familien im Bereich autistischer Störungen zum Ziel hat. Derzeit besitzt der Verein etwa 4.000 Mitglieder in 40 Regionalverbänden, die vor Ort Therapiezentren, Schulen und Wohneinrichtungen geschaffen haben.

Hilfreiche Materialien

Der *Ratgeber Autistische Störungen*, Informationen für Betroffene, Eltern, Lehrer und Erzieher (Poustka et al., 2004), informiert in kompakter Weise über die autistischen Störungsbilder, Ursachen, Behandlungsmöglichkeiten und zum Verlauf der Syndrome.

Der Bundesverband „Hilfe für das autistische Kind“, Vereinigung zur Förderung autistischer Menschen e.V. (www.autismus.de) (Bebelallee 141, 22297 Hamburg, Tel. 040/5115604, Fax 040/5110813), und seine Regionalverbände können vielfältige Informationsmaterialien zur Verfügung stellen.

3.3.2 Eltern- und Erziehertraining

Es ist einleuchtend, dass diejenigen Menschen, die mit der betroffenen Person die meiste Zeit verbringen und am häufigsten mit ihr interagieren, theoretisch den meisten Einfluss auf sie nehmen können. In der Regel sind dies Eltern, Lehrer und Erzieher. Es wichtig, dass pädagogische Intervention möglichst breit und konsistent angelegt wird, damit die Effekte leichter generalisieren können. Verhaltensmodifikation sollte in möglichst vielen konkreten sozialen Umgebungen erfolgen, z.B. im Kindergarten, der Schule und Zuhause. Einige Eltern verhalten sich gegenüber ihrem auffälligen Kind pädagogisch „intuitiv richtig“. Bei Lehrern und Erziehern kommt deren diesbezügliche Ausbildung begünstigend hinzu. Autistische Störungen sind jedoch seltene und schwere Störungen, die hohe Anforderungen an das Erziehungsverhalten stellen. Es macht zumeist Sinn, einige grundsätzliche Prinzipien förderlichen Erziehungsverhaltens zu vermitteln und in der Folge an konkret auftretenden Problemsituationen zu vertiefen.

L10 **Leitlinie 10: Eltern- und Erziehertraining**

- Training der Eltern
- Pädagogische Prinzipien
- Training von Lehrern und Erziehern

Elterntraining

In erster Linie ist es Aufgabe des Therapeuten, den Eltern ein klares Handwerkszeug für den Umgang mit ihrem Kind zu geben. *Training der Eltern* stellt dementsprechend einen zentralen Aspekt der Intervention dar. Eltern sollten aber Eltern bleiben, als Erzieher auftreten und nicht zu „Therapeuten" werden. Die Förderziele für das Kind werden gemeinsam mit den Eltern erarbeitet, die meist eine eigene Hierarchie der Ziele haben und gut einschätzen können, wann ihr Kind überfordert ist, welche Aufgaben es erfüllen kann, wie es reagieren wird und welche Stimmungsschwankungen zu erwarten sind. Auch die meisten betroffenen Kinder haben trotz ihrer sozialen Schwierigkeiten ein besonderes Zutrauen zu Eltern und häuslicher Umgebung. Für Eltern ist es wichtig zu erfahren, dass sie positiven Einfluss auf die Entwicklung ihres Kindes nehmen können. Niemand anderer wird vergleichbar viel Liebe, Energie, Entbehrung und Zeit für das Kind aufbringen können oder wollen. Es konnte zudem gezeigt werden, dass die Sensitivität von Eltern gegenüber ihrem betroffenen Kind und ihre Fähigkeit, das eigene Verhalten mit dem des Kindes in der Interaktion zu synchronisieren, bedeutsam mit dessen späteren kommunikativen Fähigkeiten zusammenhängt (Siller & Sigman, 2002).

Pädagogische Prinzipien

Die pädagogischen Prinzipien, die den Eltern vermittelt werden können, entsprechen den Grundsätzen der Verhaltenstherapie bei AS, die genauer in den folgenden Kapiteln, z.B. in der Leitlinie 11 (Kapitel 3.3.3), vorgestellt werden. Am effektivsten lassen sich pädagogische Interventionen mit Eltern, Lehrern und Erziehern an konkreten Beispielen trainieren. Solche Problemsituationen können in der Diagnostik anhand der Verhaltensanalyse (Leitlinie 3, siehe Kapitel 3.1.3) identifiziert werden. Ebenso wie andere Kinder können Kinder mit AS einen ausgeprägten Ungerechtigkeitssinn haben, wenn es um die eigene Person geht. Dementsprechend sollten selbstverständlich alle Prinzipien, die beim Kind angewandt werden, grundsätzlich für die ganze Familie gelten, wobei Eltern, Geschwister und andere Bezugspersonen als Modelle dienen sollten.

Verstärkung

Verstärkung, positives Feedback bei erwünschtem, aber defizitärem Verhalten: Kern der meisten AS sind soziale und kommunikative Defizite. Sozio-kommunikatives Verhalten ist kaum oder lediglich in sozial unverträglicher oder missverständlicher Weise vorhanden. Ferner bestehen Probleme im Spielverhalten und bei altersentsprechenden Aktivitäten und Interessen. Das Kind sollte für alle Verhaltensweisen, die adäquates soziales, kommunikatives und adaptives Verhalten widerspiegeln, systematisch und konsequent belohnt werden. Positive Reaktionen der Umwelt erhöhen die Wahrscheinlichkeit, dass solches Verhalten gehäuft auftritt und zur Gewohnheit wird. Verstärkt werden kann auch, wenn schlecht angepasste Verhaltensweisen lange Zeit nicht mehr gezeigt wurden. Zur Belohnung können alle Mittel verwendet werden, die das Kind als angenehm erlebt (z.B. Lob, Anerkennung, Geld, Süßigkeiten). Besonders gut eignen sich für eine konsequente Verstärkung sog. Token-Systeme, deren Anwendung mit den Eltern trainiert werden kann.

Unterbrechung und Löschung

Unterbrechen, Nicht-Verstärken unerwünschten Verhaltens: Autistische Menschen zeigen viele störende Verhaltensweisen, z.B. Stereotypien, Manierismen, sensorische Sonderinteressen und (selbst-)aggressives Verhalten, die auf keinen Fall verstärkt werden dürfen. Dies kann häufig unbeabsichtigt passieren, da Eltern u.U. versuchen, derartiges Verhalten durch Unterlassung von Aufforderungen oder die Gabe von materiellen Verstärkern (z.B. Süßigkeiten) zu beenden, was es langfristig weiter manifestiert und nur kurzfristig unterbricht. Stereotypien und vergleichbare Verhaltensmuster sollten im Gegenteil ignoriert (falls es sich nicht um selbst- oder fremdschädigende Symptome handelt) oder besser unterbrochen und durch andere verträgliche Aktivitäten ersetzt werden. Es kann ferner mit Vorsicht probiert werden, moderate negative Konsequenzen für solches Verhalten einzuführen, wenn dadurch dem Kind nicht geschadet wird, bzw. der angestrebte therapeutische Effekt nicht ins Gegenteil umschlägt. Negative Konsequenzen beinhalten natürlich keinesfalls körperliche Züchtigung, sondern vielmehr das Ausbleiben oder die Rückgabe von Verstärkern oder einen befristeten Ausschluss von angenehmen Beschäftigungen. Daneben können die Eltern auch versuchen, das Kind bei kommunikativen oder sozialen Situationen, die es als unangenehm erlebt – welche aber objektiv ungefährlich sind – dazu zu bewegen, solche Zustände auszuhalten und sich daran schrittweise zu gewöhnen.

Einfache Kommunikation

Verständliche, einfache, wiederholte Kommunikation: Menschen mit AS weisen Probleme der Kommunikation auf. Vieles von dem, was ein Sender kommunizieren möchte oder was die Betroffenen kommunizieren möchten, kommt beim Empfänger nicht an. Da Menschen mit Autismus ihre Kommunikation nicht an das Niveau anderer Menschen anpassen können, müssen letztere versuchen, ihre Kommunikation an das Niveau der Menschen mit Autismus anzupassen. Häufig ist man sich nicht bewusst, wie viele komplexe Anteile z.B. die alltäglich verwendete Sprache beinhaltet, die wir als selbstverständlich erleben. Kommunikationsversuche sollten daher bei nicht sprechenden Personen auf ganz basaler Ebene erfolgen und einen einfachen, präzisen und sparsamen Informationsgehalt aufweisen, der so oft wiederholt und variiert werden kann, bis er erkennbar verstanden wurde. Voraussetzung hierfür ist, dass man sich zunächst durch Blickkontakt, Hinwendung oder verbale Antwort des Kindes seiner Aufmerksamkeit versichert. Zur Kommunikation können Bilder und andere Hilfsmittel angewandt werden. Auch bei Betroffenen mit guter Sprachentwicklung sollte bei der Kommunikation beachtet werden, dass Informationen konkret, sachlich und prägnant vermittelt werden, um ein besseres Verständnis zu erreichen.

Strukturierung

Eindeutigkeit, Klarheit und Struktur in der Umwelt, im Alltag und im sozialen Umgang: Menschen mit Autismus profitieren von festen Regeln und Tagesabläufen, d.h. der Verlässlichkeit, Vertautheit und Berechenbarkeit ihrer Umwelt. Auf Basis einer Kontinuität für den Betroffenen lassen sich therapeutische Maßnahmen besser implementieren und aufrechterhalten. Ferner kann die Belastung des Familienlebens reduziert werden. Inkonsistentes Verhalten der Eltern oder häufige Wechsel der Bezugspersonen, Routinen und Umgebung können zu regressivem Verhalten führen. Zumindest sind sie aber dem Erzielen von Verhaltensverbesserungen meist abträglich.

Erzieher-/ Lehrertraining

Beim *Training von Lehrern und Erziehern* können im Wesentlichen ähnliche Prinzipien kommuniziert werden, wie bei den Eltern. Zu Beginn muss wie bei der Elternberatung – die theoretische Aufklärung über das Syndrom stehen. Erzieher und Lehrer sind pädagogische Fachleute und deren spezielle Fähigkeiten und Erfahrungen dürfen nicht außer Acht gelassen oder unterschätzt werden. Im Unterschied zum Training der Eltern muss beim Training der Erzieher und Lehrer beachtet werden, dass diese das Kind überwiegend im Kontext einer Gruppe erziehen, was höhere Anforderungen stellt. Es ist deutlich schwieriger, in diesem Setting pädagogische Prinzipien konsequent und konsistent anzuwenden. Zudem können Lehrer und Erzieher nur begrenzt die Aufmerksamkeit und Zeit einem Kind zuwenden, sondern müssen alle Mitglieder der Gruppe ebenbürtig und verantwortlich betreuen. Nicht zuletzt müssen sie ggf. andere Kinder über das besondere Verhalten des autistischen Kindes informieren und diese in ihre pädagogischen Bemühungen integrieren.

Hilfreiche Materialien

Der *Ratgeber Autistische Störungen*, Informationen für Betroffene, Eltern, Lehrer und Erzieher (Poustka et al., 2004), beinhaltet konkrete Hinweise für Eltern hinsichtlich des Umgangs mit autistischen Kindern.

3.3.3 Verhaltenstherapie und Frühförderung

Operante Techniken

Die Kinderverhaltenstherapie, vor allem der Einsatz operanter Techniken, nimmt bei der Behandlung autistischen Verhaltens eine herausragende Rolle ein und ist wissenschaftlich am besten abgesichert. Verhaltenstherapie bei AS kann sich auf die Therapie des gesamten Syndroms oder auf einige Problemverhaltensweisen beziehen. Als „globale" Therapie zur Veränderung der Gesamtsymptomatik wird sie im Rahmen der Frühförderung verstanden, bei der die Verhaltenstherapie mit hoher Intensität über einen langen Zeitraum erfolgt. Ansonsten bezieht sie sich zumeist auf einzelne konkrete Verhaltensprobleme. Egal wie verhaltenstherapeutische Prinzipien durchgeführt werden, sie setzen immer bei aktuellem beobachtbarem Verhalten an. Verhaltenstherapeutische Intervention erfolgt erst, nachdem in der Verhaltensanalyse mit dem Problemverhalten in Zusammenhang stehende auslösende und aufrechterhaltende Bedingungen und Faktoren herausgearbeitet und konkrete Therapieziele erarbeitet wurden (Leitlinie 3, siehe Kapitel 3.1.3). Zudem wird intendiert, dass die Therapie nicht auf die Interaktion mit dem Therapeuten begrenzt bleibt, sondern die Prinzipien in vielen sozialen Bezugssystemen zur Anwendung kommen. Für AS bedeutet dies, dass auch Eltern, Lehrer und Erzieher Methoden der Verhaltenstherapie einsetzen (siehe Leitlinie 10, Kapitel 3.3.2). Verhaltenstherapie ist also keine exklusive Methode für Experten sondern auch Hilfe zur Selbsthilfe. Die Methoden der Verhaltenstherapie können bei Betroffenen jeden Alters zum Einsatz kommen. Besonders effektiv sind sie jedoch bei autistischen Kindern und Betroffenen mit komorbider Intelligenzminderung.

L11 Leitlinie 11: Verhaltenstherapie/Frühförderung

- Verhaltenstherapeutische Prinzipien
- Aufbau erwünschten und Abbau unerwünschten Verhaltens
- Problem der Generalisierung
- Frühe, intensive Verhaltenstherapie

Verhaltenstherapeutische Prinzipien

Methoden operanter Konditionierung stehen im Mittelpunkt der *verhaltenstherapeutischen Prinzipien* bei AS. In gewissen Zusammenhängen haben aber auch kognitive Aspekte, klassische Konditionierung und insbesondere Modelllernen eine Bedeutung bei der Verhaltensveränderung. Operante Konditionierung beinhaltet, dass erwünschtes Verhalten, wenn es auftritt, sofort und immer verstärkt wird (kontinuierliche Verstärkung), und bei unerwünschtem Verhalten keine oder eine negative Konsequenz erfolgt. Dazu muss das erwünschte und unerwünschte Verhalten vorher genau als Zielverhalten definiert werden.

Operante Konditionierung

Als Verstärker für die operante Konditionierung kommen materielle (z. B. Süßigkeiten, Geld), soziale (z. B. Lob, Anerkennung) oder Handlungsverstärker (z. B. gemeinsam Schwimmen oder in den Zoo gehen, U-Bahn fahren) in Frage. Am effektivsten wird durch diejenigen Verstärker belohnt, welche für das individuelle Kind den größten Belohnungswert haben. Diese müssen eruiert und ausprobiert werden. Solche Verstärker können von klassischen Verstärkern stark verschieden sein und problematisch wirken, z. B. die Erlaubnis, kurzzeitig Stereotypien nachgehen oder Monologisieren zu dürfen. Wenn dadurch aber das adäquate Verhalten insgesamt zunimmt, sind solche Verstärker vorübergehend oder in begrenztem Umfang vertretbar. Bei Kindern, die intellektuell in der Lage sind, kann auch mit Verhaltensverträgen oder Verstärkersystemen (Token-Systemen) gearbeitet werden, wobei gewünschtes Verhalten erst zu einem späteren Zeitpunkt oder zuerst nur symbolisch verstärkt wird. Tokens sind Objekte (Geld, Chips, Punkte), die gesammelt und nach einem Plan gegen Verstärker eingetauscht werden können. Der Vorteil von Tokens liegt darin, dass sie sich als Verstärker kaum „abnutzen“, d.h. ihre Attraktivität nicht sinkt, auch wenn sie häufig zur Anwendung kommen. Lediglich der Tauschplan muss im Laufe der Intervention immer wieder neu angepasst werden. Token-Systeme können relativ problemlos auch im Kindergarten, der Schule und Zuhause eingesetzt werden. Negative Konsequenzen oder indirekte Bestrafung können durch Verstärkerentzug oder Verstärkerausschluss erreicht werden. Beim Verstärkerentzug müssen Verstärker zurückgegeben werden (z.B. Rückgabe von Token). Beim Verstärkerausschluss können Auszeitverfahren zur Anwendung kommen (z.B. Ignorieren des Kindes, Herausnehmen des Kindes aus der Situation). Auszeiten sollten nur kurz dauern, maximal 5 bis 10 Minuten. Bei autistischen Störungen muss genau beobachtet werden, wie die Verstärker und der Verstärkerentzug wirken. Verstärker dürfen z.B. nicht zu magischen Objekten für die Kinder werden, deren Entzug zur aggressiven Durchbrüchen führt.

Verstärkerentzug

Klassische Konditionierung

Es ist wahrscheinlich, dass viele Kinder mit Autismus u.a. versuchen, mit stereotypem, repetitivem, selbst- und fremdaggressivem Verhalten kommunikative und soziale Anforderungen der Umgebung zu vermeiden. In einem gewissen Toleranzbereich sollten die Betroffenen lernen, solche Situationen auszuhalten und auf diese einzulassen, um zu erreichen, dass sich die negative Assoziation lockert, bzw. das Kind sich sukzessiv an diese Situation gewöhnt (klassische Konditionierung). Oft ist bei der Therapie von Kindern mit Autismus kein spezifisches erwünschtes Verhalten vorhanden, das verstärkt werden könnte, oder es tritt äußerst selten auf. In diesen Fällen muss es das Kind erst erwerben und in sein Repertoire aufnehmen. Zu diesem Zweck empfiehlt sich eine intensive Modellierung durch den Therapeuten, so dass es das Kind beobachten kann. Allein durch die Beobachtung erhöht sich die Wahrscheinlichkeit, dass das Kind ein solches Verhalten zeigt. Parallel dazu ist es wichtig, dass das Kind konsequent zur Imitation aufgefordert wird. Bei entsprechender Imitation kann dann unmittelbar verstärkt werden. Modelllernen eignet besonders gut, wenn der Neuaufbau komplexer Verhaltensmuster angestrebt wird. Bei Kindern, Jugendlichen und Erwachsenen Menschen mit Autismus, die über ausreichend Sprache und intellektuelle Fähigkeiten verfügen, kann im Rahmen der Anwendung operanter (und klassischer) Konditionierung sowie Beobachtungslernen und Imitation auch versucht werden, durch Erklärungen, Hinweise und Ratschläge kognitive Prozesse der Einsicht und Selbstregulation zu stimulieren.

Imitation und Modelllernen

Kognitive Prozesse

Aufbau von erwünschtem und Abbau von unerwünschtem Verhalten: Autistische Menschen zeigen einerseits viele dysfunktionale störende Verhaltensweisen, wie Stereotypien, Manierismen, sensorische Sonderinteressen und (Selbst-)aggression (Verhaltensexzesse), andererseits einen Mangel an funktionalem, adaptivem Verhalten wie alltagspraktischen Fertigkeiten sowie sozialen und kommunikativen Kompetenzen (Verhaltensdefizite). Sowohl die Exzesse als auch Defizite sind für das

Verhaltensexesse und Verhaltensdefizite

Kind und seine Umgebung belastend oder sogar gefährdend und behindern eine angemessenere Entwicklung. Der Versuch einer gezielten Beeinflussung dieser Symptome dient somit der Selbständigkeit und Lebensqualität der autistischen Kinder sowie dem gesamten familiären Zusammenleben.

Verhaltensaufbau

Verhaltensdefizite können je nach kognitiven und verbalen Fähigkeiten in erster Linie durch operante Konditionierung, Beobachtungslernen, Imitation und Einsicht verringert werden. Beim *Aufbau erwünschten Verhaltens* können weitere verhaltenstherapeutische Techniken eingesetzt werden, um den Aufbau zu strukturieren: Shaping, Chaining, Prompting und Fading.

Unter Shaping versteht man, dass beim Verhaltensaufbau bereits kleinste Annäherungen an das Ziel verstärkt werden. Diese Technik ist zusammen mit Modelllernen und Imitation vor allem dann angezeigt, wenn Verhalten entstehen soll, dass fast vollständig neu aufgebaut werden muss, d.h. eine große Differenz zwischen dem Soll- und dem Ist-Zustand besteht. Chaining ist eine ähnliche Technik wie Shaping. Auch hier werden einzelne günstige Verhaltensweisen verstärkt. Der Unterschied besteht darin, dass beim Chaining nicht der Beginn einer Handlungsabfolge, sondern zunächst ihr Ende verstärkt wird. Diese Technik empfiehlt sich immer dann, wenn das Kind die letzten Schritte einer Handlung schon beherrscht, diese einfacher zu erlernen sind oder das Ende der Handlungsfolge für das Kind von Verstärkung gefolgt wird. Dies ist z.B. der Fall, wenn ein Kind das selbständige Zähneputzen erlernen soll, bevor es vor dem Schlafengehen noch eine halbe Stunde seine Lieblingssendung im Fernsehen sehen darf, aber bisher nur alleine den Mund am Ende des Zähneputzens ausspülen kann. Das sog. Prompting kann ebenfalls beim Erwerb funktionalen Verhaltens eingesetzt werden. Bei dieser Technik gibt der Therapeut dem Patienten gezielt Hilfestellung (verbale Hinweise, Zeichen), damit er weiß, welche Verhaltensweise er wann zeigen soll. Wird das Prompting später allmählich ausgeschlichen, spricht man von Fading. Bei Bedarf werden alle vier Techniken flexibel kombiniert.

Alltagspraktische und soziokommunikative Fertigkeiten

Bei autistischen Störungen müssen insbesondere basale und komplexere adaptive, alltagspraktische Tätigkeiten (z.B. selbständiges Essen, sich Waschen, Zähneputzen, An- und Ausziehen, auf Toilette gehen, Ranzen packen, zur Schule fahren, Hausaufgaben machen, Einkaufen, mit Geld umgehen etc.), angemessene Freizeitgestaltung (z.B. Spielen, Bewegung) und sozio-kommunikative Kompetenzen (Sozialkontakt aufnehmen, Interagieren, Informationen geben und entgegennehmen) vermittelt werden. Der Erwerb dieser Fertigkeiten verringert den Betreuungsaufwand für das Kind, fördert die Selbständigkeit, ermöglicht weiterführende Maßnahmen der Intervention und verbessert so die Prognose für das Kind. Die Anwendung der verhaltenstherapeutischen Techniken zum Aufbau adaptiver Fertigkeiten ist exemplarisch in Tabelle 30 dargestellt.

Tabelle 30: Aufbau erwünschten Verhaltens (Zähneputzen, mit anderen Kindern Kontakt aufnehmen) mit verhaltenstherapeutischen Methoden

Erlernen von Zähneputzen
Zielverhalten: Kind soll lernen, morgens und abends selbstständig Zähne zu putzen.
Einzelschritte: Kind geht ohne Aufforderung ins Bad, geht ans Waschbecken, nimmt Zahnpastatube und öffnet diese, gibt Zahnpasta auf Zahnbürste und verschließt Tube, putzt einige Minuten Zähne (oben, unten und von allen Seiten), füllt Becher mit Wasser, spült Mund mit Wasser aus Becher, spült Zahnbürste ab, stellt Zahnbürste und Becher zurück, verlässt das Bad.
Ist-Zustand des Kindes: Diagnose frühkindlicher Autismus, 5 Jahre alt, spricht einzelne Wörter und versteht einfache Sätze; Kind weiß, dass es morgens und abends die Zähne geputzt bekommt und wartet darauf, dass die Eltern dies tun.
Vorgehen: Dem Kind werden wiederholt die einzelnen Schritte des Handlungsablaufs demonstriert (Modell). Das Kind wird zunächst sukzessiv verstärkt, wenn es sich morgens und abends dem Bad nähert, dann, wenn es das Bad betritt, danach, wenn es die Zahnbürste oder Zahnpastatube anfasst usw. Zu Beginn können auch Unterschritte der Teilschritte verstärkt werden. Anschließend werden nur Einzelschritte verstärkt, dann nur noch komplette, richtig durchführte, Handlungsmuster bis zur Automatisierung (Shaping). Weiss das Kind nicht, was es machen soll, wird ihm zu Beginn eines Einzelschrittes geholfen, bis es alleine weitermacht (Prompting) und diese Hilfe schrittweise zurückgefahren, wenn das Kind Fortschritte macht (Fading).
Mit anderen Kindern Kontakt aufnehmen
Zielverhalten: Kind soll lernen, auf andere Kinder zuzugehen und positiv auf diese zu reagieren
Einzelschritte: Kind muss an einem Ort sein, wo andere gleichaltrige Kinder sind (Spielplatz, Kindergarten), Kind muss andere Kinder beobachten, Kind muss in die Nähe der anderen Kinder gehen, Kind muss auf andere Kinder zugehen, Kind muss andere Kinder ansprechen oder auf Aufforderungen anderer Kinder positiv reagieren.
Ist-Zustand des Kindes: Diagnose frühkindlicher Autismus, 5 Jahre alt, spricht einzelne Wörter und versteht einfache Sätze, ist in integrativem Regelkindergarten, hat keine Freunde, kann funktional alleine spielen (z. B. Formen im Sandkasten benutzen) und bei einfachen Gruppenspielen (Fangen) mitmachen, sagt gerne Tschüss, wenn es eine Gruppe von Kindern verlässt.
Vorgehen: Kind geht mit Mutter auf den Spielplatz und wird dafür belohnt, Kind wird zusätzlich verstärkt, wenn es Kinder beobachtet (Shaping), nach kurzer Zeit gehen Mutter und Kind, Junge sagt Tschüss in Richtung der anderen Kinder, als er geht und wird dafür verstärkt. Beim nächsten Mal geht der Junge näher an die Kinder heran, als er Tschüss sagt und wird dafür belohnt. Dann wird er belohnt, wenn er sich zu den Kindern stellt und Tschüss sagt, bevor er geht. Danach, wenn er, bevor er Tschüss sagt, noch einige Augenblicke bei den Kindern steht. In der Folge, wenn er davor noch kurz alleine bei den anderen Kindern spielt, wenn er dann kurz mit den anderen stumm spielt, dann, wenn er zudem etwas sagt usw. Der Prozess wird bis zum Beginn der Handlungssequenz konsequent zurückverstärkt, bis das Zielverhalten vollständig gezeigt wird (Chaining). Nach Erreichung des Zielverhaltens wird dieses verstärkt, bis es automatisiert ist. In der Folge wird versucht, das gleiche Zielverhalten an anderen Orten, mit anderen Kindern und unter anderen Bedingungen zu erreichen.

Verhaltensabbau

Beim *Abbau unerwünschter Verhaltensweisen*, also v.a. repetitiven, restriktiven, stereotypen Verhaltensmustern, gilt, dass die Ergebnisse der Verhaltensanalyse besonders zu beachten sind. Manierismen, (auto-)aggressives Verhalten und andere stereotype Verhaltensweisen können kommunikative Funktion erfüllen. Manchmal kann es sinnvoll sein, zunächst und schwerpunktmäßig stereotypes Verhalten zu modifizieren,

Stereotypien

das u.U. viel Aufmerksamkeit und Zeit des Kindes beansprucht und somit die Voraussetzungen des Erwerbs neuer funktionaler Fertigkeiten verschlechtert. Zudem können Selbstverletzungen (z.B. Schläge gegen den Kopf), ein derart bedrohliches Maß annehmen, dass sofort Schutzmaßnahmen notwendig werden, um das Kind vor schwerwiegenden Verletzungen zu schützen. Treten Stereotypien vermehrt in Situationen auf, in denen die Betroffenen überfordert, aufgeregt, ängstlich oder uninteressiert sind, zeigen sie evtl. an, dass das Kind die Situation als unangenehm erlebt. Auch Schmerzen können Stereotypien verursachen oder intensivieren. Dem Kind können Stereotypien dazu dienen, sich zu beruhigen, zu stimulieren, abzulenken oder sich einer Situation oder Anforderung zu entziehen.

Es besteht bei Stereotypien immer die Gefahr, dass sie von außen unbewusst stabilisiert oder sogar noch verstärkt werden, z.B. wenn durch ihre Ausübung eine schwer erträgliche Situation vermieden oder beendet werden kann (z.B. die Veränderung einer Routine) bzw. dieses Tun belohnt wird (z.B. Versuch, Stereotypien durch Verstärker zu beenden). Je nachdem, wie das störende Verhalten bedingt wird, sind zur Modifikation der Stereotypien verschiedene Maßnahmen notwendig. Bei massiven Selbstverletzungen müssen unmittelbar Schutzmaßnahmen eingeleitet werden (z.B. Tragen eines Kopfschutzes, kurzzeitige, sofortige Fixierung). Danach ist es zunächst sinnvoll, Situationen zu identifizieren und zu vermeiden, die Stereotypien provozieren, also Situationen mit einem Charakter der Bedrohung oder Überforderung. Ferner müssen mögliche positive oder negative Verstärkungen stereotypen Verhaltens durch die soziale Umgebung erkannt und unterbunden werden. Werden Stereotypien durch einen Mangel an Stimulation mitgetragen, sind für das Kind ausreichend anregende Umgebungen und Situationen zu finden und herzustellen, in denen alternative Tätigkeiten entstehen können. Situationen und Phasen, in denen das Kind kein störendes Verhalten zeigt, sollten belohnt werden (Intervallverstärkung), z.B. mit Dingen und Aktivitäten, die das Kind gerne tut und die angemessen sind. Das Verstärken von „Nicht-Verhalten" ist aber schwierig, da eine Kontingenz zur Belohnung schwerer herzustellen ist. Daher muss diese Form der Verstärkung auch zusätzlich adäquat kommuniziert werden, damit eine klare Assoziation zwischen Verhalten und Verstärker entsteht. Kann Stereotypien keine eindeutige Funktion zugeschrieben werden oder durch angemessenere Beschäftigung ersetzt werden, sollte der Entzug von Belohnung, und Auszeitverfahren versuchsweise eingesetzt werden, um diese Verhaltensweisen zu reduzieren.

Problem der Generalisierung

Viele der mittels operanter Konditionierung erworbenen Verhaltensmuster können zumindest vorübergehend mechanisch und artifiziell wirken, da sie nicht auf „natürliche" Weise entstanden sind. Ein *Problem der Generalisierung* besteht bei operanter Konditionierung fast immer, d.h. in Situationen mit großem Neuheitswert oder zu großer Unähnlichkeit mit der Lernsituation wird es womöglich nicht gezeigt oder adaptiert.

Letzteres trifft insgesamt weniger auf basale, oft auch motorisch automatisierte, gleichförmige alltagspraktische Fähigkeiten zu als vielmehr auf Verhaltensweisen, die in einer vielfältigen, vor allen sozialen, Umwelt ausgeübt werden müssen. Operant konditionierte Verhaltensweisen sind bei Kindern mit AS tendenziell als vollständiges, eher unflexibles Muster vorhanden, werden abgerufen und nicht unbedingt verstanden oder reflektiert. Das Erlernen sollte daher in einem variablen, breiten Kontext erfolgen, zentrale Merkmale des Geschehens auch kommuniziert und das Zielverhalten in unterschiedlichen Situationen geübt werden, um die Wahrscheinlichkeit des Transfers zu erhöhen.

Intensive Frühförderung mit Verhaltenstherapie

Effektive *Frühförderung* baut im Wesentlichen auf den Methoden der Verhaltenstherapie, insbesondere operanter Konditionierung, Modellierung, Imitation, Shaping und Prompting auf. Im Gegensatz zur allgemeinen Anwendung der Verhaltentherapie bei AS bedeutet *frühe intensive Verhaltenstherapie* vor allem nachhaltige, langfristige Therapie, die bereits bei sehr jungen Kindern, ungefähr ab dem ersten Lebensjahr eingesetzt werden kann. Zudem ist es Anliegen, das autistische Verhalten letztlich als Ganzes zu behandeln, d. h. nicht nur einzelne umschriebene problematische Verhaltensweisen. Nachhaltig und langfristig bedeutet, dass die Therapie gewöhnlich mehrere Stunden täglich (20 bis 40 Stunden/Woche) umfasst und auf einige Jahre Dauer angelegt ist (siehe auch 4.2.1).

Vorgehen

Von Beginn an wird vor allem die Generalisierung des gelernten Verhaltens angestrebt, so dass die Therapie in unterschiedlichen Zusammenhängen (Zuhause, Öffentlichkeit, Kindergarten, Praxis) durchgeführt wird. Die Eltern sind eng in die Therapie eingebunden und werden in ihrem Verhalten dem Kind gegenüber trainiert und supervidiert, wenngleich zumindest im Anfangsstadium zum Erwerb basaler Lernfähigkeiten oft eine nahe eins-zu-eins Interaktion mit dem Verhaltenstherapeuten steht. Basale Lernfähigkeiten umfassen die Mobilisierung der Aufmerksamkeit und Reaktivität des Kindes sowie das Wecken der Wahrnehmung für das eigene Handeln und dessen Konsequenzen. Die Therapiestunden werden reduziert, je häufiger das Kind im Kindergarten oder der Schule ist. Intensive Verhaltenstherapie baut insbesondere auf visueller Verarbeitung und Gedächtnis für Routinen auf. Deshalb basieren die anfänglichen Behandlungsprozesse auf einer visuellen Präsentation und einer strengen Wiederholung von Handlungsabläufen. Da viele autistische Kinder Schwierigkeiten beim Verarbeiten gesprochener Sprache haben, werden verbale Instruktionen am Anfang minimiert.

Hilfreiche Materialien

In dem englischen Werk *"Behavioral Intervention for Young Children with Autism"* herausgegeben von Catherine Maurice, Gena Green und Stephen Luce (1996) sind alle Methoden und wissenschaftlichen Hintergründe zur verhaltenstherapeutisch begründeten Frühförderung autistischer Kinder zusammengefasst.

3.3.4 Sprachanbahnung

Sowohl für die kognitive, aber vor allem für die soziale, Entwicklung eines Menschen ist Sprache die treibende Kraft. Sprache ist hochkomplex und kann durch keine alternative Kommunikationsform vollständig ersetzt werden. Störungen der Sprache haben immer weitreichende Konsequenzen für Leben und Alltag eines Menschen. Da im Prinzip alle Menschen mit Autismus hinsichtlich Semantik, Syntax oder Pragmatik Auffälligkeiten der Sprache aufweisen, sogar eine erhebliche Zahl ein Leben lang im Grunde nicht spricht, stellt die Förderung verbaler Kommunikation ein zentrales Anliegen der Autismustherapie dar. Daneben ist der Aufbau kompensatorischer oder zusätzlicher Kommunikationsfähigkeiten ein Hauptanliegen der Intervention. Für die Prognose des Sprachaufbaus sind insbesondere Alter und Sprachentwicklungsstand zu Beginn der Therapie entscheidend.

L12 **Leitlinie 12: Sprachanbahnung**

- Verhaltenstherapeutischer Sprachaufbau
- Psycholinguistische Sprachanbahnung
- Alternative Kommunikationsmethoden

Verhaltenstherapeutischer Sprachaufbau

In der Vergangenheit wurden hinsichtlich des Autismus insbesondere Programme zum *verhaltenstherapeutischen Sprachaufbau* entwickelt (z.B. Lovaas, 1977). Im Fokus der verhaltenstherapeutischen Intervention steht zunächst durch kontinuierliche Verstärkung des kindlichen Blickkontaktes die Lenkung seiner Aufmerksamkeit auf den Therapeuten. Im nächsten Schritt soll das Kind dann lernen, Therapeut/Elternteil zu imitieren, indem solches Verhalten verstärkt wird. Begonnen wird mit Nachahmung der Grobmotorik, gefolgt von Imitation feinmotorischer Bewegungen und schließlich die Imitation von Sprache. Zuerst werden alle Laute verstärkt, später nur solche, die denen des Therapeuten ähneln, sowie die Verkettung einzelner Laute zu Worten. Es sollen zuerst Hauptwörter, dann Verben, besitzanzeigende Fürwörter, kurze Sätze, Konzepte etc. gelernt werden. Bei dieser Form des Sprachaufbaus ist die Generalisation, d.h. die Übertragung des Gelernten auf andere Situationen, normalerweise gering.

Psycholinguistischer Sprachaufbau

Basis *psycholinguistischer Sprachanbahnung* sind die Gesetzmäßigkeiten des normalen Spracherwerbs von Kindern. Entsprechend wird der aktuelle Sprachentwicklungsstand berücksichtigt, der sukzessive verbessert wird. Weiter soll Sprache nicht nur durch Aneignen von Wörtern, sondern auch durch Interaktion, Gestik und Begriffsbildung vermittelt werden. So wird u.a. auch die nonverbale Kommunikation des Kindes betrachtet, bspw. das Bitten um Essen oder die wortlose Information über das aktuelle Befinden. Eine Schwierigkeit dieses Ansatzes besteht darin, dass autistische Kinder meist keine geeigneten Strategien haben, semiotische Ordnungen ohne fremde Hilfe herzustellen und ihre nonverbale Kommunikation und soziale Interaktion meist derart gestört sind, dass die Prämissen normaler Entwicklung nicht gegeben sind.

PECS

Viele autistische Kinder entwickeln keine oder nur minimale Sprache, woraus die Notwendigkeit anderer Optionen der Verständigung mittels *alternativer Kommunikationsformen* erwächst. Zu nennen sind hier der Einsatz von Zeichensprache, Fotos, Bildkarten oder aber auch der Einsatz von Kommunikationstafeln. Das *Picture Exchange Communication System* (PECS, Bondy & Frost, 1994; siehe auch 4.2.4) ist ein in erster Linie non-verbales Kommunikationssystem, bei dem Kinder in mehreren Phasen erlernen, mit Symbolen Phrasen und komplexere kommunikative Vorgänge zu konstruieren. Der Erwerb dieser Technik wird durch verhaltenstherapeutische Methoden unterstützt. Den Kindern wird zunächst vermittelt, durch das Tauschen von Karten Kommunikation zu initiieren, was verstärkt wird. Beim Erwerb dieser Kompetenz werden nur in begrenztem Umfang verbale Hinweise gegeben, und es wird darauf geachtet, dass das Kind nicht nur belohnungsabhängig handelt. Anschließend wird geübt, auf einfache Fragen mit Hilfe der Fotos zu antworten (z.B. „Was willst du?“) und Wünsche nach bestimmten Aktivitäten zu äußern. Parallel zur Verständigung mit dem non-verbalen Material kann ein Versuch zum ergänzenden Gebrauch gesprochener Sprache vorgenommen werden.

Hilfreiche Materialien

In dem englischen Werk *“Behavioral Intervention for Young Children with Autism”,* herausgegeben von Catherine Maurice, Gena Green und Stephen Luce (1996), sind die Methoden und wissenschaftlichen Hintergründe zur verhaltenstherapeutisch begründeten Frühförderung der Sprache bei autistischen Störungen beschreiben.

Unter der Internetadresse www.pecs.com finden sich vielfältige Information zum Picture Exchange Communication System (siehe auch 4.2.4)

Das Bundesministerium für Arbeit und Sozialordnung hat ein *Adressverzeichnis mit Einrichtungen und Stellen für Frühförderung in Deutschland* erstellt, dass dort kostenlos bestellt werden kann (Bestellnummer = A751 und C712): Bundesministerium für Arbeit und Sozialordnung, Presse Öffentlichkeitsarbeit, Information, Postfach 500, 53105 Bonn, Tel.: 0180.5151510, www.bma.bund.de.

3.3.5 Training sozialer Fertigkeiten

Bei autistischen Menschen, die über ausreichende intellektuelle und verbale Fähigkeiten verfügen, kann auch der Versuch unternommen werden, soziale Kompetenzen mit Techniken zu vermitteln, die insbesondere beabsichtigen, kognitive Prozesse, wie Verstehen und Einsicht zu aktivieren. Im Wesentlichen handelt es sich um den Versuch, den Betroffenen einen Zugang zu Fertigkeiten zu ermöglichen, die im Bereich der Theory of Mind lokalisiert sind.

L13 Leitlinie 13: Training sozialer Fertigkeiten

- Soziale Geschichten
- Theory of Mind-Training
- Gesichterlesen
- Soziales Training in Patientengruppen

Social stories

Ein Beispiel für ein derartiges Vorgehen ist der „*Social Stories*"-Ansatz von Gray (2000; siehe auch 4.2.3). Zu diesem Konzept zählen auch „*Comic Strip Conversations*" und „*Thinking Stories*" (Gray, 1994). *Social Stories* sind Geschichten, die von alltäglichen sozialen Begebenheiten handeln und so verfasst werden, dass relevante Schlüsselmerkmale der sozialen Interaktion und typische Verhaltensmuster der Beteiligten im Vordergrund stehen. Im Wesentlichen sind es sehr sachliche Beschreibungen eines beobachtbaren Vorgangs, der Hinweise über angemessenes und unangemessenes Verhalten beinhaltet. *Social Stories* sollten im Idealfall für jeden einzelnen Patienten, seine spezifischen Probleme und individuelle Wahrnehmung einer Situation neu geschrieben werden. Mit den sozialen Geschichten soll den Betroffenen ermöglicht werden, Schemata über soziale Zusammenhänge ausbilden. Die sozialen Geschichten werden mit den autistischen Menschen gemeinsam aufgearbeitet und ggf. so verändert, dass sie besser vom Patienten verstanden werden können. Die Geschichten setzen nicht voraus, dass der Leser in der Lage ist, Hypothesen über soziale Abläufe zu bilden, und beanspruchen, so geschrieben zu sein, dass sie aus der Perspektive von Menschen mit Autismus verstanden werden können. Daher beinhalten sie auch alle Informationen, die normalerweise als implizites soziales Wissen aufgefasst werden. Tabelle 31 gibt ein kurzes Beispiel für eine soziale Geschichte.

Tabelle 31: Beispiel für eine soziale Geschichte: „Erster in der Reihe"[1]

Ich heiße Thomas. Ich gehe in die erste Klasse. Manchmal stellen sich die Kinder in der Klasse in Zweierreihen auf. In einer solchen Reihe stellen sich die Kinder in meiner Klasse z. B. auf, bevor sie zusammen von einen Zimmer zu einem anderen Zimmer in der Schule gehen.

Wenn sich die Kinder in Reihe aufstellen, dann stehen sie danach nicht immer ganz still, sondern bewegen sich. Einige können sich z. B. ihr T-Shirt zurechtrücken, ihre Schule binden oder sich kratzen. Wenn Kinder in der Reihe stehen, dann stehen sie meistens auch recht dicht beieinander. So kann es vorkommen, dass sich die Kinder unabsichtlich berühren. Es ist nicht geplant, dass sie sich berühren.

Die Kinder laufen in einer Reihe, um sicher und geordnet durch das Gebäude zu gehen. Wenn die Kinder meiner Klasse einer anderen Klasse begegnen, kann man sich leicht aus dem Weg gehen, wenn man in einer Reihe läuft. Deshalb fordern Lehrer ihre Schüler schon seit vielen, vielen Jahren auf, in Reihe zu gehen. Es ist für Kinder eine sichere Art und Weise, sich zu bewegen. Meistens müssen Kinder nur kurz in einer Reihe laufen. Wenn sie ihr Ziel erreicht haben, dann müssen sie nicht mehr in einer Reihe sein.

Manchmal kann ich als erster in der Reihe stehen, d. h., dass die anderen Kinder dann hinter mir laufen. Manchmal stehe ich an zweiter, dritter, vierter, fünfter oder an einer anderen Stelle in der Reihe. Manchmal stehe ich als letzter in der Reihe. Viele Kinder in der Klasse wollen als erste in der Reihe stehen. Mein Lehrer weiß, wer als erster in der Reihe stehen darf. Der Lehrer weiß, was gerecht ist und lässt jedes Kind mal ganz vorne stehen.

Beim Aufstellen in einer Reihe ist wichtig, dass man macht, was der Lehrer sagt. Nicht jedes Mal, wenn sich die Klasse in eine Reihe stellt, kann ich ganz vorne oder ganz hinten stehen

---

[1]Diese Geschichte wurde von Carol Gray auf Anfrage einer Mutter eines Jungen mit Asperger-Syndrom verfasst. Der Junge zeigt zum einen eine große Empfindlichkeit gegenüber sensorischen Reizen (z. B. berührt werden) zum anderen besteht er darauf, immer an erster oder letzter Stelle zu stehen, wenn sich die Kinder in der Klasse in Reihe aufstellen sollen.

ToM-Training

Theory of Mind Training: Autistisches Verhalten beinhaltet u. a. einen geringen Gebrauch und ein mangelhaftes Verständnis sozialer Signale. Beispielsweise können die Anwendung und Interpretation von Gestik, Mimik, Blickkontakt und sonstiger Körpersprache verarmt sein. Auf diese Weise können die eigenen Gedanken, Wünsche, Absichten, Gefühle, Stimmungen und Überzeugungen schlecht kommuniziert und von anderen verstanden werden. Wegen dieser Schwierigkeiten wurden Trainingsprogramme entwickelt, die Menschen mit autistischen Störungen die Möglichkeit geben sollen, diese Probleme zu verringern.

Eines der bekanntesten Programme stammt von Patricia Howlin, Simon Baron-Cohen und Julie Hadwin und trägt den Titel: „*Teaching children with autism to mind-read*“ (1998; siehe auch 4.2.5). Anliegen dieses Ansatzes ist, Theory of Mind-Grundlagen zu vermitteln, auf denen eine Person mit autistischer Störung sozio-kommunikative Fertigkeiten aufbauen kann. Die Autoren selbst berichten von langfristig erfolgreicher Intervention bei Kindern zwischen dem 4. und 13. Lebensjahr mit einem Sprachentwicklungsniveau von mindestens 5 Jahren. Das Programm weist einen hohen Grad an Strukturierung auf und stellt vielfältiges Material und Strategien zu dessen Verwendung zur Verfügung. Das Training von Theory of Mind-Fertigkeiten ist kompliziert, da solche Kompetenzen normalerweise implizit, d. h. eher unbewusst erworben werden und daher schwer zu vermitteln sind. In diesem Sinne äußern sich auch Howlin et al. (1998) in der Diskussion ihres Programms: “*... there are no simple recipe books which can teach mind reading and overcome the fundamental disabilities in autism. Understanding and reacting appropriately to people's emotions, involve more than the ability to recognize a few clear relatively simple emotions from pictures and cartoons ...*”

Abbildung 3 gibt Beispiele aus den Training. Aufgabe hier ist es, die Situationen zu erkennen und die emotionalen Zustände der Personen in den Zeichnungen zu deuten.

Gesichterlesen

Viele Menschen mit autistischen Störungen zeigen Defizite beim Erkennen grundlegender emotionaler Zustände anderer Menschen, z. B. solche, die durch den Gesichtsausdruck kommuniziert werden (Bölte & Poustka, 2003). Es ist möglich, dass Störungen solcher elementaren so-

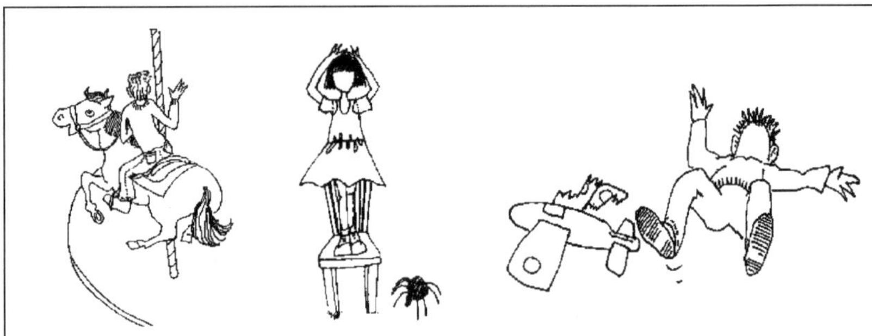

Abbildung 3: Drei Zeichnungen aus „*Teaching children with autism to mind-read*" (Howlin et al., 1998), bei denen den Personen psychische Zustände zugeschrieben werden müssen.

zialen Fähigkeiten Vorläufer von Beeinträchtigungen der Theory of Mind sind. Zudem ist denkbar, dass ein Training des Erkennens emotionaler Zustände die Voraussetzungen zur Aneignung komplexerer Theory of Mind-Fertigkeiten verbessert. Es ist essenziell zu eruieren, welche psychischen Eigenschaften Menschen mit Autismus anderen Menschen zu schreiben, warum sie dies tun, woran sie sich dabei orientieren und was es für sie bedeutet. Bölte et al. (2002; siehe auch 4.2.6) haben ein entsprechendes Programm entwickelt und mit positiven Ergebnissen evaluiert. Es handelt sich um ein computerunterstütztes Test- und Trainingsprogramm, mit dem die Fähigkeit des Deutens fazialen Affekts getestet und gefördert werden kann. Das Programm beruht auf dem Konzept der 7 Grundemotionen nach Paul Ekman et al. (1972; Freude, Trauer, Furcht, Zorn, Überraschung, Ekel, Neutral) und erlaubt die Prüfung und Schulung solcher Fähigkeiten auf zwei Schwierigkeitsebenen: Erkennen von grundlegenden emotionalen Zuständen anhand des gesamten Gesichts und anhand der Augen. Abbildung 4 zeigt exemplarisch zwei Aufgaben aus den Computerprogramm.

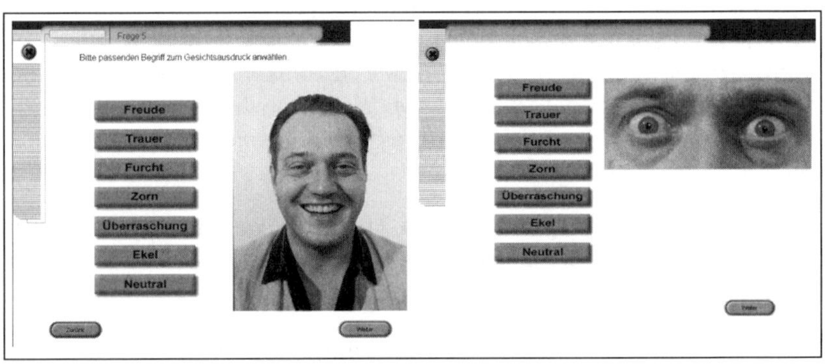

Abbildung 4: Zwei Aufgaben aus dem Computerprogramm von Bölte et al. (2002) zum Testen und Trainieren der Fähigkeit des Erkennens grundlegender emotionaler Zustände

Gruppentherapie

Eine Methode der Behandlung von Menschen mit psychischen Störungen ist *soziales Training im Gruppenrahmen*, bei denen Personen mit vergleichbaren Auffälligkeiten zusammengebracht und deren Verhaltensprobleme im Gruppenrahmen bearbeitet werden. Die Teilnahme an Patientengruppen kann nicht für alle Kinder und Jugendlichen mit frühkindlichem Autismus empfohlen werden, da ein Mindestmaß an (verbaler) Kommunikationsfähigkeit vorliegen muss. Geeignet ist eine Gruppentherapie in erster Linie für Menschen mit Asperger-Syndrom oder High-Functioning Autismus.

Prinzipien der Gruppentherapie

Bislang gibt es nur wenige Beschreibungen bzw. Therapiemanuale zur Durchführung solcher Gruppen. Gruppentherapie sollte nicht als erste oder einzige Behandlungsform gewählt werden, sondern in der Regel auf einer Individualtherapie aufbauen. Ebenso ist eine geringe Teilnehmerzahl (max. 8) und eine verhältnismäßig große Anzahl an Therapeuten (min. 2) sinnvoll, damit die Sitzungen strukturiert ablaufen können, die Kinder nicht überfordert werden und auch eine individuelle Förderung im Gruppenrahmen möglich bleibt. Die Sitzungen sollten mindestens einmal wöchentlich stattfinden und nicht länger als 1 bis 2 Stunden dauern. Empfohlen wird der Einbezug der Eltern, die die Hausaufgaben und Übungen im familiären Rahmen unterstützen und weiterführen können. Günstig ist auch die Teilnahme gleichaltriger, nicht-autistischer Menschen. Die Gruppen sollten, bezogen auf das Alter und verbalen und intellektuellen Fähigkeiten, homogen bleiben. Während die Inhalte bei Kindern im Wesentlichen spielerischer Natur sein werden, steht bei Jugendlichen oder Erwachsenen evtl. eher die Bewältigung konkreter, alltagspraktischer Probleme im Vordergrund. Die Anforderungen an die Gruppe können im Laufe der Therapie vorsichtig gesteigert werden.

Ziele

Das Ziel der Patientengruppen besteht vor allem darin, Kindern mit Autismus Erfahrungen in einem sicheren und übersichtlichen sozialen Kontext zu ermöglichen. Kontakte mit Gleichaltrigen können angebahnt und eine Gruppenidentität erzeugt werden. Teilnehmer, die eine Aufgabe erfolgreich bewältigt haben, Therapeuten und gleichaltrige, nicht betroffene Personen, können den anderen Teilnehmern als Modelle dienen. Im Kontext der Aktivitäten können die Notwendigkeit für Kooperation und gegenseitige Verantwortlichkeit vermittelt sowie soziale und kommunikative Fertigkeiten trainiert werden. Diese Erfahrungen können Voraussetzungen der Integration in Familie, Kindergarten, Schule, Ausbildung, Beruf und anderen Institutionen fördern. Tabelle 32 gibt eine Übersicht, welche Aufgaben und Aktivitäten in einer Gruppe von Jugendlichen und Erwachsenen Patienten mit guten kognitiven und verbalen Fähigkeiten benutzt werden können, um diese Ziele zu verfolgen.

Typen von Aufgaben und Aktivitäten

Tabelle 32: Aufgaben und Aktivitäten eines sozialen Trainings im Gruppenrahmen

- *Gemeinsames Spielen in einer „Konkurrenzsituation“:*
  2er Gruppen (z. B. Mühle, Backgammon etc.), 3 bis 4 Personen (z. B. Kartenspiele, Brettspiele)
- *Spielen, um „gemeinsam ein Problem zu lösen“:*
  (z. B. Puzzle, Kreuzworträtsel, Denksportaufgaben)
- *In der Gruppe über ein Thema sprechen:*
  (Politik, Wirtschaft, Sport, Wetter, Klatsch)
- *Soziale Konstrukte verstehen:*
  (Was ist eine Freundschaft? Warum Ehe und Partnerschaft? Vereine und Feste? Verantwortung, Selbstständigkeit)
- *Soziale Konventionen lernen:*
  (Nähe und Distanz, Körpersprache, Reden und Zuhören, Durchsetzen und Nachgeben, angemessene und unangemessene Themen u. a.)
- *Rollenspiele in Bezug auf konkrete soziale Abläufe:*
  (Wie spreche ich jemanden an? Wie verhalte ich mich, wenn ich angesprochen werde? Wie begrüße und verabschiede ich? Wie verhalte ich mich beim Einkaufen, beim Friseur, im Restaurant? Wie mache ich einen „Smalltalk“ (Welche Themen spreche ich an? Wie verhalte ich mich, wenn ich wütend, traurig, froh, einsam, ängstlich bin?).
- *Rollenspiele in Bezug auf individuelle Erlebnisse:*
  (Wann hatte ich eine Problemsituation? Was ist passiert? Wie habe ich mich verhalten? Wie haben sich die anderen verhalten? Wie hätte ich mich verhalten können? Wie hätte die Situation vermieden werden können?)
- *Gefühle und Verhalten:*
  (Welche Gefühle gibt es? Wie fühlen sie sich an? Was denke ich dann? Wann fühle ich was? Was mache ich bei welchen Gefühlen? Was mache ich, damit ich mich besser fühle?)
- *Von sich selbst berichten:*
  (Was mache ich? Was denke ich? Was fühle ich? Was will ich? Was sind meine Probleme? Was sind meine Interessen? Was sind meine Stärken? Was erwarte ich? Was mag ich? Was mag ich nicht? Was sind meine Träume, Wünsche, Hoffnungen?)
- *Über andere berichten:*
  (Wen kenne ich? Was macht dieser Mensch? Was sind seine Interessen? Was denkt er über mich? Welche sind seine Stärken und Schwächen?)

Die Aufgaben und Aktivitäten, die in eine Gruppe eingebracht werden, müssen in ihrer Schwierigkeit den Teilnehmern und deren Tagesform angepasst werden. Vor der Umsetzung muss zudem genau besprochen werden, was die Teilnehmer tun sollen und wieviel Zeit dafür vorgesehen ist. Danach wird Zeit für Anregungen und Rückfragen der Teilnehmer eingeräumt. Wenn immer möglich, kann die Strukturierung durch die Therapeuten zurückgefahren werden. Es kann z. B. abgewartet werden, ob es die Gruppe alleine schafft, für eine Aktivität Untergruppen zu bilden oder eine Diskussion aufrechtzuerhalten. Während der Durchführung müssen die Teilnehmer u.U. motiviert, geführt, angeleitet und verstärkt werden. Nach der Aktivität werden die Teilnehmer exploriert und sollen über ihr Erleben der Interaktion mit der Gruppe sprechen. Was hat Spaß gemacht, was nicht? Was gab es für Probleme, was ist gut gelaufen? Konnten Lösungen für ein Problem gefunden werden oder nicht? Anschließend kann die Gruppe zum Berichteten Stellung nehmen, um evtl. gemeinsam Themen zu beraten. Am Ende der Gruppentherapie können zu den Aktivitäten Hausaufgaben verteilt werden, um das Gelernte in vivo zu üben und es zu Beginn des nächsten Treffens zu besprechen.

Hilfreiche Materialien

Im Internet unter www.thegraycenter.org/Social_Stories.htm findet man vielfältige Informationen zur Erstellung sozialer Geschichten.

Das Programm von Howlin et al. (1998) „*Teaching children with autism to mind-read*" (siehe auch 4.2.5) eignet sich zum Theory of Mind-Training bei Kindern.

Das Computerprogramm von Bölte et al. (2002) ist zum Training des Erkennens emotionaler Zustände hilfreich (siehe auch 4.2.6).

3.3.6 Ergänzende Maßnahmen

Eine Anzahl weiterer Maßnahmen kann bei autistischen Störungen im Sinne eines palliativen und ganzheitlichen Ansatzes eingesetzt werden. Es sind jedoch nicht Methoden erster Wahl und keine Therapien des Autismus im engeren Sinne, sondern Maßnahmen gegen Aspekte seiner Folgen und Begleitumstände. Sie helfen, die Auswirkung autistischer Syndrome auf das Bewältigen des Alltags zu lindern. Stets sollte der behandelnde Therapeut gut mit den Besonderheiten AS vertraut sein oder vor Therapiebeginn eine entsprechende Einweisung erhalten haben.

L14 **Leitlinie 14: Ergänzende Maßnahmen**

- Ergotherapie, Logopädie, Physiotherapie

Ergotherapie

Ergotherapie stellt eine wichtige ergänzende Maßnahme dar, die bereits im Rahmen der Frühförderung eingesetzt werden kann. Sie macht das in vielen Bereichen unterentwickelte Kind mit Materialien und dem Umgang damit vertraut und ermöglicht neue Umwelterfahrungen. Bei allen Übungen muss darauf geachtet werden, dass sie nicht isoliert stattfinden, sondern dass dabei auch die sozialen Interaktionen und das kommunikative Verhalten des Kindes gefördert werden.

Logopädie

Sprach- und Sprechtherapie (*Logopädie*) kann begonnen werden, wenn die Verwendung einfacher funktionaler Sprache im Alltag bereits begonnen hat, das Kind über ein gewisses Sprachverständnis verfügt und einfache Instruktionen versteht. Insbesondere wenn das Kind einzelne Buchstaben nicht richtig aussprechen kann (Dyslalie), sich aber mit Worten verständigt, ist eine logopädische Behandlung angezeigt. Die meisten autistischen Kinder zeigen beim Sprechen Auffälligkeiten der Lautstärke, Tonlage, Geschwindigkeit und Modulation, die durch logopädische Übungen und eine Beeinflussung der Atmung angepasst werden können.

Physiotherapie Bei Kindern mit Defiziten der motorischen Entwicklung sollte frühzeitig mit krankengymnastischen Übungen oder psychomotorischem Training (*Physiotherapie*) begonnen werden, um den oftmals herabgesetzten Muskeltonus und die verminderte Kraft zu verbessern. Auch die Bewegungskoordination und Körperwahrnehmung im Raum ist besonders bei Menschen mit Asperger-Syndrom gestört und kann durch krankengymnastische Intervention gefördert werden. Bei Kleinkindern, die früh gravierende Ess- und Fütterstörungen mangels Koordination von Kauen und Schlucken entwickeln, kann ebenfalls eine spezielle Physiotherapie unterstützend sein.

3.3.7 Alltagsstrukturierung, Betreuung Zuhause, externe Unterbringung

Nur die wenigsten Menschen mit AS können irgendwann ein völlig selbstständiges Leben führen. Zudem ist die Betreuung von autistischen Kindern im Rahmen der Familie aufgrund der Schwere der Störung und häufig komorbider kognitiver Probleme nicht immer möglich. Es stellt sich daher zumeist die Frage, wo und wie die betroffene Person leben soll. Egal, ob die Betroffenen im Zuhause der Familie leben oder in einer Einrichtung betreut werden, ist von Bedeutung, wie Umwelt und Tagesablauf der autistischen Menschen gestaltet werden.

L15 **Leitlinie 15: Alltagsstrukturierung, Wohnen zu Hause, externe Betreuung**

- Strukturierung der zeitlichen und räumlichen Umgebung
- Wohnen bei den Eltern
- Betreuung in einer externen Einrichtung

Strukturierung des Alltags Autistischen Kindern fällt es weitaus schwerer, sich angepasst zu verhalten und zu orientieren, wenn sie ihre Umgebung nicht kennen und verstehen. Gleiches gilt für eine unbekannte, unvorhersehbare und zu flexible Gestaltung des Alltags der Kinder. Daher ist eine möglichst transparente und einfache *Strukturierung der zeitlichen und räumlichen Umgebung* vom Menschen mit AS ein Interventionsziel.

Reizintensive oder neue Umgebungen und das Verlassen von Alltagsroutinen können als bedrohlich erlebt werden, ängstigen und die Betroffenen verunsichern. Diskontinuität entspricht nicht den Bedürfnissen von Menschen mit Autismus. Häufig zeigen dies die Betroffenen in solchen

Situationen auch durch stereotypes oder (auto-)aggressives Verhalten an. Im Sinne der Betroffenen und des Familienlebens ist daher eine bewusste Einteilung und weitgehendes Beibehalten des Tagesablaufs angezeigt. Der Alltag sollte möglichst viele feststehende zeitliche und räumliche Strukturen aufweisen, um den autistisch betroffenen Kindern Ruhe und Lernerleichterung zu ermöglichen. In einem solchen strukturierten Alltag sollten die notwendigen Verrichtungen (Schlaf, Ernährung, Hygiene, Kindergarten, Schule, Therapie etc.) als leitende Routinen eingebaut werden. Zur visuellen Unterstützung der verbalen Kommunikation der Tagesinhalte und deren Ablauf können Fotografien, Symbole, Tafeln und andere Hilfsmittel genutzt werden. Später kann das Kind lernen, die Routinen Stück für Stück selbstständig durchzuführen. Auch innerhalb der einzelnen Routinen ist Kontinuität zu wahren und mit den relevanten Personen (z.B. Erzieher, Lehrer) abzustimmen. Trotzdem sollte ab und zu absichtlich und kontrolliert auch Neues in den Alltag eingebettet werden, um die Kinder mit dem Konzept der Veränderung vertraut zu machen. An größere kurzfristige, mittelfristige (z.B. Arztbesuch, Urlaub) oder längerfristige Veränderungen (z.B. Wohnungswechsel, Wechsel der Therapiestätte/Schule) des Tagesablaufs wird sich das Kind in der Entwicklung ganz zwangsläufig gewöhnen müssen. Die gezielte Strukturierung des Alltags von Menschen mit Autismus in Kooperation mit den Eltern ist u.a. ein Hauptanliegen des TEACCH-Programms (Mesibov, 1996; siehe auch 4.2.2).

Wohnen im elterlichen Zuhause

Viele Kinder, Jugendliche und Erwachsene mit AS *wohnen bei den Eltern*. Familien autistischer Kinder sind in der Regel sehr lange zu einer Betreuung ihrer Kinder Zuhause bereit und sollten ein breites Unterstützungsangebot erhalten. Neben regelmäßigen Beratungsgesprächen beinhaltet dies bei Kindern im Vorschulalter die Gewährleistung einer umfassenden Diagnostik, Beratung der Familie und Einleitung von Frühförderung, ebenso spätere Hilfe bei der Suche eines geeigneten Platzes in einem integrativen Kindergarten, Sonderkindergarten oder einer heilpädagogischen Tagesgruppe. Im Anschluss daran muss eine angemessene Beschulung gesichert werden. Das Kindergartenpersonal und die Lehrer müssen über Diagnose des Kindes und Besonderheiten seiner Betreuung informiert werden. Gleiches gilt später bei der Suche nach einer Arbeitsstelle oder sonstigen Beschäftigung.

Unterstützung der Eltern

Eltern, die ihre Kinder zu Hause betreuen, benötigen die Unterstützung, den emotionalen und praktischen Austausch mit anderen Betroffenen. Für die Eltern sollte daher die Teilnahme an einer Elternselbsthilfegruppe organisiert werden. Um vor allem die Mütter zu entlasten, die in der Regel die Hauptlast der Versorgung tragen, kann über die Lebenshilfe u.U. eine stundenweise Aufsicht des Kindes eingerichtet werden. Es gibt ferner einige Kurzpflegeeinrichtungen, die autistische Kinder für einige Wochen betreuen können, um der Familie einmal einen Urlaub ohne die Sorge um das kranke Kind zu ermöglichen. Je nach Pflegeaufwand kann Pflegegeld verschiedener Stufen beantragt werden. Auch ein Behindertenausweis ist in vielen Fällen, insbesondere wenn auch eine intellektuelle Behinderung vorliegt, gerechtfertigt. Die Beantragung sollte aber bei Menschen mit Asperger-Syndrom oder High-Functioning Autismus gut abgewogen und überlegt werden, da er neben Erleichterungen immer auch eine gewisse Stigmatisierung des Betroffenen bedeutet.

Gestaltung des Lebensraums

Sollen die betroffenen Kinder über einen längeren Zeitraum bei den Eltern wohnen und versorgt werden, muss der Lebensraum im Sinne der Kompetenzen und Bedürfnisse des Kindes gestaltet werden. Kindern mit AS fällt es leichter, sich zurechtzufinden, selbständig zu sein, zu lernen und eine stabile Stimmungslage zu entwickeln, wenn sie ihre Umwelt durchschauen, die eine klare Kontur und Struktur haben sollte. Um eine solche Umgebung für die Kinder zu erreichen, sollte die Einrichtung und Möblierung einfach, sparsam, funktional und mit visuellen Kommunikationshilfen versehen werden. Das Mobiliar sollte widerstandsfähig und leicht zu reinigen sein. Zum Schutz des Kindes müssen u.U. einige Türen verschlossen (Haustür, Balkon) und andere offen (Bad, Toilette) bleiben. Potenzielle Gefahrenquellen müssen beseitigt oder gesichert werden (Steckdosen, Chemikalien, Medikamente, (Küchen-)Werkzeug). Für den kommunikativen Kontakt mit dem Kind gilt das Prinzip der Einfachheit, Verständlichkeit und Klarheit. Auch wenn das Kind sozialen Umgang und kommunikatives Verhalten erlernen soll, muss Überforderung vermieden werden, d.h. das Kind sollte z.B. stets die Möglichkeit erhalten, sich langsam an neue Personen in der Umgebung zu gewöhnen. Gleichermaßen müssen spontane Veränderungen der Umgebung und des Tagesablaufs vermieden werden, d.h. das Kind muss in der Regel wissen, was es erwartet.

Leben in einer Institution

Betreuung in einer Einrichtung: Die meisten Eltern autistischer Kinder machen sich zwar frühzeitig Sorgen, was aus ihren Kindern wird, wenn sie sie einmal nicht mehr versorgen können, zögern aber trotzdem lange, eine adäquate Unterbringung zu suchen. Da es noch sehr wenige spezifische Einrichtungen gibt, die mit der Betreuung autistischer Menschen vertraut sind, handelt es sich um eine schwierige Suche. Nachdem die meisten autistischen Menschen nicht eine selbstständige Lebensführung erreichen, sollte die Einrichtung auch zu einer langfristigen Betreuung in der Lage sein. Es muss eine Institution gefunden werden, in der nicht allein die Aufbewahrung und Pflege der Betroffenen im Vordergrund steht. Anthroposophische Einrichtungen mit sog. Lebensgemeinschaften bieten gute Konzepte für eine ganzheitliche Betreuung, bei der die Lebensqualität der Betroffenen erhöht wird. Das Angebot reicht von Arbeiten in Garten und Landwirtschaft über Töpfern, Weben, Papierherstellung bis zu einfachen industriellen Fertigungen und Hauswirtschaft.

In einigen Großeinrichtungen für Behinderte gibt es heute eigene Gruppen für autistische Menschen, die in kleinen Wohneinheiten betreut werden und in der Regel in Behindertenwerkstätten beschäftigt sind. Zumeist werden die Kosten vom Landeswohlfahrtsverband übernommen. Bei sehr jungen Kindern können Hilfen zur Erziehung gemäß Kinder- und Jugendhilfegesetz § 35a SGB VIII durch das Jugendamt erfolgen. Ferner kann Sozialhilfe für Unterbringung und Frühförderung wegen Mehrfachbehinderung (seelisch und geistig) sowie chronischem Verlauf beantragt werden.

Mit einer Unterbringung in eine Einrichtung sollte nicht zu lange gewartet werden, da auch für autistische und behinderte Menschen eine Loslösung von der Familie zwar schwierig, aber gleichermaßen notwendig ist und die intrafamiliären Beziehungen in der Regel verbessert. Die meisten Einrichtungen bieten eine intensive Elternarbeit an und binden die Bezugspersonen in die weitere Entwicklung und Förderung der Kinder ein, so dass ein enger Kontakt zum Kind gewährleistet bleibt.

Hilfreiche Materialien

Im *Handbuch des Autismus* von Maureen Aarons und Tessa Gittens (2000) findet sich im Anhang eine nützliche Adressliste mit Wohnstätten für Menschen mit AS.

3.3.8 Beschulung, Hilfe bei der Arbeitssuche

Oberstes Interventionsziel bei AS ist immer, den Betroffenen ein alltägliches Leben zu ermöglichen, das so normal wie möglich ist. Dies bedeutet vor allem auch den Versuch, sie adäquat zu beschulen und später in das Arbeitsleben zu integrieren.

L16 **Leitlinie 16: Beschulung, Hilfe bei der Arbeitssuche**

- Suche einer angemessenen schulischen Einrichtung
- Integration in die Arbeitswelt

Beschulung

Suche einer angemessenen schulischen Einrichtung: Wegen Entwicklungsverzögerungen und intellektueller Minderbegabung werden viele betroffene Kinder in Schulen für praktisch Bildbare ausgebildet, die sie nicht überfordern. Waldorfschulen für behinderte Kinder bieten manchmal geeignete Konzepte zur Betreuung autistischer Schüler. Schulen dieses Typs finden sich aber nicht flächendeckend, sondern vor allem in Ballungsräumen. Autistische Kinder mit einem höheren intellektuellen Niveau können u.U. in Sprachheilschulen oder Körperbehindertenschulen, gelegentlich auch Schulen für Seh- oder Hörbehinderte ausgebildet werden. Ob dies zustande kommt hängt jedoch von der Bereitschaft der Sonderschule ab, ein Kind außerhalb ihrer Zuständigkeit aufzunehmen. Auch darf die autistische Symptomatik nicht in einem solchen Maß ausgeprägt sein, dass die eigentlich dort zu unterrich-

Schultypen

teten Schüler nicht ausreichend berücksichtigt werden können. Es existieren Erlasse verschiedener Kultusministerien, die den Einsatz eines Integrationshelfers für autistische Kinder auch in Sonderschulen zulassen. Eine solche Maßnahme muss über das Jugendamt beantragt werden. Sonderschulen bieten den Vorteil, dass sie klinisch orientierte pädagogische Einrichtungen sind und besser auf die Verhaltensprobleme von Menschen mit AS eingestellt sind. Auf der anderen Seite fördern sie die Segregation, die für den Lebenslauf der Kinder wegweisend sein kann. Daher müssen durchschnittlich und überdurchschnittlich begabte autistische Kinder selbstverständlich auch die Möglichkeit haben, eine Realschule oder ein Gymnasium zu besuchen. Normal begabte autistische Kinder können bspw. für einen Integrationsplatz in einer dafür vorgesehene Klasse an einer Regelschule angemeldet werden. Gemeinsamer Unterricht mit nicht-behinderten Kindern kann für die kommunikative und soziale Entwicklung der Kinder günstig sein, wenn die autistischen Kinder und deren Bedürfnisse auch in den Regelschulen genügend beachtet werden. In jedem Fall ist eine genaue Information der Schule und des Klassenlehrers über die Diagnose und Besonderheiten des autistischen Schülers Voraussetzung für eine erfolgreiche Betreuung des Kindes und gute Zusammenarbeit zwischen Schule und Elternhaus.

Arbeit und Beruf

Integration in die Arbeitswelt: Der Großteil autistischer Jugendlicher wird nach Beendigung der Schulpflicht wahrscheinlich in einer Werkstatt für Behinderte betreut oder im Rahmen einer vollen Unterbringung in ein Beschäftigungsprogramm der Einrichtung eingebunden. Die Arbeitssuche für intellektuell gut begabte autistische Menschen stellt immer ein besonderes Problem dar, da sie häufig nicht über ein Vorstellungsgespräch hinauskommen. Trotz guter kognitiver Leistungen, Schul- und Universitätsabschlüssen sind sie aufgrund ihrer unzureichenden sozialen und kommunikativen Fähigkeiten nicht in der Lage, sich angemessenen mit Personen und Situationen auseinander zusetzen, die notwendigen sozialen Signale zu entschlüsseln und erwartungsgemäß zu agieren und reagieren. So kann es z.B. vorkommen, dass der Bewerber auf einen Arbeitsplatz sehr ausführlich über die inhaltlichen Anforderungen sprechen kann, sich aber in Details verliert, und bei Unterbrechungen der Vollständigkeit halber, immer wieder von vorne anfängt und dabei nicht erkennt, dass er sich damit in einer sensiblen Situation gänzlich inadäquat verhält.

Jobcoaching

In diesen Fällen kann ein *„Jobcoaching"* durch einen Arbeitseingliederungshelfer dienlich sein, d.h. der Arbeitsuchende erhält einen Begleiter, der ihn in den Betrieb einführt, den Kontakt zu Kollegen und Vorgesetzten herstellt und pflegt, ihn in die einzelnen Schritte seiner Tätigkeit einführt und dadurch verhindert, dass er in interpersonale Konflikte gerät und den Faden bei seiner Tätigkeit verliert. In der Regel müssen die Betroffenen täglich instruiert werden, auch wenn sich die Tätigkeit nicht ändert. Die Möglichkeit eines On-Job-Coaching ist allerdings erst in sehr wenigen Fällen gegeben und muss weiter ausgebaut werden. Bei der Arbeitssuche müssen natürlich auch die jeweiligen speziellen Fähigkeiten und Interessen des Probanden berücksichtigt werden, die u. U. sinnvoll und nützlich eingesetzt werden können. Meist sind Tätigkeiten geeignet, die kein zu großes Maß an Sozialkontakt, interpersonaler Kommunikation, unvorsehbaren Ereignissen und neuen Situation beinhalten. In Frage kommen für durchschnittlich bis überdurchschnittlich begabte autistische Menschen z. B. Computer-, Büro- oder Archivarbeiten, während bei weniger begabten Betroffenen z. B. Lager- und Verpackungsarbeiten denkbar sind.

Mögliche Beschäftigungen

3.3.9 Krisenintervention

Notwendigkeit akuter Intervention

Bei Menschen mit AS kann es vor allem bei schweren Ausprägungen der Störungen unter ungünstigen Umständen immer wieder einmal zu Situationen kommen, die kurzfristig eine intensive und außerplanmäßige Intervention erfordern, weil sich die Symptomatik ohne ersichtlichen Grund zuspitzt. Fremd- und Autoaggressionen, Zwänge, soziale Enthemmung, Störungen der Nahrungsaufnahme, Schlaf- und Sauberkeitsprobleme können ein Maß annehmen, das in der gewohnten Umgebung nicht mehr bewältigt werden kann. In diesen Fällen ist eine Vorstellung beim Kinder- und Jugendpsychiater oder später Erwachsenenpsychiater erforderlich.

L17	**Leitlinie 17: Krisenintervention**
– Maßnahmen bei Krisen	

Ursachen und Maßnahmen

Einige Verhaltensweisen, z. B. Selbst- und Fremdverletzung, können mit sedierender Medikation eingestellt werden. Da autistische Menschen, die sich verbal nicht äußern können, auch keine Schmerzzustände angeben, kommt es immer wieder vor, dass schmerzhafte Herde, z. B. Löcher in den Zähnen, übersehen werden und nicht rasch einer spezifischen Behandlung zugeführt werden. Solche Zustände verstärken das Problemverhalten. Bei scheinbar unbeeinflussbaren Unruhezuständen sollte daher diese Möglichkeit berücksichtigt und vorübergehend die Gabe eines Schmerzmittels (z. B. Paracetamol) erwogen werden. Auch bei lang anhaltenden Schlafstörungen, die zu einer dramatischen Verschlechterung des Allgemeinzustands führen, kann eine kurzfristig schlaffördernde Medikation erfolgen. Falls in Krisensituationen pharmakologisch keine Milderung des Geschehens bewirkt werden kann, muss eine stationäre Aufnahme, zumindest für einige Tage, in Betracht gezogen werden, um die Situation zu entspannen und weiterführende Maßnahmen zu planen.

3.3.10 Medikamentöse Intervention

Kontrollierte Medikation gegen Begleitsymptomatik

Gegen die Kernsymptomatik des Autismus (mangelnde soziale Reaktivität und Kommunikationsfähigkeit) gibt es bislang keine effektive Medikation. Nur stereotypes, repetitives Verhalten kann u.U. medikamentös behandelt werden. Deshalb betrifft die Behandlung mit Medikamenten (Psychopharmaka) eher die Begleitsymptomatik des Syndroms (Tab. 33), also Hyperaktivität, selbstverletzendes Verhalten, depressive Verstimmung, aggressives Verhalten, Ängste und Anfallsleiden. Generell sollten bei Gabe aller nachfolgend aufgeführten Medikamente vor und während der Einnahme bestimmte Untersuchungen durchgeführt werden. Dazu gehören EEG und Elektrokardiogramm, die Ermittlung der wichtigsten Blutwerte (Blutbild, Elektrolyte, Leber- und Nierenwerte) sowie Hormonparameter (Prolaktin bei Neuroleptika).

L18 **Leitlinie 18: Medikamentöse Intervention**

- Stimulanzien
- Selektive Serotonin-Wiederaufnahmehemmer
- Neuroleptika
- Stimmungsstabilisatoren
- Andere Psychopharmaka
- Unwirksame Medikamente

Tabelle 33: Psychopharmakabehandlung der Kern- und Begleitsymptomatik des Autismus (nach dem ICD-10-Achsenmodell)

Symptome	*Psychopharmaka – Stoffklasse*
Achse 1: Psychiatrische Symptomatik (Kernsymptomatik des Autismus)	
Kommunikation / soziale Interaktion	Keine Medikation wirksam
Rituale, Zwänge, Stereotypien, Impulsivität	Selektive Serotonin-Wiederaufnahme hemmer (SSRIs)
Achse 1: Psychiatrische Symptomatik (Komorbidität und häufig begleitende Symptome)	
Begleitendes Hyperkinetisches Syndrom, (motorische Unruhe, Aufmerksamkeitsstörungen, Impulsivität)	Stimulanzien
Aggressivität, Stimmungsinstabilität	Neuroleptika, Lithium
Automutilation (Selbstverletzung)	SSRIs, evtl. Kombination mit geringen Dosen atypischer Neuroleptika, Lithium
Depressionen, Ängste	SSRIs
Schlafstörungen	Melatonin, Benzodiazepine
Enuresis (Einnässen)	Trizyklische Antidepressiva, Antidiuretika
Tic-Störungen	Atypische Neuroleptika
Achse 2: Entwicklungsstörungen	
Sprachentwicklungsstörungen	Keine Medikation wirksam

Achse 3: Intelligenzniveau	
Mentale Retardierung	Keine Medikation wirksam
Achse 4: Körperliche Erkrankungen	
Epilepsie Motorische Schwerfälligkeit und Unbeholfenheit	Antikonvulsiva, je nach Typ der Anfälle Keine Medikation wirksam

Stimulanzien

Stimulanzien: Es handelt sich um antriebssteigernde Medikamente. Sie können bei hyperkinetischem Verhalten zur Verbesserung der Konzentration und Reduktion der Ablenkbarkeit führen. Die motorische Unruhe vermindert sich ebenso wie die Neigung zu impulsiven (überstürzten) Verhaltensweisen. Daher gelingt bei guter Wirkung des Medikamentes der Zugang zu den Kindern und Jugendlichen besser; Einzel- und Gruppentherapien sind wirkungsvoller möglich. Die Medikamentengabe muss jedoch sehr sorgfältig und langsam einschleichend durch erfahrene Ärzte erfolgen, weil – insbesondere bei intellektuell retardierten Kindern und jungen Kindern – mitunter Gereiztheit, vermehrte Aggressionen, Stereotypien, Tics oder Ängste auftreten. Tabelle 34 gibt eine Übersicht über die empfohlenen Dosierungen von Stimulanzien.

Art und Dosierung

Tabelle 34: Dosierungsbereich für Stimulanzien bei Schulkindern

Chemische Bezeichnung	Medikament	Halbwertszeit in Stunden	mg pro kg Körpergewicht	Dosierung pro Tag, ca.	Anzahl der Einzelgaben
Methylphenidat*	Ritalin®, Medikinet® (10 mg Tabl.)	2,5–3,5	0,5–1,0	10–60 mg	1–3 Tabl.
Methylphenidat*	Ritalin SR® (20mg Tabl.)	2,5–3,5 (aber fortgesetzte Freisetzung)	0,5–1,0	20–60 mg	1 mal 1–3 Tabl. morgens
D-L-Amphetamin	Amphetaminsaft	5–8	0,1–0,5	5–30 mg	1–3
Pemolin**	Tradon® (20 mg Tab.)	8–12	0,5–2,0	20–100 mg	1–6 Tabl. morgens

**Methylphenidat*: Ab 2003 werden in Deutschland Langzeitpräparate (Concerta®, Medikinet ret®) zugelassen. Es sind Langzeitpräparate, die nur einmal morgens eingenommen werden, weil hier Methylphenidat (Wirkstoff wie bei Ritalin) über 6 bis 8 Stunden (Ritalin SR) oder 12 Stunden (Concerta) wirksam ist. Weitere Langzeitpräparate wurden von der Firma Celltech (dzt. Equasym®) angekündigt. Ein anderes Präparat mit abweichendem Wirkprinzip (Strattera®) ist ab 2004 für Deutschland angekündigt (Firma Lilly).
***Pemolin*: Darf wegen vereinzelt in den USA beschriebener schwerer Leberschäden nur unter besonderen Auflagen verordnet werden und wird deshalb praktisch kaum noch verschrieben.

Wirkung und Nebenwirkungen

Stimulanzien haben eine sehr kurze Halbwertszeit. Wenn sie abgesetzt werden, verhalten sich Kinder und Jugendliche spätestens nach 3 bis 5 Stunden so, als ob sie die Medikation nie genommen hätten (die Wirksamkeit der Retardpräparate dauert länger: 6 bis 12 Stunden). Andererseits sind sie bei angemessener Dosierung sofort wirksam (Methylphenidat nach ca. 15 bis 30 Minuten). Mögliche Nebenwirkungen sind Appetitmangel (das Essen ist aber morgens und ab dem späten Nachmittag ungestört) und Einschlafstörungen, wenn das Medikament zu spät (später Nachmittag) gegeben wird. Seltener kommt es zu einem Stimmungstief. Therapeutisch eingesetzte Stimulanzien sind nicht suchtfördernd. Eine erhöhte Anfallsgefahr ist durch Stimulanzien nicht gegeben, aber EEG-Kontrollen sollten durchgeführt werden, um eine möglicherweise unentdeckte Anfallsneigung identifizieren zu können.

SSRIs

Selektive Serotonin-Wiederaufnahmehemmer (SSRIs): Es handelt sich um eine Gruppe von Medikamenten, die gegen Depressionen, Zwänge und Angststörungen eingesetzt werden. Sie müssen langsam aufdosiert werden und sind nach etwa 10 Tagen wirksam. Bei starken Zwängen sollten sie höher dosiert werden als bei Depressionen. SSRIs sind in der EU für das Kindes- und Jugendalter meist nicht zugelassen und können daher nur als Heilversuch vom verantwortlichen Arzt verordnet werden. In den USA sind aber mehrere dieser Medikamente bei AS - meist bei Jugendlichen und Erwachsenen – auf ihre Wirksamkeit und Verträglichkeit hin mit guten Ergebnissen getestet worden. Auch über Kinder liegen positive Prüfbefunde vor.

Besonders wichtig ist es, die zahlreichen Interaktionen mit anderen Medikamenten genau zu berücksichtigen, da es dadurch zu Über- oder Unterdosierungen kommen kann (etwa wenn ein anderes Medikament hinzukommt, z. B. ein Antiepileptikum). In Deutschland erhältlich sind Fluoxetin, Fluvoxamin, Sertraline und Paroxetin (chemische Bezeichnung) sowie als nicht selektiver Serotonin Wiederaufnahmehemmer (trizyklisches Antidepressivum) Clomipramin. Letzteres wird wegen der stärkeren möglichen Nebenwirkungen (Herzreizleitungsprobleme sind möglich, die Erregungsschwelle für Anfälle wird herabgesetzt) bei Autismus nicht empfohlen.

SSRIs haben eine relativ lange Halbwertszeit. Fluoxetin (Fluctin® - bei Kindern als Saft verschreibbar) sollte nur einmal am Tag eingenommen werden; Sertraline und Fluvoxamin zweimal am Tag (morgens und abends). Die einzelnen SSRIs haben ähnliche Effekte auf die Zielsymptomatik, sie unterscheiden sich hauptsächlich in ihren unerwünschten Wirkungen (Übelkeit, Unruhe, Kopfschmerzen), die sich im Einzelfall nicht sicher voraussagen lassen. Daher kann ein Wechsel des Präparates innerhalb derselben Stoffklasse notwendig oder sinnvoll sein.

Neuroleptika

Neuroleptika: Sie werden bei AS eingesetzt, wenn gleichzeitig exzessiver Bewegungsdrang und aggressive Durchbrüche vorkommen. Die Wirksamkeit von Haloperidol (Haldol®) (bei Kindern > 8 bis 10 Jahre bis 2 mg/kg KG) wurde eingehend untersucht. Seit der Einführung von atypischen Neuroleptika ist die Verschreibung zurückgegangen. Es kann zur Behandlung aggressiver Verhaltensweisen, Hyperaktivität, motorischer Stereotypien, und Rückzugsverhalten eingesetzt werden. Die Nebenwirkungen umfassen kognitive Beeinträchtigungen und sog. extrapyramidale Störungen (ähnlich Morbus Parkinson), Akathisie (starke Unruhe), Dystonien und wahrscheinlich auch Spätdyskinesien (u. a. anhaltende grimassierende Bewegungen), vegetative Begleiterscheinungen und Herz- Kreislaufprobleme. Einen ähnlichen Effekt bei weniger Nebenwirkungen hat Pimozid (Orap®) als Tagesdepot 2 bis 6 mg/Tag, morgens als einmalige Gabe.

Atypische Neuroleptika

Atypische Neuroleptika sind dadurch gekennzeichnet, dass sie die oben angeführten unerwünschten Wirkungen (s. Haloperidol) nicht, bzw. erst bei wesentlich höheren Dosen, zeigen. Sie führen aber häufig zu deutlicher Gewichtszunahme, Tagesmüdigkeit und sexueller Dysfunktion. Bei Sulpirid (Dogmatil®) (50 bis 200 mg/Tag) gilt Vorsicht, da es wegen eines Prolaktinanstiegs zur Brustbildung bei Knaben und zur Milchsekretion bei Mädchen führen kann. Risperidon (Risperdal®) sollte ebenfalls in niedriger Dosierung ab 0,5 mg bis 1,5 mg/ kg (bis 4mg/kg) Körpergewicht gegeben werden. Risperidon wurde bei Kindern mit mentaler Retardierung ausführlich sowohl in Europa als auch in den USA getestet, und die Wirkung ist wie bei Haldoperidol gut abgesichert, insbesondere bei Aggressivität. Olanzapin (Zyprexa®) (2,5 bis 15 mg/Tag) wirkt ähnlich wie Risperdal. Ein Prolaktinanstieg ist häufig festzustellen. Bei klinischen Beobachtungen wurde aber im Längsschnitt festgestellt, dass bei moderater Dosierung kaum Nebenwirkungen auftreten und der Prolaktinspiegel langsam wieder absinkt. Blutspiegelkontrollen müssen zur Verlaufskontrolle trotzdem regelmäßig durchgeführt werden. Clozapin (Leponex®) wurde nicht beim Autismus geprüft. Es ist zu erwarten, dass in naher Zukunft weitere atypische Neuroleptika auf ihre Wirksamkeit bei AS hin untersucht werden. Eine Nebenwirkung von Neuroleptika, auf die in der Literatur eher selten verwiesen wird, ist das (Wieder-) Auftreten von Einnässen.

Stimmungsstabilisierung

Stimmungsstabilisatoren: Aggressives und automutilatives Verhalten von Menschen mit AS kann mit Lithium und andere Präparaten, z. B. Valproat oder Carbamazepin behandelt werden. Dies führt in der Regel zu einer besseren Kontrolle selbstzerstörerischen und aggressiven Verhaltens und zur Verhinderung einer übermäßig euphorischen, manischen oder depressiven Verstimmung. Stimmungsstabilisatoren können daher bei entsprechender Indikation eine wertvolle Hilfe beim Autismus darstellen. Valproatsäure und Carbamazepin werden auch bei bestimmten Anfallsarten beim Autismus verwendet. Die Dosierung richtet sich nach der individuellen Wirksamkeit und der Konzentration der Substanz im Blutspiegel, die unter Valproat bei 50 bis 100 mg/ml und unter Carbamazepin bei 4 bis 12 mg/ml liegen sollte.

Schlafstörungen

Andere Psychopharmaka: Bei AS auftretende Schlafstörungen können evtl. mit Melatonin (nur über internationale Apotheken erhältlich) behandelt werden. In anekdotischen Berichten wurde mitunter ein guter Erfolg dieses Vorgehens berichtet. Ansonsten können Benzodiazepine, wie Nitrazepam (Mogadan®-Tropfen: 1 ml = 20 Tr. = 5mg - Tabl. 5 mg;. ca. 1 Tr./Lebensmonat; Klein- und Schulkinder: 1/2 bis 1 Tabl.) und Substanzen aus anderen Stoffgruppen, z. B. Atosil®, Imipramin (Somnambulismus, Pavor noct.) oder Diphenhydramin (1mg/kg, 5 ml Sediat® = 25 mg) versuchsweise gegeben werden.

Einnässen

Für eine kurzzeitige Unterbrechung des Einnässens (z. B. bei einer Urlaubsfahrt) eignen sich Imipramin (Tofranil® 25 bis 50 mg Drag. pro Tag; verteilt auf ein bis zwei Dosen), Desmopressin (Minirin®) (steigert die Wasserabsorption der Nieren) (20 bis 40 µg/Tag intranasal) und Oxybutynin (Dridase®) (5 mg Tabl.; Kinder: 2 x 1 Tabl./Tag). Für die langfristige Besserung bzw. dauerhafte Beseitigung des unkontrollierten Einnässens ist apparative Verhaltenstherapie (Klingelmatraze oder -hose) Medikamenten überlegen. Diese Form der Therapie muss aber bei AS meist besonders sorgfältig und geduldig durchgeführt werden, um erfolgreich zu sein.

Tics

Einzelne oder multiple Tics kommen nicht selten auch bei Autismus vor. Die Wirksamkeit der Medikation ist schwer zu bestimmen, da Tics episodische Verschlechterungen/ Verbesserungen aufweisen (sog. „Waxing and Waning“). Tiaprid (Tiapridex®) (3 x 50mg bis 3 x 100 (Tabl. à 100 mg) kann gegen Tic-Störungen – unter Beachtung der Nebenwirkung der Ermüdung und Gewichtszunahme des Patienten – verordnet werden. Risperidon und Pimozid (Orap®) können in niederer Dosierung (s. o.) angewandt werden. Die Gabe von Haloperidol ist heute obsolet. In schwierigen Fällen kann eine Kombination der genannten Medikamente mit Lithium versucht werden.

Unwirksame Substanzen

Unwirksame Medikamente: Die häufig propagierten Verschreibungen hoch dosierter Vitamine, Spurenelemente, die Gabe von Sekretin (eines Hormons, das bei der Funktionsprüfung der Bauchspeicheldrüse Verwendung findet) wie auch von Naltrexon (ein Opiatantagonist) sind bei der Behandlung von AS erwiesenermaßen ineffektiv.

4 Verfahren zur Diagnostik und Therapie

Verfahren zur Diagnostik autistischer Störungen	
ADOS	Diagnostische Bebachtungsskala für Autistische Störungen
VSK	Fragebogen über Verhalten und soziale Kommunikation
ADI-R	Autismus Diagnostisches Interview in Revision
K-SADS-PL	Kiddie Schedule for Affective Disorders and Schizophrenia Present/Lifetime
CBCL (4-18)	Elternfragebogen über das Verhalten von Kindern und Jugendlichen
WET	Elternfragebogen des Wiener Entwicklungstests
PEP-R/AAPEP	Entwicklungs- und Verhaltensprofil für Kinder/Jugendliche und Erwachsene
Verfahren zur Therapie	
Lovaas-Therapie, Applied Behavior Analysis	
Treatment and Education of Autistic and Communication Handicapped Children (TEACCH)	
Soziale Geschichten	
Picture Exchange Communication System (PECS)	
Theory of Mind Training	
Frankfurter Test und Training des Erkennens von fazialem Affekt (FEFA)	
Ratgeber	

4.1 Verfahren zur Diagnostik

4.1.1 Beobachtungsskala für Autistische Störungen (ADOS)

Kurzbeschreibung	
Beurteiler:	Kliniker aufgrund standardisierter Verhaltensbeobachtung
Spezifität:	Störungsspezifisch- frühkindlicher Autismus/autistisches Spektrum
Altersbereich:	sprechende und nicht sprechende Kinder, sprechende Jugendliche und Erwachsene
Autoren:	Rühl, D. et al. (2003)
Bezug:	Testzentrale (Verlag Hans Huber)

Die *Beobachtungsskala für Autistische Störungen* (ADOS) (Lord et al., 2001; Rühl et al., 2003) ist ein strukturiertes Verfahren zur Erfassung der Kommunikation, sozialen Interaktion, des Spielverhaltens und Fantasiespiels von Menschen, bei denen das Vorliegen einer AS vermutet wird. Das ADOS enthält standardisierte Aufgaben, Aktivitäten und Interviewelemente, bei denen das Auftreten oder Fehlen bestimmter Verhaltensweisen beobachtet werden kann, die sich unabhängig von Entwicklungsstand und chronologischem Alter als relevant für die Diagnose einer autistischen Störung oder anderen tiefgreifenden Entwicklungsstörung erwiesen haben. Da es sich beim ADOS um ein nützliches, aber auch komplexes und recht aufwändiges Verfahren handelt, ist vor der Anwendung ein gründliches Training anzuraten.

Mit dem ADOS werden gezielt soziale Situationen erzeugt, in denen eine bestimmte Verhaltensweise mit großer Wahrscheinlichkeit auftritt. Das ADOS besteht aus vier Modulen, wovon jedes in der Durchführung zwischen 30 und 45 Minuten beansprucht. Der Untersucher wählt für den jeweiligen Probanden in Abhängigkeit der expressiven sprachlichen Fähigkeiten und des chronologischen Alters, das individuell geeignetste Modul aus. Modul 1 ist für Kinder konzipiert, die nicht durchgängig Sprache in Sätzen benutzen (definiert als funktionale, nicht-echolalische Drei-Wort-Äußerungen, die gelegentlich ein Verb beinhalten). Modul 2 eignet sich für Probanden, die über eine gewisse Sprache in Sätzen verfügen, jedoch nicht fließend sprechen. Modul 3 ist für Kinder konstruiert, die fließend sprechen und noch mit Spielsachen spielen, also zumeist solche, die jünger als 12 bis 16 Jahre sind. Fließende Sprache ist hier definiert als das expressive Sprachniveau eines normal entwickelten 4-jährigen Kindes. Dazu gehört die Verwendung einer Reihe verschiedener Satztypen und grammatikalischer Strukturen, um Informationen über Ereignisse unabhängig vom unmittelbaren Situationszusammenhang mitteilen sowie logische Verknüpfungen zwischen Satzteilen herstellen zu können (z. B. mit aber oder wenn), wobei einige grammatikalische Fehler vorkommen dürfen. Modul 4 besteht aus sozio-emotionalen Interviewelementen und Fragen zur Alltagsgestaltung. Es ist geeignet für fließend sprechende Jugendliche und Erwachsene.

Für jedes Modul werden zwischen 28 und 31 kritische Verhaltensweisen der Bereiche Kommunikation, soziale Interaktion, repetitives/stereotypes Verhalten und Spiel auf einer 3 bis 4-stufigen Skala anhand detaillierter Vorschriften eingeschätzt (Tab. 35). Eine Auswahl der kodierten Verhaltensweisen wird anschließend in einem diagnostischen Algorithmus, der auf den Richtlinien der ICD-10 und des DSM-IV beruht, verrechnet, und mündet in eine Diagnosenstellung (Tab. 36). Der Algorithmus ergibt drei mögliche Bewertungen des Verhaltens: Autismus, autistisches Spektrum oder unauffällig. Da der diagnostische Algorithmus des ADOS aber nicht Aspekte der abnormen Entwicklung sowie stereotypes, repetitives Verhalten einschließt, reicht die Durchführung des ADOS nicht für eine Diagnosenstellung aus. Fehlende Informationen müssen für eine Verdachtsdiagnose ergänzend erhoben werden. Gemäß einer Studie von Lord (1995), war bei 29 von 30 Kindern, die im Alter von 2 Jahren mit dem ADOS als autistisch diagnostiziert worden waren, die Diagnose Autismus auch im Alter von 3 Jahren zutreffend.

Tabelle 35: Beispiel für Kodierungsvorschriften im ADOS; Item: „Reaktives soziales Lächeln“.

Reaktives soziales Lächeln
Die Kodierung bezieht sich auf die mimische Reaktion des Kindes auf ein Lächeln und/oder eine spielerische verbale Interaktion des Untersuchers oder einer Bezugsperson. Das Lächeln des Kindes muss eine Reaktion auf die andere Person sein, nicht auf eine Handlung.
0 = Lächelt unmittelbar in Reaktion auf eines der ersten zwei Lächeln des Untersuchers und/oder der Bezugsperson. Dabei muss eine eindeutige Veränderung von einem nicht-lächelnden Gesicht zu einem reaktiven Lächeln erfolgen. Die Reaktion darf nicht durch eine gezielte Aufforderung (z. B. „Lächle mich mal an!“) hervorgerufen worden sein.

1 = Verzögertes oder schwaches Lächeln, oder das Kind lächelt erst vollständig oder schwach, nachdem es mehr als zweimal von der Bezugsperson oder dem Untersucher angelächelt wurde, oder es lächelt nur in Reaktion auf eine gezielte Aufforderung.
2 = Lächelt die Bezugsperson oder den Untersucher erst dann vollständig oder schwach an, wenn es gekitzelt oder auf eine bestimmte Weise berührt wurde oder in Reaktion auf eine wiederholte Handlung mit einer körperlichen Komponente.
3 = Lächelt nicht in Reaktion auf eine andere Person.

Im Unterschied zu vielen anderen Testverfahren muss sich der Untersucher beim ADOS nicht neutral verhalten, sondern die diagnostische Situation nach festgelegten Vorgaben bewusst gestalten und gezielt soziale Situationen erzeugen, in denen eine bestimmte Verhaltensweise mit großer Wahrscheinlichkeit auftritt. Das ADOS kann bei vorsprachlichen Kindern ab einem Alter von 2 Jahren eingesetzt werden. Für die Frühdiagnostik des Autismus kommt vor allem das Modul 1 für nicht-sprechende oder einzelne Worte sprechende Kinder in Frage.

Tabelle 36: Items aus dem diagnostischen Algorithmus ADOS (Modul 1)

Kommunikation
– Lautäußerungen, die an andere Personen gerichtet sind
– Stereotyper/eigentümlicher Gebrauch von Worten oder Sätzen
– Benutzen des Körpers einer anderen Person zur Kommunikation
– Auf etwas deuten
– Gestik
Wechselseitige soziale Interaktion
– Ungewöhnlicher Blickkontakt
– Sozial gerichteter mimischer Ausdruck
– Gemeinsame Freude an der Interaktion
– Jemandem etwas zeigen
– Spontanes Herstellen gemeinsamer Aufmerksamkeit
– Reaktion auf Lenken der Aufmerksamkeit
– Qualität der sozialen Annäherungen
Spiel*
– Funktionales Spiel mit Gegenständen
– Fantasiespiel/Kreativität
Stereotype Verhaltensweisen und eingeschränkte Interessen*
– Ungewöhnliches sensorisches Interesse
– Hand-, Finger- und andere komplexe Manierismen
– Ungewöhnliche repetitive Interessen und stereotype Verhaltensweisen

* Items werden zwar kodiert, aber bei der Diagnosenstellung im Algorithmus nicht berücksichtigt

4.1.2 Fragebogen über Verhalten und soziale Kommunikation (VSK)

Kurzbeschreibung	
Beurteiler:	Eltern, enge Bezugsperson
Spezifität:	Störungsspezifisch- frühkindlicher Autismus/autistisches Spektrum
Altersbereich:	Kinder, Jugendliche und Erwachsene
Autoren:	Bölte, S. et al. (2000)
Bezug:	In Vorbereitung

Um auf ökonomische Weise vorab autismusspezifische Informationen über ein Kind zu gewinnen, das mit Verdacht auf eine autistische Störung vorgestellt werden soll, können den Eltern entsprechende Screening-Fragebogen vorgelegt werden, d.h. sie werden schriftlich zur Entwicklung und zum Zustand des Kindes befragt. So erhält man a priori einen Eindruck vom Kind, um Hypothesen zu generieren und eine eingehendere Untersuchung vorzubereiten. Zu diesem Zweck empfiehlt sich die Anwendung des *Fragebogens über Verhalten und Soziale Kommunikation* (VSK)(Bölte et al., 2000). Der VSK stellt eine deutsche Adaptation des Autism Screening Questionnaire (ASQ)(Berument et al., 1999) bzw. Social Communication Questionnaire (SCQ, Rutter et al., 2001) dar. Der VSK umfasst 40 dichotom skalierte Items, von denen sieben sprachbezogene Items bei nicht sprechenden Probanden ausgelassen werden. Adressaten des Fragebogens sind Eltern, Betreuer oder andere nahe Bezugspersonen, die mit den Probanden, seinem aktuellen und zurückliegenden Verhalten gut vertraut sind. Die Bearbeitung der 40 Items des Fragebogens dauert ca. 20 Minuten. Die Itemselektion basiert auf einer Auswahl von Items des ADI-R, die wiederum jeweils Operationalisierungen der diagnostischen Leitlinien für Autismus von ICD-10 und DSM-IV darstellen. Die Items repräsentieren qualitative Auffälligkeiten der gegenseitigen sozialen Interaktion, der Kommunikation sowie restriktive, repetitive, stereotype Verhaltensweisen und Interessen und werden für unterschiedliche Zeitperioden kodiert. Sechs Items betreffen derzeitiges und 14 jemals gezeigtes Verhalten. Die restlichen 20 Items werden für den Zeitraum zwischen dem 4. bis 5. Lebensjahr kodiert. Zur Auswertung des Fragebogens wird der Summenwert der positiv beantworteten Items gebildet.

Die Evaluation der deutschen Fassung des Instruments (Bölte et al., 2000) ergab in einer Stichprobe von 83 Individuen mit Autismus oder autistischen Zügen bei vorwiegend mittelschweren, gut trennscharfen Fragen ($r>.40$) eine interne Konsistenz von Cronbachs Alpha = .85. In einer Substichprobe von 17 Personen lag die Stabilität (12 bis 24 Monate) des Verfahrens bei $r_{tt} = .74$. Die Konvergenz des VSK mit dem ADI-R erreichte $r = .66$. Der Summenwert des Fragebogens trennte zwischen 72 autistischen, 20 nicht-autistischen/ intellektuell beeinträchtigten (IQ<85), 26 gemischt-klinischen und 22 unauffälligen Personen auf statistisch hohem Niveau. Ein Cut-off von 17 hatte eine Spezifität von 99% bei einer Sensitivität von 92%. Bei einem Summenwert von <8 ist die Wahrscheinlichkeit für das Vorliegen einer autistischen Störung sehr gering.

4.1.3 Autismus Diagnostisches Interview in Revision (ADI-R)

Kurzbeschreibung	
Beurteiler:	Kliniker aufgrund strukturierter Befragung
Spezifität:	Störungsspezifisch- frühkindlicher Autismus/autistisches Spektrum
Altersbereich:	Kinder, Jugendliche und Erwachsene
Autoren:	Schmötzer, G. et al. (1993)
Bezug:	In Vorbereitung

Das ADI-R ist hoch spezifisch für die Diagnose eines (frühkindlichen) Autismus. Der diagnostische Algorithmus des ADI-R ermöglicht die Bewertung, ob Autismus vorliegt oder nicht. Darüber hinausgehende Interpretationen der Daten müssen vom Kliniker vorgenommen werden. Psychometrische Studien zu verschiedenen Adaptationen des Instruments bestätigen übereinstimmend die Güte der Skala (Fombonne, 1992; Yirmiya et al., 1994; Poustka et al., 1996; Lord et al., 1997; Tanguay et al., 1998, Pilowsky et al., 1998, Bölte & Poustka, 2001; Szatmari et al., 2002).

Im ADI-R wird eine Auswahl von 42 der insgesamt 111 Items einem diagnostischen Algorithmus verrechnet. Der Bereich soziale Interaktion beinhaltet 16, Kommunikation 13 und repetitives, restriktives und stereotypes Verhalten 8 Items. Die meisten für den diagnostischen Algorithmus relevanten Item-Kodierungen werden für *jemals* gezeigtes Verhalten oder für die Phase zwischen dem vierten und fünften Lebensjahr, die auch als *höchst abnorme Phase* (Alter, in dem die Autismussymptomatik in der Regel am stärksten ausgeprägt ist) bezeichnet wird, vorgenommen. Lediglich zwei Items gehen mit ihren *derzeit*-Kodierungen ein. Abgesehen von möglichen „recall"-Effekten wird auf diese Weise – insbesondere für Forschungszwecke – erreicht, dass für Probanden unterschiedlichen Alters eine relativ vergleichbare diagnostische Einschätzung vorgenommen werden kann. Je nach Häufigkeit, Intensität oder Vielfalt des in den Kodierungsvorschriften spezifizierten autismustypischen Verhaltens wird „0" (Abwesenheit des Symptoms) bis „3" (schwere Manifestation des Symptoms) kodiert. Für die Verrechnung des Datenmaterials im diagnostischen Algorithmus werden alle „3"er zu „2"er Kodierungen konvertiert. Im Bereich soziale Interaktion beträgt die maximale Punktzahl 30 (Cut-off = 10), im Bereich Kommunikation 14 (Cut-off = 7) für nicht-sprechende und 26 (Cut-off = 8) für sprechende Probanden, in der Domäne repetitives, restriktives und stereotypes Verhalten 12 Punkte (Cut-off = 3). Für eine Diagnose des Autismus bedarf es des Erreichens der Cut-offs in allen drei Domänen und zusätzlich der Erfüllung des Kriteriums der abnormen Entwicklung. Das Interview besteht aus sechs Teilen:

- (1) Der erste Abschnitt beinhaltet das Erfragen von Hintergrundinformationen über das Kind und seine Familie, dient der allgemeinen Orientierung und Vorbereitung auf den im engeren Sinne diagnostischen Teil. Zum Beispiel werden Daten über Geschwister, Beschulung oder Institutionalisierung erfragt, die im späteren Teil des Verfahrens dem Untersucher in seinem Bestreben nach adäquater Fragenformulierung entgegen kommen.
- (2) Der nächste Teil des Interviews umfasst die frühe Entwicklungsgeschichte des Kindes, bspw., wann sich die Eltern das erste Mal ernsthafte Sorgen über das

Verhalten ihres Kindes machten oder verschiedene entwicklungsbezogene Meilensteine erreicht wurden (u. a. Laufen, Sauberkeit). Um den Zeitpunkt des Erreichens dieser Kompetenzen zu bestimmen, empfiehlt sich, diese in Bezug zu wichtigen familiären Ereignissen (Geburtstage, Feste, Umzug, Ferien) zu erfragen, da hier mit valideren Informationen zu rechnen ist.

- (3-5) Die drei folgenden Teile beziehen sich auf bestimmte Aspekte des in der Vergangenheit (entweder im Alter zwischen vier und fünf Jahren oder jemals) oder derzeit (bis drei Monate vor dem Interview) gezeigten, autismustypischen Verhaltens. Der erste dieser drei Teile bezieht sich auf Verhalten im Bereich der Kommunikation, der zweite auf soziale Entwicklung und Spiel und der dritte auf ungewöhnliche Interessen und Verhaltensweisen.
- (6) Der letzte Abschnitt des Interviews betrifft unspezifische, komorbide klinische Verhaltensschwierigkeiten, zum Beispiel Motorik, Hyperaktivität oder Autoaggression.

Die Durchführungsdauer des ADI-R beträgt bei einem erfahrenen Interviewer in Abhängigkeit vom individuellen Fall mindestens 1 1/2 Stunden. In der Regel werden zwischen 2 und 4 Stunden benötigt.

Wesentlich für das ADI-R ist die Führung und Gestaltung des Gesprächs durch den Interviewer. Dieser muss sich zunächst mit den Kodierungsvorschriften des Instruments für einzelne Symptome vertraut machen, damit er bei der Befragung alle für die Kodierung notwendigen Informationen explorieren kann. Vorgenommene Kodierungen sind stets anhand von Verhaltensbeispielen zu belegen. Allein bestätigende oder verneinende Antworten des Interviewten reichen nicht aus. Die Entscheidung, wann genügend Fragen gestellt worden sind, um eine zuverlässige Einschätzung vornehmen zu können, liegt im Ermessen des Interviewers. Wenn die Kodierung zweifelhaft bleibt, muss der Interviewer überlegen, welche weiteren Fragen einer Klärung des Zielverhaltens dienlich sein könnten und diese entsprechend formulieren.

4.1.4 Kiddie Schedule for Affective Disorders and Schizophrenia Present/Lifetime (K-SADS-PL)

Kurzbeschreibung	
Beurteiler:	Eltern, Patient und Kliniker aufgrund strukturierter Befragung
Spezifität:	Störungsunspezifisch- kinder- und jugendpsychiatrische Störungen
Altersbereich:	Kinder und Jugendliche (6 bis 18 Jahre)
Autoren:	Delmo, C. et al. (2000)
Bezug:	www.klinik.uni-frankfurt.de/zpsy/kinderpsychiatrie/ksadspl.html

Das K-SADS-PL ist ein strukturiertes diagnostisches Interview zur Erfassung kinder- und jugendpsychiatrischer Störungen nach DSM-IV und ICD-10. Zur Symptomerfassung werden vorformulierte fakultativ und obligatorisch zu erfassende Symptomkriterien in Glossarstil vorgegeben. Mit dem K-SADS können folgende psychischen Störungen erfragt werden:

Depression, Dysthymie, Manie, Hypomanie, Zyklothymie, bipolare Störungen, schizoaffektive Störungen, Schizophrenie, schizophrenieforme Störungen, kurze reaktive Psychose, Panikstörung, Agoraphobie, Störung mit Trennungsangst, Vermeidungsstörung im Kindes- und Jugendalter, einfache Phobie, soziale Phobie, generalisierte Angsstörung, Zwangsstörung, Aufmerksamkeits-Hyperaktivitätsstörung, Störung des Sozialverhaltens, oppositionelle Störung, Enuresis, Enkopresis, Anorexia Nervosa, Bulimia Nervosa, Tic-Störung, Alkoholmissbrauch, Substanzmissbrauch, posttraumatische Stressstörung und Anpassungsstörungen.

Das K-SADS-PL wird durchgeführt, indem zunächst die Eltern und danach das betroffene Kind befragt werden und aus den erhaltenen Informationen eine zusammenfassende Beurteilung generiert wird. Dabei werden sowohl aktuelle als auch zurückliegende Zustände erhoben. Das K-SADS besteht aus einem unstrukturierten Eingangsinterview, einem Screening Interview und diagnostischen Erweiterungsinterviews. Nach dem obligatorischen Screening-Interview wird entschieden, ob Erweiterungsinterviews notwendig sind. Diese kommen zum Einsatz, wenn das betroffene Kind Basissymptome einer Störung zeigt oder Ausschlusskriterien für bestimmte Störungen nicht erfüllt werden. Die Durchführung des Interviews kann zwischen einer und drei Stunden beanspruchen.

4.1.5 Elternfragebogen für Kinder und Jugendliche (CBCL, 4-18)

Kurzbeschreibung	
Beurteiler:	Eltern
Spezifität:	Störungsunspezifisch- allgemeine Psychopathologie
Altersbereich:	Kinder und Jugendliche (4 bis 18 Jahre)
Autoren:	Döpfner, M. et al. (1994)
Bezug:	Testzentrale Göttingen Arbeitsgruppe Kinder-, Jugend- und Familiendiagnostik (KJFD) www.uni-koeln.de/med-fak/kjp/kjfd/

Der Elternfragebogen über das Verhalten von Kindern und Jugendlichen (CBCL 4-18) ist die deutsche Fassung der Child Behavior Checklist for ages 4-18, die mittlerweile in mehr als 50 Sprachen übersetzt ist. International liegen mehr als 2000 Studien zu diesem Fragebogenverfahren vor. Der Fragebogen erfasst im ersten Teil das Urteil der Eltern über psychosoziale Kompetenzen und im zweiten Teil eine Beurteilung der Verhaltensauffälligkeiten, emotionalen Auffälligkeiten und somatischen Beschwerden von Kindern und Jugendlichen im Alter von 4 bis 18 Jahren. Die Items des ersten Teils werden zu drei Kompetenzskalen (Aktivitäten, soziale Kompetenz und Schule) zusammengefasst. Aus den Items des zweiten Teils des Fragebogens werden acht Problemskalen gebildet. Die Skalen *Sozialer Rückzug; Körperliche Beschwerden; Ängstlich/Depressiv* werden zu der übergeordneten Skala *Internalisierende Auffälligkeiten* zusammengefasst. Die Skalen *Dissoziales Verhalten* und *Aggressives Verhalten* bilden die übergeordnete Skala *Externalisierende Auffälligkeiten*. Die restlichen drei Skalen mit den Bezeichnungen *Soziale Probleme; Schizoid/Zwang-*

haft und *Aufmerksamkeitsprobleme* sind keiner übergeordneten Skala zugeordnet. Der gesamte Problemfragebogen umfasst 118 Items.

4.1.6 Elternfragebogen des Wiener Entwicklungstests (WET-Elternfragebogen)

Kurzbeschreibung	
Beurteiler:	Eltern
Spezifität:	Störungsunspezifisch- adaptives Verhalten
Altersbereich:	Kinder (Normbereich 3 bis 6 Jahre)
Autoren:	Kastner-Koller, U. & Deimann, P. (2002)
Bezug:	Testzentrale Göttingen

Abgesehen von den psychopathologischen Aspekten ist auch von Interesse zu erfassen, über welche lebenspraktischen Fertigkeiten die betreffende Person verfügt. Der WET ist ein allgemeines Entwicklungstestverfahren für Vorschulkinder. Diagnostiziert wird der Entwicklungsstand in verschiedenen Funktionsbereichen. Eine Unterskala bildet der Elternfragebogen, der 22 Items (z.B. „Mein Kind zieht sich ohne fremde Hilfe aus") zur Einschätzung der Selbstständigkeitsentwicklung des Kindes beinhaltet.

4.1.7 Entwicklungs- und Verhaltensprofil für Kinder (PEP-R), Jugendliche und Erwachsene (AAPEP)

Kurzbeschreibung	
Beurteiler:	Kliniker aufgrund von Verhaltensbeobachtung, Tests und Gespräch
Spezifität:	Störungsspezifisch- Autismus und Entwicklungsbehinderung
Altersbereich:	Kinder (PEP-R), Jugendliche und Erwachsene (AAPEP)
Autoren:	PEP-R: Schopler, E. et al. (2000); AAPEP: Mesibov, G. et al. (2000)
Bezug:	Verlag Modernes Lernen

Ein gezielt für Menschen mit Autismus entwickelter Entwicklungs- und Verhaltenstest liegt mit dem Entwicklungs- und Verhaltensprofil (PEP-R; Schopler et al., 2000) vor. Es handelt sich um ein förderdiagnostisches Instrument mit geringen verbalen Anforderungen, das kognitive Funktionen und soziale sowie affektive Aspekte eines Kindes erfasst, die mit konventionellen Leistungstests normalerweise nicht abgedeckt werden. Das Instrument eignet sich auch für Verlaufsuntersuchungen, vor allem, da mit dem Entwicklungs- und Verhaltensprofil für Jugendliche und Erwachsene (AA-PEP; Mesibov et al., 2000) auch ein kompatibles Verfahren für das Jugendlichen- und Erwachsenenalter konstruiert wurde.

Das PEP-R beinhaltet eine Entwicklungsskala mit 131 Items zur Erfassung der Bereiche Imitation, Wahrnehmung, Auge-Hand-Koordination, Grob- und Feinmotorik sowie kognitive und sprachliche Leistungen. Zudem werden mit den 43 Items der

Verhaltensskala die Bereiche Sprache, soziale Bezogenheit und Affektivität, Spiel und Interesse an Materialien sowie sensorische Reaktionen getestet. Das PEP-P kann bei Kindern mit einem Entwicklungsalter bis 7 Jahren angewandt werden. Danach ist das kompatible AAPEP einzusetzen.

4.2 Verfahren zur Therapie

4.2.1 Lovaas-Therapie, Applied Behavior Analysis

Das Programm von Ivar Lovaas ist der klassische Ansatz früher intensiver Verhaltenstherapie bei Kindern mit Verdacht auf eine autistische Störung. Es beruht wie die meisten anderen vergleichbaren Verfahren auf dem Prinzip der Applied Behavior Analysis (ABA), d. h. einer streng wissenschaftlich und problemorientierten Verhaltenstherapie. Die Prinzipien und eine Beschreibung der konkreten Schritte für eine individuelle ABA-Therapie sind bei Maurice et al. (1996) beschrieben. In Deutschland werden ABA-Therapien und Workshops vom „Earlyautismprojekt Stuttgart" durchgeführt (www.earlyautismprojekt.de/index.html). Weltweit stellt ABA die Autismustherapie mit der größten Verbreitung und besten empirischen Absicherung dar.

Die Lovaas Therapie versucht, Kindern bestimmte Fähigkeiten und Fertigkeiten über einen langen Zeitraum bei hoher Therapieintensität in kleinen Schritten mit operanter Verstärkung, Beobachtungslernen und Imitation beizubringen. Zielbereiche der Intervention sind: Sprache verstehen, Aufbau kommunikativer Sprache, altersgemäße Spielfähigkeiten, Aufbau abstrakter Konzepte, schulische Fähigkeiten, Perspektive anderer verstehen, Lernen, auf Interaktionen zu reagieren, sie initiieren und aufrecht zu erhalten. Die Therapie wird mit einem Therapeutenteam durchgeführt, das mindestens 30 Stunden in der Woche mit dem Kind alleine arbeitet. Von Anfang an wird versucht, die Generalisierung des gelernten Verhaltens zu sichern und die Motivation des Kindes aufrechtzuerhalten. Ferner sind der Aufbau von Routinen und die Automatisierung von erlernten Verhaltensweisen durch häufige Wiederholungen beabsichtigt. Da viele Kinder nicht oder nur wenig sprechen, werden zur Behandlung anfangs kaum sprachliche Anweisungen eingesetzt.

4.2.2 Treatment and Education of Autistic and Communication Handicapped Children (TEACCH)

Der Leitgedanke hinter dem TEACCH-Programm beinhaltet, dass jeder Mensch mit autistischen Verhaltensweisen in der Umwelt leben, lernen und arbeiten soll, die ihn am wenigsten einschränkt und zugleich größtmögliche Selbstständigkeit und Entfaltungsmöglichkeiten bietet. Unter Beachtung der individuellen Fähigkeiten und Bedürfnisse einer Person soll möglichst ein Umfeld geschaffen werden, dass ihr einen sicheren Zugang zur Welt ermöglicht und diese so für sie an Bedeutung gewinnt.

Das Programm ist nicht nur bei Kindern, sondern ebenfalls bei Jugendlichen und Erwachsenen verschiedener Störungsgrade anwendbar. Eine wesentliche TEACCH-

Methode ist die Visualisierung und der Einsatz individuell abgestimmter Strukturierungshilfen. Ausgehend von den kognitiven und perzeptiven Problemen von Menschen mit Autismus wird versucht, für jeden Betroffenen Möglichkeiten zu identifizieren, wie er seine Umgebung besser verstehen kann und welche Form der Kontaktaufnahme mit anderen Menschen für ihn möglich und angenehm ist. Mit Hilfe individueller Lernangebote sollen aufbauend auf den Stärken und Interessen des Individuums kommunikative und soziale Fähigkeiten sowie Kompetenzen für die Alltagsbewältigung entwickelt werden. Bezugspersonen werden am Förderprozess beteiligt, damit die Techniken besserer Anpassung und Entwicklung leichter in den Alltag übertragen werden können.

In Deutschland arbeiten mehrere Institute nach dem TEACCH-Programm, z. B. AUTEA (www.autea.de). Die Methoden des TEACCH-Programms sind u. a. in einer etwas älteren deutschsprachigen Publikation von Schopler et al. (1987) nachzulesen. Aktuelle und umfassende Informationen und Literaturhinweise (in englischer Sprache) findet man unter www.teacch.com.

4.2.3 Soziale Geschichten

Soziale Geschichten (*„social stories“*) sind kurze klare Beschreibungen von Situationen, Umständen oder Fähigkeiten, die für Menschen mit autistischen Störungen eine Bedeutung haben. Solche Geschichten werden für Betroffene individuell geschrieben und dienen als Therapiematerial. Der Ansatz stammt von Carol Gray (2000). Zu diesem Konzept zählen auch „*Comic Strip Conversations*“ und „*Thinking Stories*“ (Gray, 1994).

Soziale Geschichten werden von Therapeuten oder Eltern geschrieben. Sie handeln von den persönlichen Problemen einer Person mit Autismus (z. B. Gefühle ausdrücken, mit anderen Kindern spielen), und dienen dazu, diese Probleme zu analysieren, zu besprechen und zu bewältigen.

Soziale Geschichten bestehen aus vier Grundtypen von Sätzen (deskriptive, perspektivische, direktive, affirmative), die jeweils eine besondere Funktion haben.

- *Deskriptive Sätze*: drücken Fakten aus, die frei von Wertung und Annahmen sind, z. B. „Mein Name ist Andreas“, „Viele Kinder spielen auf Spielplätzen“.
- *Perspektivische Sätze*: drücken den Zustand, das Wissen, die Gefühle oder die Gedanken anderer aus, z. B. „Mein Lehrer weiß, wie sich Kinder verhalten sollen“, „Ich spiele gerne mit dem Computer“.
- *Direktive Sätze*: beinhalten Absichten oder Willenserklärungen, z. B. „Ich werde aufpassen“, „Ich werde versuchen“.
- *Affirmative Sätze*: bestärken oder bejahen einen Sachverhalt, z. B. „Es ist gut“, „Das ist toll“, „Es ist wichtig“.

Zudem können zwei weitere Arten von Sätzen in sozialen Geschichten verwendet werden: Kontrollsätze und Kooperationssätze.

- *Kontrollsätze*: helfen Menschen mit autistischer Störung, schwierige Situationen zu beherrschen, z. B. „Wenn ich gehänselt werde, reagiere ich nicht darauf“.

- *Kooperationssätze*: helfen Menschen mit Autismus, Unterstützung zu suchen, z.B. „Wenn mich Mitschüler schlagen, renne ich zum Lehrer".

Zur Konstruktion sozialer Geschichten werden die Satztypen gemischt, so dass konkrete, einfache und für den Betroffenen bedeutsame soziale Informationen verständlich vermittelt werden. Die Geschichte muss maximale Lebensnähe haben. Präsentiert wird sie stets in einem ruhigen, günstigen Moment, nie wenn der Betroffene unruhig ist oder die Bearbeitung der Geschichte als Strafe erleben könnte. Jederzeit kann die Geschichte durch Illustrationen untermauert oder den kommunikativen Fähigkeiten und Bedürfnissen des Patienten angepasst werden.

4.2.4 Picture Exchange Communication System (PECS)

Das PECS (Bondy & Frost, 1994) ist ein alternatives Kommunikationssystem für autistische Kinder mit Störungen der Sprache. Das Training beginnt damit, dass ein Kind lernt, mit dem Therapeuten Bildkarten auszutauschen, um ein Objekt zu erhalten. Dieser Wunsch wird sofort erfüllt und verstärkt. Dabei hält der Therapeut die Bildkarte an den Mund und spricht für das Kind (z.B. „Ich möchte die Puppe"). Der Therapeut ermutigt, nachdem er als Modell fungiert hat, das Kind, das Gesagte oder Teile davon nachzusprechen. In einem eigenen Ordner sammelt das Kind seine Bildkarten. Anschließend lernt es, die Bildkarten zu unterscheiden und mit anderen Karten, die persönliche Wünsche, Absichten oder Zustände ausdrücken („ich will", „ich sehe", „ich kann", „ich habe"), zu verbinden, so dass sprachliche Strukturen entstehen. Im günstigsten Fall können später Karten durch Sprache ersetzt werden. Vorteilhaft am PECS Programm ist, dass die Interaktion in einem alltäglichen Kontext immer zuerst vom Kind ausgeht und verbale Äußerungen nicht verlangt werden. Eine deutsche Fassung des PECS-Manuals wird derzeit vom Autismustherapiezentrum Köln erstellt (www.autismus-koeln.de).

4.2.5 Theory of Mind Training

Das Programm von Howlin et al. (1998): „*Teaching children with autism to mind-read*" eignet sich zum Theory of Mind Training bei Kindern. Es ist vor allem für Kinder mit High-Functioning-Autismus, Asperger-Syndrom und anderen etwas schwächer von AS betroffenen Menschen hilfreich. Nicht ausreichend sprechende Kinder können nicht gefördert werden. Unserer Erfahrung nach sind Programme dieser Art vor allem auch geeignet, anhand des verfügbaren Materials und des Interventionsrahmens eine geeignete (Diskussions-)Grundlage für die Therapie individueller alltäglicher Probleme der Kinder und Jugendlichen entstehen zu lassen.

Zu Beginn des Trainings wird eine Statusdiagnostik der betreffenden Fähigkeiten vorgenommen. Zielbereiche der Intervention umfassen Emotionen, andere psychische Zustände und Spielverhalten. Fünf Stufen des Verständnisses psychischer Prozesse müssen durchlaufen werden: Erkennen von Emotionen in Fotografien, in schematischen Darstellungen, situative Emotionen, Wünsche und Überzeugungen. Um diese Stufen zu bewältigen, müssen u. a. Gesichtsausdrücke interpretiert und Ärger, Trauer, Angst sowie Freude identifiziert werden. Ferner wird gelernt, wie Gefühle durch Situationen und Erwartungen beeinflusst werden, die Dinge aus der Perspektive einer anderen Person zu sehen und Hypothesen, über das Wissen und die Gedanken anderer auszubilden.

4.2.6 Frankfurter Test und Training des Erkennens von fazialem Affekt (FEFA)

Der FEFA (Bölte et al., 2002) ist ein computergestütztes Test- und Trainingsprogramm mit dem die Fähigkeit zum Erkennen von Gesichtsausdrücken mit emotionalem Gehalt geprüft und trainiert werden kann. Die Klassifikation der Emotionen richtet sich nach dem Konzept der sieben Grundemotionen von Ekman et al. (1972). Das Trainingsprogramm beinhaltet etwa 1000 Bilder von Gesichtern und Augenpaaren, die am Bildschirm dargeboten werden können. Aufgrund der Normierung erwartete Antworten werden optisch und akustisch verstärkt. Bei „falschen“ Antworten besteht die Möglichkeit, zunächst ein Feedback abzurufen, das beschreibt, um welche Emotion es sich bei der Darstellung handelt, welche mimischen Charakteristika diese aufweist und wann sie von Menschen gezeigt wird. Zusätzlich kann vertiefend eine Comiczeichnung aufgerufen werden, die eine Person in einer Situation zeigt, welche das jeweilige Gefühl nahe legt (z. B. Beschenkt werden = Freude). Das Programm ist gegen einen Unkostenbeitrag bei den Autoren dieses Leitfadens erhältlich (www.klinik.uni-frankfurt.de/zpsy/kinderpsychiatrie).

4.2.7 Ratgeber

Ergänzend zu diesem Buch ist ein kurzer Ratgeber für Betroffene, Eltern und andere Bezugspersonen publiziert worden:

- Poustka, F., Bölte, S., Feineis-Matthews, S. & Schmötzer, G. (2004). Ratgeber Autistische Störungen. Göttingen: Hogrefe.

5 Materialien

Übersicht	
M01	Checklist for Autism in Toddlers (dt. Fassung)
M02	U-Checklisten (U1 bis U5, U6; U7) (http://home.t-online.de/home/autismus.meppen/erkenn.htm)
M03	Checkliste zur Erfassung früher Symptome des Autismus (CESA)
M04	Elternexplorationsschema für frühkindlichen Autismus (EEFA)
M05	Basisdokumentationssystem für die Kinder- und Jugendpsychiatrie (BADO) (www.klinik.uni-frankfurt.de/zpsy/kinderpsychiatrie/Doku/index1.htm)
M06	Komorbiditätscheckliste frühkindlicher Autismus (KCFA)
M07	Achse VI (ICD-10)
M08	Checkliste adaptives Verhalten (CAV)
M09	Beobachtungsschema für frühkindlichen Autismus (BSFA)

M01 Checklist for Autism in Toddlers (CHAT)
(Baron-Cohen et al., 1992, dt. Fassung von Kusch & Petermann, 2001)

Teil A: Fragen an die Eltern

1. Hat Ihr Kind Freude daran, wenn Sie es hin- und herschaukeln oder wenn Sie es auf den Knien reiten lassen?
2. Zeigt Ihr Kind Interesse an anderen Kindern?
3. Klettert Ihr Kind gerne, zum Beispiel auf Treppen?
4. Spielt Ihr Kind gerne das Guck-guck-Spiel oder Verstecken?
5. Hat Ihr Kind jemals so getan, als ob es sich beispielsweise mit einer Spielzeug-Teekanne Tee einschenken würde oder hat es jemals ein anderes (imaginäres) Spiel gespielt?
6. Hat Ihr Kind jemals den Zeigefinger benutzt, um etwas zu zeigen oder um etwas zu bitten?
7. Hat Ihr Kind jemals den Zeigefinger benutzt, um auf etwas zu zeigen oder um Interesse für etwas zu bekunden?
8. Kann Ihr Kind mit kleinem Spielzeug (z. B. Autos, Bauklötzen) richtig spielen, ohne es nur in den Mund zu nehmen, daran herumzufingern oder es herunterfallen zu lassen?
9. Bringt Ihr Kind Ihnen Dinge, um sie Ihnen zu zeigen?

Teil B: Beobachtungen des Klinikers

1. Nimmt das Kind Augenkontakt zu Ihnen auf?
2. Versuchen Sie, die Aufmerksamkeit des Kindes zu erlangen. Zeigen Sie auf etwas Interessantes im Raum und sagen Sie: „Oh, schau! Da ist ein/e (Name des Spielzeugs)!" Beobachten Sie das Gesicht des Kindes. Schaut es zu dem von Ihnen gezeigten Gegenstand hin? *
3. Versuchen Sie, die Aufmerksamkeit des Kindes zu erlangen, geben Sie ihm eine Spielzeug-Teetasse und -Teekanne und fragen Sie: „Kannst Du mir eine Tasse Tee einschenken?" Tut das Kind so, als ob es Tee einschenken, trinken etc. würde? **
4. Fragen Sie das Kind: „Wo ist das Licht?" oder „Zeig mir, wo das Licht ist." Zeigt das Kind mit dem Zeigefinger auf das Licht? ***
5. Kann das Kind einen Turm aus Bauklötzen bauen? (Wenn ja, Anzahl der Türme und Anzahl der Bauklötze angeben)

* Um dieses Item mit „ja" zu beantworten, versichern Sie sich, dass das Kind nicht auf Ihre Hand, sondern tatsächlich auf den von Ihnen gezeigten Gegenstand geschaut hat.

** Fällt Ihnen stattdessen ein anderes Spiel ein, auf das das Kind eingeht, kann dieses Item mit „ja" beantwortet werden.

*** Wiederholen Sie dieses Item mit der Frage „Wo ist der Teddy?" oder einem für das Kind unerreichbaren Gegenstand, falls es das Wort Licht nicht versteht. Notieren Sie ein „ja", wenn das Kind Sie während des Zeigens angeschaut hat.

Erläuterungen zum CHAT

Die international vermutlich bekannteste Skala zur Frühdiagnostik autistischen Verhaltens ist die *Checklist for Autism in Toddlers* (CHAT; Baron-Cohen et al., 1992). Sie eignet sich für die Erfassung von Symptomen, die bei Kindern vor dem 2. Lebensjahr (ab 18. Lebensmonat) auf Autismus hinweisen. Auffälligkeiten in dieser Skala bei den Items: „Mangel an Blickkontakt", „Deuten auf Objekte in der Umwelt" und „Einfaches imaginatives Spiel im Alter von 18 Monaten" sind für eine spätere autistische Störung prädiktiv (Baron-Cohen et al., 2000). Nach Scambler et al. (2001) weist die CHAT bei der Diskrimination von Kindern mit Autismus und solchen mit Entwicklungsverzögerungen eine Sensitivität von 65% und eine Spezifität von 100% auf. Mit einer moderaten Veränderung der Kriterien der CHAT konnte eine Sensitivität von 85% bei gleichbleibender Spezifität erreicht werden. Die CHAT ist ein zweiteiliges Screeningverfahren. Teil A umfasst 9 binär (ja/nein) skalierte Items, die im Elterngespräch erfragt und kodiert werden. Teil B beinhaltet weitere 5 Items, die aufgrund initiierter Interaktionen mit dem Kind und der allgemeinen Verhaltensbeobachtungen kodiert werden. Das Instrument enthält fünf Schlüsselitems: „So-Tun-Als-Ob"-Spiel (A5); Auf etwas Zeigen, um Interesse zu bekunden (A7); Lenken von Aufmerksamkeit (B2), „So-Tun-Als-Ob" (B3) und Aufforderung, etwas zu zeigen (B4).

Zeigt das Kind bei allen kritischen Items auffälliges Verhalten, ist das Risiko für Autismus hoch. Kinder, die bei den Items A7 und B4 auffällig sind, haben ein mittleres Risiko für eine autistische Störung.

M02 U-Checklisten des Regionalverbandes Hilfe für das autistische Kind Weser-Ems e.V.

Die unter den Oberbegriffen aufgeführten Merkmale müssen nicht alle vorhanden sein, zum Teil schließen sie sich sogar aus. Es gilt ansonsten, dass bei Vorliegen mehrerer Merkmale in allen Bereichen, eher an die Entwicklung einer autistischen Störung gedacht werden sollte.

Checkliste für die Vorsorgeuntersuchung U1-U5 (0. bis 7. Lebensmonat)

Wahrnehmung/Sozialverhalten

- ❑ Schreit länger, ohne dass Eltern dies als eindeutiges Signal für einen Zustand (z. B. Hunger, Schmerz) werten können
- ❑ Verhält sich extrem ruhig, meldet sich wenig
- ❑ Lächelt oder lacht nicht, wirkt wie ein „ernstes" Kind
- ❑ Reagiert nicht auf die Mutter, streckt ihr nicht die Arme entgegen
- ❑ Lehnt sich nicht mit dem Kopf an
- ❑ Wirkt zufrieden, nimmt von sich wenig oder keinen Kontakt auf

Motorik

- ❑ Macht sich steif beim Hochheben
- ❑ Macht sich sehr schlaff auf dem Arm
- ❑ Dreht sich weg, wenn eine Person das Kind hält

Sprache

- ❑ Lallt nicht
- ❑ Bildet keine Silben (z. B. ga ga ga)

Ess-/Trinkverhalten

- ❑ Saugt oder trinkt nicht richtig
- ❑ Hat spezielle Ess-/Trinkvorlieben bzw. Gewohnheiten
- ❑ Verweigert Speisen

Checkliste für die Vorsorgeuntersuchung U6 (10. bis 12. Lebensmonat)

Wahrnehmung

- ❑ Kratzt oder schabt auf Oberflächen
- ❑ Beleckt Gegenstände
- ❑ Verhält sich extrem ruhig, meldet sich wenig
- ❑ Reagiert nicht auf laute Geräusche, wirkt wie taub
- ❑ Reagiert überempfindlich oder ängstlich auf Geräusche (z. B. Staubsauger)
- ❑ Kann sich nur schwer im Raum orientieren

Sozialverhalten

- ❑ Schreit oder weint lange und lässt sich nicht beruhigen
- ❑ Spielt nicht kreativ mit Spielzeug
- ❑ Untersucht Spielzeug nicht
- ❑ Schaut Personen nicht an
- ❑ Lehnt sich nicht mit dem Kopf an
- ❑ Vermeidet Blickkontakt
- ❑ Lächelt oder lacht nicht, wirkt wie ein „ernstes" Kind
- ❑ Nimmt von sich aus keinen oder wenig Kontakt zu Bezugspersonen auf
- ❑ Macht Verhalten von Personen nicht nach (keine motorische Imitation)
- ❑ Zieht sich zurück, wenn eine Bezugsperson einen Kontaktversuch macht

Motorik

- ❑ Schaukelt oder wiegt sich hin und her
- ❑ Macht sich steif beim Hochheben
- ❑ Macht sich sehr schlaff auf dem Arm
- ❑ Dreht sich weg, wenn eine Person das Kind hält
- ❑ Sitzt oder krabbelt nicht oder verspätet

Sprache
- ❑ Spricht nicht
- ❑ Bildet keine Silben (z. B. ga ga ga)
- ❑ Macht vorgesprochene Laute oder Silben nicht nach (keine verbale Imitation)
- ❑ Wiederholt Wörter oder Wortreste ohne erkennbaren Sinn
- ❑ Spricht immer wieder gleiche Laute
- ❑ Benutzt Worte nicht, um Personen etwas mitzuteilen
- ❑ Benutzt keine oder wenig sprachbegleitende oder ersetzende Mimik und Gestik

Ess-/Trinkverhalten
- ❑ Saugt oder trinkt nicht richtig
- ❑ Hat spezielle Ess-/Trinkvorlieben bzw. Gewohnheiten
- ❑ Verweigert Speisen

Checkliste für die Vorsorgeuntersuchung U7 (21. bis 24. Lebensmonat)

Wahrnehmung
- ❑ Kratzt, schabt oder leckt an Oberflächen
- ❑ Tastet oder klopft anhaltend an Gegenständen
- ❑ Sieht lange auf bestimmte Muster (z. B. Tapeten)
- ❑ Bewegt Gegenstände wiederholt vor dem Gesicht hin und her
- ❑ Lauscht auf spezielle Geräusche (wie Rascheln, Zischen, Rauschen)
- ❑ „Überhört“ andere (laute oder leise) Geräusche, wirkt wie taub
- ❑ Reagiert überempfindlich oder ängstlich auf Geräusche (z. B. Staubsauger)
- ❑ Kann sich nur schwer im Raum orientieren
- ❑ Bleibt an Raumgrenzen (z. B. Teppichkante) stehen

Sozialverhalten
- ❑ Spielt nicht mit Gleichaltrigen
- ❑ Sieht an Personen vorbei oder scheint durch sie hindurchzusehen
- ❑ Auffälliger Blickkontakt: wenig oder sehr kurz oder sehr lange und starr, meist peripher
- ❑ Kann Körperkontakt nur zulassen, wenn es Dauer und Art kontrollieren kann, wehrt Kontakt sonst ab
- ❑ Schreit oder weint lange und lässt sich nicht beruhigen
- ❑ Kein oder ungewöhnliches Verlangen nach Trost in Situationen seelischer Not
- ❑ Nimmt von sich aus keinen oder wenig Kontakt zu Bezugspersonen auf
- ❑ Macht Verhalten von Personen nicht nach (keine motorische Imitation)
- ❑ Zieht sich zurück, wenn Bezugsperson keinen Kontaktversuch macht
- ❑ Lächelt oder lacht nicht, wirkt wie ein „ernstes“ Kind

Motorik
- ❑ Sitzt oder krabbelt nicht, beginnt verspätet mit dem Laufen
- ❑ Bewegt stereotyp bestimmte Körperteile und Gegenstände, manchmal sehr geschickt
- ❑ Hat einen auffälligen Gang
- ❑ Verdreht Augen, Finger, Hände und Hals
- ❑ Wedelt mit Armen, Händen, Tüchern, Bändern o.ä.

Sprache
- ❑ Spricht (noch immer) nicht
- ❑ Hört nach dem Sprechbeginn allmählich wieder auf
- ❑ Wiederholt Wörter oder Wortreste ohne erkennbare Sinn
- ❑ Produziert stereotyp immer gleiche Laute oder Töne
- ❑ Benutzt Worte nicht, um Personen etwas mitzuteilen
- ❑ Benutzt keine oder wenig sprachbegleitende oder ersetzende Mimik und Gestik

Ess-/Trinkverhalten/Schlaf
- ❑ Isst auffällig, stopft, schlingt, schluckt nicht, kaut nicht
- ❑ Nimmt nur Brei oder Flüssiges oder spezielle Speisen zu sich
- ❑ Schläft schlecht ein oder wacht zu früh auf liegt stundenlang nachts wach

M03 Checkliste zur Erfassung früher Symptome des Autismus (CESA)

Name des Kindes: ______________________ Geburtsdatum: ______________________

Untersucher: ______________________ Datum: ______________________

Die folgenden Symptome können bei Kindern vor dem 2. Lebensjahr auf die Entwicklung von frühkindlichem Autismus hinweisen. Vermerken Sie qualitativ (JA/NEIN) das Vorliegen möglicher Prädiktoren. Das Risiko für Autismus steigt mit der Anzahl positiv kodierter Items.

Sozialisation	**Ja**	**Nein**
Kein „Umsorgt-Werden-Wollen"		
Kein soziales Lächeln		
Spielt lieber allein		
Ist sehr unabhängig		
Wartet nicht ab		
Kaum Blickkontakt		
Starrer Blick		
Lebt in seiner eigenen Welt		
Ignoriert die Eltern		
Interessiert sich nicht für andere Kinder		
Imitiert nicht		
Teilt nicht die Aufmerksamkeit anderer		

Kommunikation	**Ja**	**Nein**
Reagiert nicht auf den Namen		
Kann nicht ausdrücken, was es will		
Sprache ist verzögert oder Ausbleiben von vorsprachlicher Entwicklung (Brabbeln, Lautieren)		
Folgt keinen Anweisungen		
Wirkt wie taub		
Hört manchmal, manchmal nicht		
Zeigt nicht auf Dinge, macht nicht „Winke-Winke"		
Kein Entgegenstrecken der Arme, um hochgenommen zu werden		

Allgemeines Verhalten	**Ja**	**Nein**
Ist hyperaktiv, unkooperativ oder oppositionell		
Weiß nicht, wie es mit Spielsachen spielen soll		
Schleppt dauernd einen bestimmten Gegenstand mit sich herum		
Reiht Dinge aneinander		
Ist überempfindlich gegenüber bestimmten Tönen oder anderen Reizen		
Zeigt merkwürdige Bewegungen		
Hat wiederkehrende, unerklärliche Wein- und Schreiphasen		
Ist apathisch		
Störungen der Nahrungsaufnahme und -ausscheidung		
Hat einen schlaffen Körpertonus		
Hat Schlafstörungen		

Beim Vorliegen eines oder mehrerer der folgenden Symptome ist die Wahrscheinlichkeit einer abnormen kindlichen Entwicklung erheblich erhöht. Eingehendere Untersuchungen sollten unbedingt erfolgen. Kodieren Sie qualitativ (JA/NEIN) das Vorliegen dieser Merkmale:

Warnsignale!!	**Ja**	**Nein**
Kein Brabbeln oder Lautieren im Alter von 12 Monaten		
Keine Gesten (Zeigen mit dem Zeigefinger, Winken etc.) mit 12 Monaten		
Keine einzelnen Worte im Alter von 16 Monaten		
Keine spontanen 2-Wort-Sätze (nicht echolalisch) im Alter von 24 Monaten		
Jedweder Verlust sprachlicher oder sozialer Fähigkeiten in jedem Alter		

M04 Elternexplorationsschema für frühkindlichen Autismus (EEFA)

Name des Kindes:________________________ Geburtsdatum:__________________________

Untersucher:____________________________ Heutiges Datum:________________________

Auffälligkeiten der gegenseitigen sozialen Interaktion

Stellen Sie sich vor, wie sich Ihr Kind Ihnen, anderen Personen und anderen Kindern gegenüber verhält! Denken Sie auch daran, wie Ihr Kind spielt und an sein allgemeines Verhalten in der Öffentlichkeit!
Welche der folgenden Verhaltensweisen Ihres Kindes würden Sie im Zusammenhang des Sozialverhaltens als auffällig bezeichnen? Können Sie dafür konkrete Beispiele geben? (Erklären Sie den Eltern ggf. die typischen Symptome und Defizite!)

	Auffällig	Unauffällig
Blickkontakt		
Aktives und reaktives Lächeln		
Mimik und Gesichtsausdruck		
Gestik und Körpersprache		
Grüßen und Verabschieden		
Phantasievolles Spielen mit Gleichaltrigen		
Aktivitäten mit Gleichaltrigen		
Freundschaften		
Interesse an anderen Menschen		
Beginnen von sozialen Interaktionen mit anderen (Kindern)		
Reaktion auf Versuche, eine Interaktion mit ihm zu beginnen		
Teilen und Lenken von Aufmerksamkeit		
Anbieten, Dinge zu teilen		
Teilen von Freude, sich mit anderen freuen		
Zeigen, Bringen, Erklären von Dingen		
Anderen Trost spenden und sich trösten lassen		
Verstehen sozialer und emotionaler Signale		
Zärtlichkeit		
Benehmen in der Öffentlichkeit		

Welche weiteren Verhaltensweisen Ihres Kindes würden Sie im Bereich des Sozialverhaltens als problematisch bezeichnen?

____

____

____

Auffälligkeiten der Kommunikation und Sprache

Stellen Sie sich vor, wie sich Ihr Kind mit Ihnen, anderen Personen und anderen Kindern verständigt! Denken Sie auch daran, ob es versucht, mögliche sprachliche Schwierigkeiten durch nicht sprachliche Möglichkeiten der Verständigung auszugleichen!
Welche der folgenden Verhaltensweisen Ihres Kindes würden Sie im Bereich der Kommunikation als auffällig bezeichnen? Können Sie dafür konkrete Beispiele geben? (Erklären Sie den Eltern ggf. die typischen Symptome und Defizite!)

	Auffällig	Unauffällig
Sprachentwicklung		
Auf Dinge zeigen		
Kopfnicken und Kopfschütteln		
Beschreibende, konventionelle oder emotionale Gesten		
Imitation von Handlungen		
Wechselseitige Gespräche		

Zeigt Ihr Kind die folgenden Sprachsymptome ? Können Sie dafür konkrete Beispiele geben? (Erklären Sie den Eltern ggf. die typischen Symptome und Defizite)

	Ja	Nein
Echolalie (unmittelbar, verzögert)		
Stereotyper Gebrauch von Worten und Sätzen		
Unpassende Fragen oder Stellungnahmen		
Verwechseln von „ich" und „du"		
Wortneuschöpfungen		
„Altkluger" Sprachstil		

Welche weiteren Verhaltensweisen Ihres Kindes würden Sie im Bereich der Kommunikation als problematisch bezeichnen?

____

____

____

Repetitives, restriktives und stereotypes Verhalten

Zeigt Ihr Kind die folgenden Symptome? Können Sie dafür konkrete Beispiele geben? (Erklären Sie den Eltern ggf. die typischen Merkmale und Defizite)

	Ja	Nein
Spezialinteressen, abnorme Interessen		
(Normale) Interessen ungewöhnlicher Intensität		
Wortrituale		
Widerstand bei Veränderungen des Tagesablaufs		
Widerstand bei Veränderungen der Umgebung		
Zwänge, Handlungsrituale		
Hand- und Fingermanierismen		
Andere komplexe Manierismen		
Repetitiver Gebrauch von Objekten oder		
Interesse an Teilen von Objekten		
Ungewöhnliche sensorische Interessen (Geruch, Berührung, Vibration, Geräusch)		

Zeigt Ihr Kind noch andere stereotype Verhaltensweisen?

____

____

____

Abnorme Entwicklung bis einschließlich 36. Lebensmonat

Zeigte Ihr Kind bereits vor Vollendung des 3. Lebensjahres auffälliges Verhalten in einem der folgenden Bereiche? (Erklären Sie den Eltern ggf. die typischen Merkmale und Defizite)

	Ja	Nein
Gesprochene Sprache oder Sprachverstehen in sozialen Zusammenhängen		
Soziale Hinwendung an Eltern und vertraute Personen		
Funktionales oder symbolisches Spielen		

Welche weiteren Verhaltensweisen im Rahmen der frühen Entwicklung Ihres Kindes würden Sie als auffällig beschreiben?

____

____

____

M05 Basisdokumentationssystem für die Kinder- und Jugendpsychiatrie

Name, Vorname des Versicherten geb. am

Kassen-Nr. Versicherten-Nr. Status

Vertragsarzt-Nr. VK gültig bis Datum

◁ mit Karte bedrucken

BASISDOKUMENTATION
Kinder- und Jugendpsychiatrie
 Auflage Nr. 3

01 Fall-Nummer: I__I__I__I__I__I__I__I

02 wievielte Dokumentation: I__I__I

03 Institution: I__I__I__I

04 Geschlecht:
1 männlich
2 weiblich

05 Staatsangehörigkeit:
01 Deutschland
02 Österreich
03 Schweiz
04 Italien
05 Spanien
06 Griechenland
07 Türkei
08 sonstiges europ. Ausland
09 Afrikanische Staaten
10 Nordamerika
11 Mittel- und Südamerika
12 Asiatische Staaten
13 sonstige Staaten

Vorstellungs-/Aufnahmebedingungen

06 Untersuchungs-/Behandlungsform:
1 ambulant
2 teilstationär
3 stationär
4 Konsil

07 Vorstellungs-/Aufnahmemodus:
1 regulär
2 Notfall
3 Notfall außerh. Dienstzeit
4 Gutachten

08 Rechtsgrundlage der stationären Aufnahme
1 freiwillig
2 nach § 1631b BGB
3 nach § 126a StPO
4 nach §§ 73, 72, 71 JGG
5 nach § 63 StGB
6 nach § 7 JGG
7 nach Psych KG / UBG
8 andere: ______

09 Datum der Aufnahme/des Behandlungsbeginns:
I__I__I.I__I__I.I__I__I__I__I

10 Wievielte Aufnahme/Behandlung: I__I__I

11 Jahr der Erstaufnahme/Behandlung hier: I__I__I__I__I

12 Bei stationärer/teilstationärer Behandlung:
Datum der Zuordnung nach Behandlungsbereich:
KJ I__I - ab I__I__I.I__I__I.I__I__I__I__I
KJ I__I - ab I__I__I.I__I__I.I__I__I__I__I
KJ I__I - ab I__I__I.I__I__I.I__I__I__I__I

13 Frühere oder zwischenzeitliche Konsultationen wegen psychischer Auffälligkeiten:
1 nein
2 nicht-psychiatr. Behandlg./Beratung (z. B. EB)
3 amb. psychiatr. Behandlg.
4 stat. psychiatr. Behandlg.
5 nicht näher bezeichnete Behandlung/Beratung
6 amb. und stat. psych. Beh.
8 andere:
9 unbekannt

14 Jahr der ersten Konsultation:
(unbekannt = 9999) I__I__I__I__I

15 Suizidalität bei Aufnahme:
1 nein
2 suizidal
3 erster Suizidversuch
4 wiederholter Suizidversuch
9 unbekannt

Kind/Jugendlicher wohnt bei...

16 Mutter/Ersatzmutter:
1 leiblicher Mutter
2 Stiefmutter
3 Adoptivmutter
4 Pflegemutter
5 Großmutter
6 Verwandten, sonst. Ers. M.
8 keiner Mutter
9 unbekannt

17 Vater/Ersatzvater:
1 leiblichem Vater
2 Stiefvater
3 Adoptivvater
4 Pflegevater
5 Großvater
6 Verwandten, sonst. Ers. V.
8 keinem Vater
9 unbekannt

18 Andere, nicht unter (16/17) erfaßte Wohnsituation:
8 trifft nicht zu
1 stationäre Jugendhilfe
2 Reha-/Therapieeinrichtung
3 wohnt allein
4 in Ehe / mit Partner(in), privater Wohngemeinschaft
5 Notunterkunft (z. B. Frauenhaus)
6 kein fester Wohnsitz
9 unbekannt

Sozialstatus der Eltern/Ersatzeltern bei denen das Kind/Jugendliche wohnt (Aufenthaltsfamilie wie in 16/17):

Schulabschluß

19 Mutter/Ersatzmutter:
1 kein Schulabschluß
2 Sonderschule
3 Hauptschule
4 Realschule
5 Abitur
6 (Fach)hochsch./Universität
9 unbekannt

20 Geburtsjahr: I__I__I__I__I

21 Vater/Ersatzvater:
1 kein Schulabschluß
2 Sonderschule
3 Hauptschule
4 Realschule
5 Abitur
6 (Fach)hochsch./Universität
9 unbekannt

22 Geburtsjahr: I__I__I__I__I

Derzeitige Tätigkeit

23 Mutter/Ersatzmutter:		24 Vater/Ersatzvater:
1	erwerbstätig/ganztags	1
2	Schichtarbeit (keine Teilzeitarbeit)	2
3	regelmäßig teilzeitbeschäftigt	3
4	zeitweise beschäftigt/Gelegenheitsarbeit	4
5	ohne Ausbildungs-/Arbeitsstelle, arbeitslos	5
6	nicht erwerbstätig/in Ausbildung, Umschulung	6
7	nicht erwerbstätig/Rentner(in)	7
8	nicht erwerbstätig/ im Haushalt tätig	8
9	unbekannt	9

25 Schichtzugehörigkeit: - nur jeweils sozial „höhergestellten" (Ersatz-)Elternteil einschätzen!
01 ungelernte Arbeiter
02 angelernte Berufe
03 Facharbeiter, Handwerker, Angestellte, Beamte im einf. Dienst
04 mittlere Angestellte, Beamte im mittleren Dienst
05 höher qualifizierte Angestellte, Beamte im gehobenen Dienst
06 leitende Angestellte, Beamte im höheren Dienst
Selbständige:
07 kleinste Selbständige, ambulantes Gewerbe
08 kleine selbständige Gewerbetreibende
09 selbst. Handwerker, Landwirte, Gewerbetreibende (kl. Betriebe)
10 selbst. Handwerker, Landwirte etc. (mittl. Geschäfte, Betriebe)
11 selbst. Akademiker, freie Berufe, größere Unternehmer
88 trifft nicht zu (s. o.), 99 unbekannt

Leibliche Eltern:

26 Leben leibliche Eltern?
1 beide leben
2 Vater gestorben
3 nicht bekannt, ob Vat. lebt
4 Mutter gestorben
5 nicht bek., ob Mutter lebt
6 beide gestorben
9 unbekannt hinsichtlich beider Eltern

27 Beziehungsstatus der leiblichen Eltern:
1 leben zusammen
2 getrennt/geschieden
3 durch den Tod getrennt
4 nie zusammen gelebt
9 unbekannt

2. Anamnese einschließlich familiärer Belastungen

01 Alter der Mutter bei der Entbindung (JJ): I___I___I 99 unbekannt

Komplikationen/Risikofaktoren... keine ☐

1 = nein 2 = ja 9 = unbekannt

02 im Schwangerschaftsverlauf: ______ 1 2 9
03 im Geburtsverlauf: ______ 1 2 9
04 im postpartalen Verlauf: ______ 1 2 9
05 gravierende Mängel in der Betreuungssituation während der Kindheit: 1 2 9

Störungen der kindlichen Entwicklung: keine ☐

06 Motorik: ______ 1 2 9
07 Sprache: ______ 1 2 9
08 Sauberkeit: ______ 1 2 9
09 schwere Krankheiten während der Kindheit: 1 2 9

Menses entfällt ☐

10 Menses:
1 ja
2 noch nicht
3 sekundäre Amenorrhoe seit:___
9 unbekannt

11 Menarche in Jahren: I___I___I
99 unbekannt

Kindergarten entfällt, da noch zu jung ☐

12 Gegenwärtig besuchte (sozial)pädagogische Einrichtung:
1 keine
2 Krippe/Krabbelstube/Kindergarten/-hort
3 Sonderkindergarten/Hort für Verhaltensgestörte oder Behinderte
8 andere:
9 unbekannt

13 Störung beim Besuch des Kindergartens:
1=nein, 2=ja, 9=nicht zutreffend/unbekannt
13.1 Trennungsangst 1 2 9
13.2 Kontaktstörungen 1 2 9
13.3 Spielstörung 1 2 9
13.4 hypermotorisches Verhalten 1 2 9
13.5 schlechtes Betragen/ Aggression 1 2 9
13.6 andere: 1 2 9

Schule entfällt, da noch nicht schulpflichtig ☐

14 Einschulung:
1 zeitgerecht
2 vorzeitig
3 zurückgestellt
9 unbekannt

15 Schulbesuch:
1 regelrecht
2 einmal wiederholt
3 mehrmals wiederholt
4 umgeschult
5 Wiederholung und Umschulung
6 Abbruch
9 unbekannt

16 Klasse Nr.: I___I___I

17 Gegenwärtig besuchte Schule: - Gesamtschule sinngemäß einstufen
01 Schulkindergarten/Vorklasse
02 Grundschule
03 schulformunabhängige Orientierungsstufe/Förderstufe
04 Hauptschule
05 Realschule
06 Gymnasium
07 Differenzierung schulbedingt nicht mögl. (z. B. Waldorfschule)
08 Schule für Lernhilfe/Lernbehinderte/Förderschule
09 Schule für Praktisch Bildbare/Geistig Behinderte
10 Schule für Erziehungshilfe/Verhaltensgestörte
11 andere Sonderschulen
12 Fach-/Berufsschule
13 (Fach)hochschule/Universität
14 ausgeschult
15 aus anderen Gründen kein Schulbesuch
99 unbekannt

18 Schulabschluß: - den höchsten dokumentieren
8 trifft alters- oder schulbedingt nicht zu
1 kein Schulabschluß
2 Sonderschule
3 Hauptschule
4 Realschule
5 Abitur
6 (Fach)hochschule/Universität
9 unbekannt

19 Schulstörungen: *1=nein, 2=ja, 9=nicht zutreffend/unbekannt*
19.1 schlechtes Betragen/Aggressionen 1 2 9
19.2 Leistungsstörungen 1 2 9
19.3 Kontaktstörungen 1 2 9
19.4 Konzentrationsstörungen 1 2 9
19.5 hypermotorisches Verhalten 1 2 9
19.6 Schulschwänzen 1 2 9
19.7 Schulverweigerung/Schulangst 1 2 9
19.8 sonstige Schulstörungen 1 2 9

20 Gegenwärtige Berufs-/Erwerbstätigkeit des Jugendlichen:
1 noch nicht erwerbsfähig/erwerbsunfähig
2 arbeitslos
3 in Haft
4 beschützende Werkstätte
5 Förderlehrgang zur Erlangung der Berufsreife, Berufsvorbereitungsjahr
6 Berufsausbildung/Berufstätig: ______
9 unbekannt

Familie

21 Leibliche Geschwister:
Zahl der leiblichen Geschwister: 99 unbekannt I___I___I

22 Zwilling/Mehrling:
1 nein 2 ja 9 unbekannt

23 Kinderzahl in der gegenwärtigen Aufenthaltsfamilie:
88 Kind lebt nicht in einer Familie 99 unbekannt I___I___I

24 Stellung in der Kinderreihe in der Aufenthaltsfamilie:
1 Einzelkind
2 jüngstes Kind
3 mittleres Kind
4 ältestes Kind
8 lebt nicht in einer Familie
9 unbekannt

1 = nein 2 = ja 9 = unbekannt

25 Psychiatrische Erkrankungen in der Familie: ______ 1 2 9
26 andere Erkrankungen in der Familie: ______ 1 2 9

3. Psychopathologischer Aufnahmebefund — nicht untersucht ■

1 = unauffällig 2 = leicht ausgeprägt 3 = stark ausgeprägt 9 = nicht beurteilbar

01	Störungen der Interaktion	(Unkooperativ, überangepaßt, scheu/unsicher, kaspernd/albern, sozial zurückgezogen, mißtrauisch, demonstrativ, distanzgemindert, Empathiestörung, autistische Störung der Interaktion)	1 2 3 9
02	Störungen des Sozialverhaltens	(Dominant, oppositionell-verweigernd, aggressiv, Lügen/Betrügen, Stehlen, Weglaufen/ Schule schwänzen, andere Regelübertretungen)	1 2 3 9
03	Störungen von Antrieb, Aufmerksamkeit und Impulskontrolle		1 2 3 9
04	Störungen der Psychomotorik	(Motorische Tics, vokale Tics, Stereotypien, manieriert-bizarr, andere Störungen der Psychomotorik)	1 2 3 9
05	Störungen des Sprechens und der Sprache	(Artikulationsstörung, expressive Sprachstörung, rezeptive Sprachstörung, Störungen der Redeflüssigkeit (Stottern/Poltern), Mutismus, Logorrhoe, andere qualitative Störungen der Kommunikation)	1 2 3 9
06	Angststörungen	(Soziale Angst, Trennungsangst, Leistungsangst, Agoraphobie, andere spezifische Phobien, Panikattacke, generalisierte Angst)	1 2 3 9
07	Störungen von Stimmung und Affekt	(Klagsam, gereizt-dysphorisch, depressiv/traurig verstimmt, Insuffizienzgefühle/mangelndes Selbstvertrauen, Schuldgefühle/Selbstvorwürfe, affektarm, affektlabil, ambivalent, inadäquat, innere Unruhe, gesteigertes Selbstwertgefühl, euphorisch, andere Störungen von Stimmung/ Affekt)	1 2 3 9
08	Zwangsstörungen	(Zwangsdenken, Zwangsimpulse, Zwangshandlungen)	1 2 3 9
09	Eßstörungen	(Erhöhte Nahrungsaufnahme, Heißhunger- und Eßattacken, verminderte Nahrungsaufnahme, selbstinduziertes Erbrechen, andere unangemessene Maßnahmen zur Gewichtsreduktion, Körperschemastörung, Rumination, Pica)	1 2 3 9
10	funktionelle und somatoforme Störungen	(Einnässen, Einkoten, Schlafstörungen, dissoziative Störungen, autonome Funktions-störungen, Schmerzzustände, Hypochondrie, andere körperliche Symptome)	1 2 3 9
11	Merkfähigkeits-, Orientierungs- und Bewußtseinsstörungen oder Störungen der Wachheit		1 2 3 9
12	formale Denkstörungen	(Gehemmt/verlangsamt, umständlich/weitschweifig, eingeengt, Perseverieren, Grübeln, Gedankendrängen, Ideenflucht, Vorbeireden, gesperrt/Gedankenabreißen, inkohärent/ zerfahren, Neologismen, andere formale Denkstörungen)	1 2 3 9
13	inhaltliche Denkstörungen	(Magisches Denken, nicht systematisierte Wahnsymptome: Wahnstimmung, Wahnwahrnehmung, Wahngedanken, systematisierter Wahn, Beziehungsideen/-wahn, Beeinträchtigungsideen/Verfolgungswahn, Schuldideen/-wahn, Größenideen/-wahn, andere Inhalte)	1 2 3 9
14	Ich-Störungen	(Derealisation, Depersonalisation, Gedankenentzug, Gedankenausbreitung, Gedankeneingebung, andere Fremdbeeinflussungserlebnisse)	1 2 3 9
15	Sinnestäuschungen	(Illusionäre Verkennungen, akustische Halluzinationen, optische Halluzinationen, Körperhalluzinationen, Geruchs-/Geschmackshalluzinationen)	1 2 3 9
16	Mißbrauch/Abhängigkeit von psychotropen Substanzen	(Alkohol, Psychopharmaka, legale und illegale Drogen)	1 2 3 9
17	andere Störungen	(Selbstschädigung, Suizidalität, sexuelle Auffälligkeiten, abnorme Bindung an Objekte/ abnorme Interessen, sonstige nicht näher bezeichnete Störungen)	1 2 3 9

4. Somatisch-neurologischer Befund — nicht untersucht ■

01 Stand der körperlichen Entwicklung:
1 altersentsprechend 2 retardiert 3 akzeleriert 9 unbekannt

02 neurologische Gesamtbeurteilung:
1 Normalbefund 2 leichte Auffälligkeit 3 pathologischer Befund 9 unbekannt

03 somatische Gesamtbeurteilung (ohne Neurologie):
1 Normalbefund 2 leichte Auffälligkeit 3 pathologischer Befund 9 unbekannt

04 Körpermaße (bei Aufnahme):
Gewicht in kg: I___I___I___I,I___I Größe in cm: I___I___I___I,I___I

05 Körpermaße bei Entlassung (nur obligat bei gewichtsrelevanten Störungen):
Gewicht in kg: I___I___I___I,I___I Größe in cm: I___I___I___I,I___I

5. Diagnosen

I. Achse - Klinisch-psychiatrisches Syndrom — keines ■

1. Hauptdiagnose:

____

ICD-10, 5-stellig: I F I I I.I I I

Sicherheitsgrad: 1 sicher 2 unsicher

2. Diagnose Achse I:

____

ICD-10, 5-stellig: I F I I I.I I I

Sicherheitsgrad: 1 sicher 2 unsicher

3. Diagnose Achse I:

____

ICD-10, 5-stellig: I F I I I.I I I

Sicherheitsgrad: 1 sicher 2 unsicher

II. Achse - Umschriebene Entwicklungsstörungen — keine ■

Entweder eine Diagnose ankreuzen oder F83 + zwei Diagnosen

- ☐ F80.0 Artikulationsstörung
- ☐ F80.1 Expressive Sprachstörung
- ☐ F80.2 Rezeptive Sprachstörung
- ☐ F80.3 Erworbene Aphasie m. Epilepsie (Landau-Kleffner-Synd.)
- ☐ F80.8 Sonst. Entwicklungsstörg. d. Sprechens od. d. Sprache
- ☐ F80.9 Entwicklungsst. d. Sprechens od. d. Sprache, n. n. Bez.
- ☐ F81.0 Lese- und Rechtschreibstörung
- ☐ F81.1 Isolierte Rechtschreibstörung
- ☐ F81.2 Rechenstörung
- ☐ F81.3 Kombinierte Störungen schulischer Fertigkeiten
- ☐ F81.8 Sonstige Entwicklungsstörungen schul. Fertigkeiten
- ☐ F81.9 Entwicklungsstörung schulischer Fertigkeiten, n. n. Bez.
- ☐ F82 Umschriebene Entwicklungsstörg. der motor. Funktionen
- ☐ F83 Kombinierte umschriebene Entwicklungsstörungen
- ☐ F88 Andere Entwicklungsstörungen
- ☐ F89 Nicht näher bezeichnete Entwicklungsstörung

III. Achse - Intelligenzniveau

1	sehr hohe Intelligenz	IQ > 129
2	hohe Intelligenz	IQ 115 - 129
3	durchschnittliche Intelligenz	IQ 85 - 114
4	niedrige Intelligenz	IQ 70 - 84
5	leichte Intelligenzminderung	IQ 50 - 69
6	mittelgradige Intelligenzminderung	IQ 35 - 49
7	schwere Intelligenzminderung	IQ 20 - 34
8	schwerste Intelligenzminderung	IQ < 20
9	Intelligenzniveau nicht bekannt	

IV. Achse - Körperliche Symptomatik — keine ■

Drei Klassifikationen möglich; die neurologische Diagnose an erster Stelle

1. ______________________________

ICD-10, 5-stellig: I I I I.I I I

2. ______________________________

ICD-10, 5-stellig: I I I I.I I I

3. ______________________________

ICD-10, 5-stellig: I I I I.I I I

V. Achse - Assoziierte aktuelle abnorme psychosoziale Umstände — keine ■

1 = unzutreffend, 2 = trifft zu, 9 = logisch nicht mögl./unbekannt

1. Abnorme intrafamiliäre Beziehungen

- 1.0 Mangel an Wärme in der Eltern-Kind Beziehung 1 2 9
- 1.1 Disharmonie in der Familie zwischen Erwachsenen 1 2 9
- 1.2 feindl. Ablehng./Sündenbockzuweisg. gegenüber Kind 1 2 9
- 1.3 körperliche Kindesmißhandlung 1 2 9
- 1.4 sexueller Mißbrauch (innerhalb der Familie) 1 2 9
- 1.8 andere: 1 2 9

2. Psychische Störung, abweichendes Verhalten oder Behinderung in der Familie

- 2.0 psych. Störung/abweichendes Verhalten e. Elternteils 1 2 9
- 2.1 Behinderung eines Elternteils 1 2 9
- 2.2 Behinderung der Geschwister 1 2 9
- 2.8 andere: 1 2 9

3. Inadäquate/verzerrte intrafamiliäre Kommunikation 1 2 9

4. Abnorme Erziehungsbedingungen

- 4.0 elterliche Überfürsorge 1 2 9
- 4.1 unzureichende elterliche Aufsicht/Steuerung 1 2 9
- 4.2 Erziehg., die eine unzureichende Erfahrung vermittelt 1 2 9
- 4.3 unangem. Anforderungen/Nötigungen durch Eltern 1 2 9
- 4.8 andere: 1 2 9

5. Abnorme unmittelbare Umgebung

- 5.0 Erziehung in einer Institution 1 2 9
- 5.1 abweichende Elternsituation 1 2 9
- 5.2 isolierte Familie 1 2 9
- 5.3 Lebensbed. mit mögl. psychosoz. Gefährdung 1 2 9
- 5.8 andere: 1 2 9

6. Akute, belastende Lebensereignisse

- 6.0 Verlust einer Liebes- oder engen Beziehung 1 2 9
- 6.1 bedrohl. Umstände infolge von Fremdunterbringung 1 2 9
- 6.2 negativ veränderte familiäre Beziehungen durch neue Familienmitglieder 1 2 9
- 6.3 Ereignisse, die zur Herabsetzg. d. Selbstachtg. führen 1 2 9
- 6.4 sexueller Missbrauch (außerhalb der Familie) 1 2 9
- 6.5 unmittelbare, beängstigende Erlebnisse 1 2 9
- 6.8 andere: 1 2 9

7. Gesellschaftliche Belastungsfaktoren

- 7.0 Verfolgung oder Diskriminierung 1 2 9
- 7.1 Migration oder soziale Verpflanzung 1 2 9
- 7.8 andere: 1 2 9

8. Chronische Belastungen im Zusammenhang mit Schule oder Arbeit

- 8.0 abnorme Streitbeziehungen mit Schülern/Mitarb. 1 2 9
- 8.1 Sündenbockzuweisung durch Lehrer/Ausbilder 1 2 9
- 8.2 allgem. Unruhe in Schule/Arbeitssituation 1 2 9
- 8.8 andere: 1 2 9

9. Belastende Lebensereignisse infolge von Verhaltensstörungen oder Behinderungen des Kindes

- 9.0 institutionelle Erziehung 1 2 9
- 9.1 bedrohl. Umstände infolge v. Fremdunterbringung 1 2 9
- 9.2 abhängige Ereignisse, die zur Herabsetzung der Selbstachtung führen 1 2 9
- 9.8 andere: 1 2 9

VI. Achse - Globalbeurteilung der psychosozialen Anpassung

- 0 hervorragende/gute soziale Anpassung
- 1 befriedigende soziale Anpassung
- 2 leichte soziale Beeinträchtigung
- 3 mäßige soziale Beeinträchtigung
- 4 deutliche soziale Beeinträchtigung
- 5 deutl. u. übergreifende (durchgängige) soz. Beeinträcht.
- 6 tiefgreifende u. schwerwiegende soz. Beeinträchtigung
- 7 braucht beträchtliche Betreuung
- 8 braucht ständige Betreuung (24-Stunden-Versorgung)
- 9 Information fehlt.

6. Zusätzliche somatische Diagnostik — keine ■

Nr.	Untersuchung	Durchgeführt: 1 = nein, 2 = ja
01	Geburtsbericht	1 2
02	medizinische/psychiatrische/psychologische Vorbefunde	1 2
03	Laborbefunde (incl. Serologie)	1 2
04	Hormonanalysen (incl. Sexual-/Schilddrüsenhormone)	1 2
05	EKG	1 2
06	EEG	1 2
07	EVP	1 2
08	Röntgen Schädel	1 2
09	Röntgen Handwurzel	1 2
10	CT/NMR	1 2
11	andere Spezial-/Konsiliaruntersuchungen: ________	1 2

7. Zusätzliche psychologische Diagnostik — keine ■

01	Fragebogentests (MPI, Hanes, FPI, Gießen-Test)	1 2
02	orientierende Testverfahren (Raven, Wartegg-Zeichentest, Haus-Baum-Mensch, Rosenzweig, Benton)	1 2
03	Funktionstests (z.B. GFT, Frostig, KTK, DRT)	1 2
04	projektive Testverfahren (CAT, Schwarzfuß, Sceno, TAT- oder Rorschach-Kurzform)	1 2
05	standardisierte Intelligenz-/Entwicklungs-Tests (CFT, PSB, HAWIE(K)-R, IST, K-ABC, Kramer)	1 2
06	aufwendige projektive Testverfahren (Rorschach, TAT)	1 2
07	andere Konzentrations-/kognitive Impulsivitätstests (z. B. d2, MFF, KLT, KVT)	1 2
08	subjektive Fragebögen (Selbstbeurteilungsbögen)	1 2
09	Fremdurteilsskalen (Eltern-/Lehrer-/Erzieher-Urteil)	1 2
10	andere Verfahren:	1 2

8. Therapie — keine, nur Diagnostik ■

Nr.	Therapie	keine	Anzahl Sitzungen 1 - 5	6 - 10	11 - 25	26 - 50	> 50
1	**Psychotherapeutische Verfahren beim Kind:**	■					
1.1	kinder-/jugendpsychiatrische Behandlung	1	2	3	4	5	6
1.2	kjp. Behandlg. unter gleichzeit. Einbeziehung der Bezugs-/Kontaktperson	1	2	3	4	5	6
1.3	tiefenpsychologisch fundierte Psychotherapie	1	2	3	4	5	6
1.4	Verhaltenstherapie	1	2	3	4	5	6
1.5	klientenzentrierte Gesprächstherapie/Spieltherapie	1	2	3	4	5	6
1.6	Rollenspiel, Gruppentherapie	1	2	3	4	5	6
1.8	andere psychotherapeutische Verfahren (z.B. Gestaltungsther.)	1	2	3	4	5	6
2	**Beratungen und Behandlungen bei (Ersatz-)Eltern/ Familie:**	■					
2.1	Beratung/anleitende Familiensitzung	1	2	3	4	5	6
2.2	Familientherapie/systemische Therapie	1	2	3	4	5	6
2.3	patientenbezogene Elterntherapie (ein Elternteil oder beide)	1	2	3	4	5	6
2.4	Elterngruppe	1	2	3	4	5	6
2.8	andere	1	2	3	4	5	6
3	**Weitere Therapien:**	■					
3.1	Ergo-/Beschäftigungs-/Arbeitstherapie, Heilpädagogik	1	2	3	4	5	6
3.2	Krankengymnastik/Bewegungstherapie (Mototherapie)/Physiother.	1	2	3	4	5	6
3.3	Logopädie	1	2	3	4	5	6
3.4	Kunst-/Musiktherapie	1	2	3	4	5	6
3.5	Sensomotor./Teilleistungstraining	1	2	3	4	5	6
3.8	andere:	1	2	3	4	5	6

Nr.	4 Medikamentöse Therapie: ■	keine	Medikation ohne besondere Probleme	mangelnde Wirkung/ Therapieresistenz	erhebl. unerwünschte Arzneimittelwirkungen
4.01	Neuroleptika (außer 4.02)	1	2	3	4
4.02	atypische Neuroleptika	1	2	3	4
4.03	Antidepressiva (außer 4.04)	1	2	3	4
4.04	SSRI	1	2	3	4
4.05	Lithium	1	2	3	4
4.06	Carbamazepin	1	2	3	4
4.07	andere Antikonvulsiva	1	2	3	4
4.08	Tranquilizer/Hypnotika	1	2	3	4
4.09	Stimulanzien	1	2	3	4
4.10	Antiparkinsonmittel	1	2	3	4
4.11	andere Psychopharmaka: ________	1	2	3	4
4.12	Medikament. Behandlung gravierender somat. Erkrankungen	1 nein	2 ja: ________		

Nr.	5 Soziotherapeutische Maßnahmen: keine ■	
5.1	Beratungen von Kindergärten/Schule	1 2
5.2	Beratung von Heimen	1 2
5.3	Beratung sozialer Dienste/Jugendämter	1 2
5.4	Helferkonferenz/Teilnahme an Hilfeplangesprächen	1 2
5.5	Beratung von anderen Therapeuten	1 2
5.6	Hausbesuche/Hometreatment	1 2

6 Beschulung während stationärer Behandlung:

1 kein Schulbesuch
2 Besuch der Klinikschule/Klinikunterricht
3 Besuch einer externen Schule
4 Klinikschule und externe Beschulung

9. Ende der Behandlung

1 Ende der Untersuchung/Behandlung:

Datum: I___I___I.I___I___I.I___I___I___I___I

2 Art der Beendigung:
1 regulär
2 vorzeitige Beendigung durch Patienten/Eltern
3 vorzeitige Beendigung durch Behandler

Einschätzung der Kooperationsbereitschaft von:

3 Eltern/ Bezugspersonen:
1 gut
2 mäßig gut
3 schwach
4 schlecht
8 trifft nicht zu

4 Patient(in) (unter Berücksichtigung des Entwicklungsstandes):
1 gut
2 mäßig gut
3 schwach
4 schlecht
8 trifft nicht zu

10. Behandlungsergebnis

entfällt, da nur Diagnostik ☐

Einschätzung des Behandlungserfolgs

1 bzgl. Symptomatik:
1 völlig gebessert
2 deutlich gebessert
3 etwas gebessert
4 unverändert
5 verschlechtert
9 nicht beurteilbar

2 bzgl. Gesamtsituation:
1 völlig gebessert
2 deutlich gebessert
3 etwas gebessert
4 unverändert
5 verschlechtert
9 nicht beurteilbar

3 Globalbeurteilung der psychosozialen Anpassung, Achse VI bei Behandlungsende:
0 hervorragende/gute soziale Anpassung
1 befriedigende soziale Anpassung
2 leichte soziale Beeinträchtigung
3 mäßige soziale Beeinträchtigung
4 deutliche soziale Beeinträchtigung
5 deutliche und übergreifende (durchgängige) soz. Beeinträchtigg.
6 tiefgreifende und schwerwiegende soziale Beeinträchtigung
7 braucht beträchtliche Betreuung
8 braucht ständige Betreuung (24-Stunden-Versorgung)
9 Information fehlt.

11. Empfohlene Weiterbehandlung/Maßnahmen

keine weiteren Maßnahmen erforderlich ☐

1 Weiterbehandlung: keine ☐

1=keine 2=ist indiziert/empfohlen 3=veranlaßt/eingeleitet

kinder- und jugendpsychiatrische Behandlung
1.01 ambulant 1 2 3
1.02 teilstationär 1 2 3
1.03 stationär 1 2 3

psychiatrische Behandlung
1.04 ambulant 1 2 3
1.05 stationär 1 2 3

andere medizinische Behandlung
1.06 ambulant 1 2 3
1.07 stationär 1 2 3
1.08 Pharmakotherapie 1 2 3

ambulante Therapieformen
1.09 Familientherapie 1 2 3
1.10 analytische/tiefenpsychologische Therapie 1 2 3
1.11 Verhaltenstherapie 1 2 3
1.12 klientenzentrierte Therapie 1 2 3
1.13 Ergotherapie 1 2 3
1.14 Gruppentherapie 1 2 3
1.15 Elterntherapie 1 2 3

2 Hilfen nach KJHG keine ☐

1=keine 2=ist indiziert/empfohlen 3=veranlaßt/eingeleitet

2.01 Tagespflege (§23) 1 2 3
2.02 Erziehungsberatung (§28) 1 2 3
2.03 soziale Gruppenarbeit (§29) 1 2 3
2.04 Erziehungsbeistand, Betreuungshelfer (§30) 1 2 3
2.05 sozialpädagogische Familienhilfe (§31) 1 2 3
2.06 Erziehung in einer Tagesgruppe (§32) 1 2 3
2.07 Vollzeitpflege (§33) 1 2 3
2.08 Heimerziehung, betreute Wohnformen (§34) 1 2 3
2.09 intensive sozialpädagogische Einzelbetreuung (§35) 1 2 3
2.10 Eingliederungshilfe (§35a) 1 2 3
2.11 Hilfe für junge Volljährige (§41) 1 2 3
2.12 Inobhutnahme (§42) 1 2 3
2.13 Herausnahme ohne Zustimmung des Personensorgeberechtigten (§43) 1 2 3

3 Außerhäusliche Unterbringung keine ☐

3.1 Tagesstätte 1 2 3
3.2 Heim/betreute Wohngruppe 1 2 3
3.3 therapeutisches Heim/Wohngruppe 1 2 3
3.4 Internat 1 2 3
3.5 Pflegestelle/Adoption 1 2 3

4 Pädagogische Maßnahmen/Schule keine ☐

4.1 Sonderpädagogik/Förderung 1 2 3
4.2 Kindergarten/Hort 1 2 3
4.3 Rückversetzung 1 2 3

Umschulung in:
4.4 Schule für Lernhilfe/Lernbehinderte 1 2 3
4.5 Schule für Praktisch Bildbare/Geistig Behinderte 1 2 3
4.6 Schule für Erziehungshilfe/Verhaltensgestörte 1 2 3
4.7 sonst. Sonderschule 1 2 3
4.8 Werkstatt für Behinderte 1 2 3

12. Name des Dokumentierenden

Name: ______________________ Code: ______________________

Bemerkungen:

____

____

____

____

M06 Komorbiditätscheckliste frühkindlicher Autismus (KCFA)

Name des Kindes: ______________________ Geburtsdatum: ______________________

Untersucher: ______________________ Datum: ______________________

Vermerken Sie, welche komorbiden Symptome der/die Patient/-in mit frühkindlichem Autismus aufweist!

Ja	Nein	Unbekannt		spezifiziere
			Genetisches, neurologisches Syndrom	
			Hör- und/oder Sehstörungen	
			Intelligenzminderung	
			Epilepsie	
			Störungen von Fein- und/oder Grobmotorik	
			Hyperaktivität	
			Angststörungen	
			Selbstaggression	
			Fremdaggression	
			Tics	
			Enuresis	
			Encopresis	
			Depression	
			Probleme der Nahrungsaufnahme	
			Schlafstörungen	
			Abnorme Reaktionen auf sensorische Reize	
			Neuropsychologische Störungen	
			Adaptives Verhalten	

Weitere komorbide Störungen und Erkrankungen:

M07 Achse VI (ICD-10) Globale Beurteilung des psychosozialen Funktionsniveaus

Die Einschätzung auf dieser Achse sollte die psychische, soziale und berufliche (schulische) Leistungsfähigkeit des Patienten zum Zeitpunkt der klinischen Evaluation widerspiegeln. Außer bei sehr akuten Störungsbildern sollte sie für den Zeitraum der vergangenen drei Monate beurteilt werden, wobei die Codierung das Funktionsniveau während der Krankheitsphase widerspiegeln soll. Die Codierungen beziehen sich auf Beeinträchtigungen, die als direkte Folge der psychiatrischen Erkrankung aufgetreten sind. Beeinträchtigungen, die aus physischen (oder umgebungsbedingten) Einschränkungen resultieren, sollen hier nicht codiert werden. Beurteile die schwerste Einschränkung des Funktionsniveaus im letzten Vierteljahr auf der Basis offensichtlichen sozialen Funktionierens im Rahmen des gewöhnlichen sozialen Kontextes des Kindes und seiner unabhängig von psychiatrischen Symptomen gegebenen Möglichkeiten.

Die Beurteilung der psychosozialen Beeinträchtigung sollte darauf basieren, bis zu welchem Grad das Kind dazu in der Lage ist, relativ harmonische Beziehungen mit Eltern, Geschwistern, Lehrern und anderen Erwachsenen aufrecht zu erhalten, sich in alters- und sozial angemessener Weise sauber und in Ordnung zu halten, zumutbare Arbeiten im Haushalt zu verrichten, ohne Probleme das Haus zu verlassen, mit den schulischen Anforderungen dem Alter und den gegebenen intellektuellen Fähigkeiten entsprechend zurecht zu kommen, tragfähige Beziehungen zu Gleichaltrigen herzustellen, die auch gemeinsame Aktivitäten einschließen, sich bei verschiedenen Freizeitaktivitäten zu engagieren und - falls berufstätig- mit der beruflichen Arbeitssituation zurechtzukommen. Die Entscheidung darüber, ob die Beeinträchtigung Folge der psychiatrischen Störung ist sollte primär darauf basieren, ob die Veränderung im psychosozialen Funktionsniveau in nachvollziehbarem zeitlichen Zusammenhang mit dem Beginn der Symptomatik steht und ob es plausibel erscheint, dass die Symptomatik zu einer solchen Beeinträchtigung führen konnte.

Achse VI: Stufen der Ausprägung

0 *Herausragende / gute soziale Funktionen*: Herausragende / gute soziale Funktionen in allen sozialen Bereichen. Gute zwischenmenschliche Beziehungen mit Familie, Gleichaltrigen und Erwachsenen außerhalb der Familie; kann sich mit allen üblichen sozialen Situationen effektiv auseinandersetzen und verfügt über ein gutes Spektrum an Freizeitaktivitäten und Interessen.

1 *Mäßige soziale Funktion*: Insgesamt mäßige soziale Funktion, aber mit vorübergehenden oder geringeren Schwierigkeiten in nur ein oder zwei Bereichen (das Funktionsniveau kann – aber muss nicht- in ein oder zwei anderen Bereichen hervorragend sein).

2 *Leichte soziale Beeinträchtigung*: Adäquates Funktionsniveau in den meisten Bereichen aber leichte Schwierigkeiten in mindestens ein oder zwei Bereichen (z. B. Schwierigkeiten mit Freundschaften, gehemmte soziale Aktivitäten/Interessen, Schwierigkeiten mit innerfamiliären Beziehungen, wenig effektive soziale Coping-Mechanismen oder Schwierigkeiten in den Beziehungen zu Erwachsenen außerhalb der Familie).

3 *Mäßige soziale Beeinträchtigung*: Mäßige Beeinträchtigung in mindestens ein oder zwei Bereichen.

4 *Ernsthafte soziale Beeinträchtigung*: Ernsthafte Beeinträchtigung in mindestens ein oder zwei Bereichen (z. B. erheblicher Mangel an Freunden, Unfähigkeit, mit neuen sozialen Situationen zurecht zu kommen oder Schulbesuch nicht mehr möglich).

5 Ernsthafte und durchgängige soziale Beeinträchtigung: Ernsthafte Beeinträchtigung in den meisten Bereichen.

6 *Funktionsunfähig in den meisten Bereichen*: Benötigt ständige Aufsicht oder Betreuung zur basalen Alltagsbewältigung; ist nicht in der Lage, für sich selbst zu sorgen.

7 *Schwere und durchgängige soziale Beeinträchtigung*: Manchmal unfähig für eine minimale Körperhygiene zu sorgen, oder braucht zeitweise strenge Beaufsichtigung um Gefahrensituationen für sich selbst oder andere zu verhüten, oder schwere Beeinträchtigung in allen Bereichen der Kommunikation.

8 *Tiefe und durchgängige soziale Beeinträchtigung*: Ständige Unfähigkeit für die eigene Körperhygiene zu sorgen, oder ständige Gefahr, sich selbst oder andere zu verletzen oder völliges Fehlen von Kommunikation.

9 Nicht zutreffend / nicht einschätzbar.

M08 Checkliste adaptives Verhalten (CAV)

Name des Kindes: ______________________ Geburtsdatum: ______________________

Untersucher: ______________________ Datum: ______________________

Vermerken Sie (durch Exploration der Eltern und Verhaltensbeobachtung des Kindes), über welche praktischen Fertigkeiten der Patient verfügt, bzw. nicht verfügt! Schätzen Sie die nachfolgenden Aussagen dahingehend ein, ob sie *nicht*, *etwas/teilweise* oder *überwiegend* zutreffen

	Trifft nicht zu	Trifft teilweise/ etwas zu	Trifft überwiegend zu
Kann sich zeitlich orientieren			
Kann sich räumlich orientieren			
Ist zur Person orientiert			
Braucht nicht durchgängig Aufsicht			
Kann sich alleine sinnvoll beschäftigen			
Kann Lesen und/oder Schreiben			
Kommt im Straßenverkehr zurecht			
Kann sich in der Öffentlichkeit verträglich „benehmen"			
Kann sich alleine anziehen (außer Schuhe binden, Knöpfe und Reißverschlüsse schließen)			
Kann alleine die Schuhe binden, Knöpfe und Reißverschlüsse schließen			
Kann alleine auf Toilette gehen			
Kann sich alleine die Zähne putzen			
Kann sich alleine Baden, Duschen, Waschen			
Kann mit Besteck essen			
Kann Telefonieren			
Kann technische Geräte bedienen (z. B. Radio, TV)			
Kann sich alleine etwas zu essen und zu trinken nehmen			
Kann einfache Hausarbeiten übernehmen (z. B. Bett machen, Geschirr wegräumen)			
Kann die Uhr lesen			
Kann mit kleinen Geldbeträgen umgehen			
Kann Treppen steigen			
Kann Türen, Flaschen und Gläser öffnen			

M09 Beobachtungsschema für frühkindlichen Autismus (BSFA)

Name des Kindes: ____________________ Geburtsdatum: ____________________

Untersucher: ____________________ Datum: ____________________

Versuchen Sie, zur Beurteilung des autistischen Verhaltens mit Spielmaterialien und spielerischen Interaktionen Situationen zu erzeugen, in denen Sie die nachfolgenden Verhaltensaspekte zuverlässig beurteilen können! Bei älteren Probanden mit guter Sprachentwicklung können zunehmend mehr Interviewanteile eingebaut werden.

Bewerten Sie das Verhalten mit: 0 für unauffällig, 1 für etwas auffällig, 2 für auffällig und 3 für sehr auffällig!

Auffälligkeiten der sozialen Interaktion	0	1	2	3
Blickkontakt				
Mimik/Gesichtsausdruck				
Interesse an anderen Menschen				
Soziale Gegenseitigkeit				
Empathie				
Beginnen von Interaktionen				
Reaktion auf soziale Angebote				
Gemeinsames Spielen				
Konversation, Gespräch				
Auffälligkeiten der Kommunikation	0	1	2	3
Sprachentwicklung				
Sprachliches Ausdrucksvermögen				
Auffälligkeiten des Sprechens (Betonung, Lautstärke, Geschwindigkeit)				
Sprachverstehen				
Echolalie				
Stereotype Worte und Sätze				
Auf etwas zeigen				
Emotionale, beschreibende, konventionelle Gesten				
Soziales Lächeln				
Reaktion auf Namen				
Angemessen Wünsche äußern				
Dinge zeigen, Dinge geben				
Herstellen gemeinsamer Aufmerksamkeit				
Reaktion auf Lenkung der Aufmerksamkeit				
Funktionales Spielen				
Fantasievolles Spielen				
Repetitive, stereotype Verhaltensweisen	0	1	2	3
Sensorische Interessen				
Manierismen				
Repetitive Verhaltensweisen				
Zwänge, Handlungsrituale				
Spezialinteressen				
Wortrituale				

Weitere auffällige Verhaltensweisen:

____

____

____

6 Fallbeispiel

6.1 Aufnahme in die Klinik

Carl war 19 Jahre alt, als er zum wiederholten Mal zur Vorstellung in die Klinik kam. Die Aufnahme erfolgte aus einem Heim (Wohngruppe) für autistische Jugendliche und Erwachsene. Dort verhielt er sich zunehmend gereizt und aggressiv. So hatte er eine schwangere Betreuerin mit Worten und Gesten bedroht und war mit einem Mitbewohner, entgegen seiner sonstigen Verhaltensweisen, in eine tätliche Auseinandersetzung geraten. Schließlich hatte er auch das Essen verweigert. Er schlief kaum, und wenn man mit ihm zu reden versuchte, wich er aus. Mitunter sprach er in erregtem Tonfall davon, dass er einen Mitbewohner, der in einem anderen Teil der Institution wohnte, nicht leiden könne. Ambulante Gespräche und auch ein medikamentöser Versuch mit einem milden Beruhigungsmittel führten zu keinem Erfolg.

Es war nicht einfach zu rekonstruieren, warum Carl in der Einrichtung zunehmend schwieriger geworden war, weil er selbst nie eine planvolle, in sich geschlossene und ausführliche Übersicht über diesen Zeitraum geben konnte. Allmählich kristallisierte sich aber anhand seiner fragmentarischen Angaben heraus, dass er mit einem jungen Mann in der Institution Streit bekommen hatte, weil dieser ihn wiederholt und gegen seinen Willen bedrängt hatte, sich mit ihm zu treffen. Schließlich gaben andere Mitbewohner an, dass dieser offensichtlich sexuelle Annäherungen an Carl versucht hatte, die er verzweifelt zurückgewiesen hatte, ohne den ständigen Attacken ein Ende bereiten zu können. In unserer Klinik war er dann wie ausgewechselt, zurückhaltend, freundlich und erklärte auch seinen Eltern bei Besuchen, dass er gerne hier sei. Er wolle auch nicht mehr in die Institution zurück.

6.2 Die Vorgeschichte

Carl war seit drei Jahren in einer Wohngruppe innerhalb einer größeren Institution für Behinderte untergebracht und hatte bis dahin verschiedene Arbeiten in einer Werkstätte und einem angeschlossenen Bauernhof sehr genau und achtsam durchgeführt. Es war in dieser Zeit zu keinen Schwierigkeiten gekommen. Carl hatte in der Zwischenzeit auch gelernt – entgegen den Befürchtungen der Mutter – die etwa 1½ Stunden dauernde Bahnfahrt von dort nach Hause mit einmaligem Umsteigen allein zu bewältigen. Er besuchte die Eltern alle zwei Wochen am Wochenende. Nur einmal war es zu einem Zwischenfall gekommen, als mitten in der Nacht die Bahnpolizei zu Hause anrief und erklärte, dass Carl unbedingt am Bahnhof sitzen bleiben wolle und nicht zu bewegen war, nach Hause gefahren zu werden, obwohl er der Polizei die Adresse der Eltern angeben konnte. Es stellte sich heraus, dass die Mutter ihm einmal erklärt hatte, sie würde ihn immer vom Bahnhof abholen und er solle sich, wenn sie nicht pünktlich wäre, weil sie keinen Parkplatz finde, nicht von der Stelle rühren. An dem fraglichen Freitagabend war er aber durch ein Missverständnis am falschen Wochenende nach Hause gefahren, so dass die Mutter ihn nicht abholte. Daraufhin war er stundenlang auf einer Bank im Bahnhofsgebäude sitzen geblieben und weigerte sich standhaft, auch nur aufzustehen, geschweige denn, den Bahnhof zu verlassen.

Das erste Mal war Carl in die Kinder- und Jugendpsychiatrie aufgenommen worden, als er 12 Jahre alt war. Er hatte damals gerade die Realschule abgebrochen, weil er sich ständigen Hänseleien der Mitschüler nicht widersetzen konnte. Schließlich kam es zu erheblichem Aufsehen, als er sich auf dem Schulhof angeblich nach Aufforderungen einiger Schüler entblößte. Er war dabei von einem Lehrer beobachtet worden, der ihn zur Rede gestellt hatte. Daraufhin habe er zu schreien angefangen und mit den Händen gekreist, schließlich sei er zu Boden gefallen und habe sich zuckend bewegt. Unter der Annahme eines epileptischen Anfalls war er dann ins Krankenhaus gebracht worden. Da keine organische Ursache gefunden worden war, wurde er in einer Beratungsstelle vorgestellt, die ihn zur Abklärung in die Kinderpsychiatrie überwies.

Auch im *Erstkontakt an der Klinik* war er freundlich, ängstlich, zurückhaltend und verhielt sich ausgesprochen einzelgängerisch. Wenn er sprach, dann mit einer für sein Alter eher tiefen Stimme. Er nahm kaum Blickkontakt auf, Tonfall, Gesichtsausdruck und Gestik waren sehr einförmig und seltsam starr. Es war ihm nie möglich, ein Gespräch mit Wechselrede und gegenseitigem Verständnis zu beginnen oder fortzuführen. Stattdessen wiederholte er häufig Satzteile oder Worte dessen, der ihn ansprach. Bei verschiedenen Freizeitaktivitäten und Spielen konnte er sich nie wirklich einfinden und oft hatte man den Eindruck, er sei zu keiner Täuschung im Spiel, keinem Sich-Verstellen und Schwindeln fähig und könne auch Verstellungen anderer oder kompliziertere Regeln nicht nachvollziehen. Im Schulalltag war es ihm nie möglich, die Stimmung der Klasse und von Mitschülern zu erfassen und angemessen damit umzugehen. Auch erkannte er nicht, wenn man ihn hänselte oder Witze gemacht wurden. Immer wieder mussten ihm die Betreuer sagen, wie er sich beim Spielen verhalten solle. Sein Sozialverhalten wirkte aufgesetzt und automatisiert, als ob er sich innerlich nicht beteiligen könne.

Im Einzelunterricht der Klinikschule war er durchaus in der Lage, den Lernstoff auch der Fremdsprachen altersentsprechend auf Realschulniveau zu bewältigen. Bei Ballspielen und heilgymnastischen Aktivitäten wirkte er sehr ungeschickt, manchmal direkt plump, obwohl er ich sehr bemühte. Neben seinen motorischen Schwierigkeiten zeigte er keine deutlichen neurologischen Auffälligkeiten.

6.3 Zur frühkindlichen Entwicklung

Die Geburt erfolgte nach einer problematischen Schwangerschaft. Während der verlängerten Austreibungsperiode im Geburtskanal waren die Herztöne zeitweilig bedrohlich abgeschwächt und es zeigten sich Anzeichen einer Plazentainsuffizienz. Das Geburtsgewicht war grenzwertig gering mit Anzeichen einer Mangelernährung während der Schwangerschaft (2500g Geburtsgewicht bei 48 cm Köpergröße). Wegen einer nachgeburtlichen Atemkomplikation wurde Carl beatmet und war einige Tage unter intensiver Überwachung (Brutkasten). Meilensteine der frühen Entwicklung erreichte Carl erst mit deutlicher Verzögerung (Laufen mit 24 Monaten, erste Worte mit 2½ Jahren). Die Sauberkeitsentwicklung war mit 3 Jahren altersgerecht.

Im *Kindergarten* fiel auf, dass Carl kaum Kontakt zu den anderen Kindern hatte und sich vorrangig mit sich selbst beschäftigte. Er verhielt sich ruhig, in sich gekehrt und reihte Bauklötze aneinander, sofern man nicht mit Nachdruck versuchte, ihn in eine Spielsituation mit anderen Kindern einzubeziehen. Bei solchen Versuchen schrie er gelegentlich, wedelte mit den Armen und schlug mit dem Rücken gegen die Wand.

Wegen einer geringfügigen Dyslalie kam Carl mit Beginn der 4. Klasse in eine *Sprachheilschule*. Auch dort entzog er sich sozialen Aktivitäten, konnte aber nach Absprachen mit den Lehrern dem Lernstoff folgen, wenn er von seinen Eltern mit Nachhilfe erheblich unterstützt wurde. Entgegen den Empfehlungen der Sprachheilschule, wechselte Carl nach vier Jahren in einer reguläre Realschule. Dort fiel er erneut und in dramatischer Art durch Stereotypien (Flügelschlagen mit den Armen und Händen, Vor- und Rückwärtswiegen mit dem Oberkörper), repetitive Phrasen (Wiederholungen von Worten und Sätzen), Fixierung auf bestimmte Themen (Sterne, Wale) und viele weitere soziale und kommunikative Probleme auf (z. B. keine Freunde, Opfer von Hänseleien und körperlicher Gewalt). In der siebten Klasse wurde den Eltern schließlich von den Lehrern dringend empfohlen, einen Schulpsychologen aufzusuchen. Seine Schulnoten lagen im unteren Durchschnittsbereich und gaben insgesamt weniger Anlass zur Sorge. Lediglich in den Sprachen (Deutsch und Englisch) waren seine Leistungen mangelhaft. Auch während der Realschulzeit erhielt Carl stets Nachhilfe von seinen Eltern, die mit ihm den Lernstoff mit hohem Engagement übten, wobei Carl seine ausgeprägte Merkfähigkeit zugute kam. Erst in der 6./7. Klasse konnte Carl schließlich den schulischen Anforderungen nicht mehr entsprechen. In seiner Freizeit blieb er unselbstständig und verbrachte die meiste Zeit zu Hause, wo er sich vorwiegend mit Büchern über Sterne und Wale beschäftigte.

6.4 Aus der weiteren Vorgeschichte

Die Eltern waren beide berufstätig, kümmerten sich aber auch umfassend um ihre vier Kinder. Carls ältere Schwestern und sein Bruder waren schon außer Haus und hatten die Berufsausbildung bzw. das Studium beendet.

Die Mutter hatte mit Carls älterer Schwester zeitweise Auseinandersetzungen, da die Schwester der Mutter vorwarf, Carl zu bevorzugen und zu verhätscheln. Sie würde ihm alles durchgehen lassen, und er sei erst daraufhin so bizarr und auffällig geworden. Die Eltern hatten große Mühe, die Tochter davon zu überzeugen, dass sie Carl nicht wesentlich anders behandelten als ihre anderen Kinder. Sie hätten jedoch viel mehr Rücksicht auf seine Eigenheiten nehmen müssen. Allerdings hatten beide Eltern auch lange Zeit Carls Schwierigkeiten nicht erkennen wollen. Sie waren von dem Vorfall in der Schule, der zur Aufnahme geführt hatte, außerordentlich betroffen und überrascht, weil sie mit den Schwierigkeiten von Carl erst zu diesem Zeitpunkt auf eine nachdrückliche und unausweichliche Weise konfrontiert worden waren.

Im Anschluss ließen die Eltern Carl nicht mehr alleine, aus Angst, er würde aus seinem Unverständnis heraus etwas anstellen. Dies brachte mit sich, dass sie sich immer mehr ins Privatleben zurückzogen und einen Großteil der Kontakte zu Freunden und Verwandten abbrachen. Schließlich versuchten sie, Carl mit allen Mitteln in der Realschule zu halten. Damit war eine immense Belastung der Mutter verbunden, die täglich Carls Hausaufgaben machte. Carl konnte die Aufgaben entweder selbst nicht bewältigen (z. B. Aufsätze schreiben, Mathematikoperationen durchführen) oder wollte den Stoff nicht bearbeiten (z. B. mathematische Regeln nicht anerkennen). Dennoch verstanden die Eltern Carls Verhalten nicht, weil sie nie über das Störungsbild ihres Sohnes aufgeklärt worden waren, bzw. Carl nie eine Diagnose erhalten hatte. Die Eltern standen vor dem Rätsel, ein gesundes Kind mit umfassender Sprache und einer offensichtlich ausreichenden Intelligenz zu haben, mit dem aber keine normale Verständigung zu Stande kam, weil es sich in vielerlei Hinsicht fremdartig benahm.

Die Mutter gab an, sie sei immer irritiert gewesen, weil Carl so anders war. Er sei zwar nie krank gewesen, saß aber als kleines Kind oft stundenlang verträumt da und reihte endlos Bauklötze aneinander. Sie konnte nur schlecht so mit ihm in Kontakt kommen, wie sie es von ihren anderen Kindern gewohnt war. Auch als Carl schließlich sprechen konnte, litt sie darunter, dass er nicht auf sie zukam, sich an sie anschmiegte, mit ihr schmusen oder sie trösten wollte. Carl verstand auch den Inhalt von Märchen und Geschichten nicht, vor allem nicht die Bedeutung der zwischenmenschlichen Beziehungen. Hingegen konnte er sich oft ganz genau an bestimmte Redewendungen oder Einzelheiten des Texts erinnern, ohne dass diese für die Geschichte bedeutend gewesen wären. Carl entwickelte mit der Zeit ein besonderes Interesse für Sterne und Wale. Er konnte sich immer wieder dieselben Bildbände zu diesen Themen betrachten und dieselben Fragen dazu stellen. Ein anderes „Steckenpferd" war der Besuch von Planetarien, die er regelmäßig einforderte und ihm am meisten Freude bereiteten.

6.5 Befunde der Erstuntersuchung

Körperliche Untersuchung: Carl zeigte keine körperlich-internistischen Besonderheiten, war mittelgroß und schlank. Neurologisch fiel nur seine etwas ungeschickte grob- und feinmotorische Koordination auf (Einbeinhüpfen, Seiltänzer- und Blindgang, Fingerbewegungen), linksseitig etwas stärker ausgeprägt als rechts. Diese minimalen Schwierigkeiten wurden als zentrale Koordinationsstörungen interpretiert, zumal Carl einige Bewegungsaufgaben nur mit optischer Unterstützung (Vormachen, Hilfsgesten) bewältigen konnte und die motorischen Schwierigkeiten bei gesteigerter Komplexität der Anforderungen (Arm-Bein-Koordination, Tempowechsel und -steigerungen, rhythmische Aufgaben) deutlicher sichtbar wurden. Die meisten alltagspraktischen motorischen Tätigkeiten (z. B. Schuhe binden, Reißverschluss öffnen und schließen, Zeichnen mit Lineal und Bleistift, Schneiden mit der Schere) konnte er selbständig bewältigen, benötigte aber mehr Zeit als andere.

Computertomografie (CT), Elektroenzephalogramm (EEG) und Laborbefund: Eine bildgebende Diagnostik des Gehirns mittels CT zeigte außer verbreiterten Ventrikeln und einer Septumpellucidumzyste keine Auffälligkeiten. Dass EEG war normal, es zeigten sich nur leichte Vigilanzschwankungen. Alle üblichen Laborparameter waren unauffällig.

Freies Interview mit psychopathologischem Befund: Carl war zum Zeitpunkt des Gesprächs bewusstseinsmäßig klar und zu allen Qualitäten orientiert. Im Gespräch nahm er nur sehr sporadisch Blickkontakt auf, wirkte unspontan, zurückhaltend und abwesend. Angesprochen auf seine Spezialinteressen wurde er jedoch wacher und zugänglicher, begann flüssig zu sprechen, zu lächeln und Blickkontakt aufzunehmen. Er habe zunächst Sorgen gehabt, in der Klinik nicht in Ruhe gelassen zu werden und keine Zeit zu haben, sich mit seinen Interessen zu beschäftigen. Er genoss sichtlich zu berichten, dass sich sein Kliniklehrer auch für Astronomie interessierte und ihm von einem Film erzählt hatte, der von der Reise einer Raumsonde in den Weltraum handelt. Diese Raumsonde sei ohne menschliche Besatzung in die Unendlichkeit aufgebrochen. Sie verschwinde aus dem Sonnensystem und fliege immer weiter ins Weltall, bis sie völlig alleine und isoliert sei. Sie führe ausreichend Treibstoff, aber keinen Kompass zur Orientierung mit. So sei die Sonde nicht in der Lage gewesen, zur Bodenstation zurück zu finden. Das sei schade, antwortete er auf bedauernde Äußerungen des Untersuchers, weil die Reise so anstrengend sei. Der Bericht über die Geschichte nahm knapp zwei Stunden in Anspruch, wobei Carl ohne erkennbare Sprechmelodie, aber mit häufigen Pausen und stereotypen Wiederholungen, sprach. Manche Sätze blieben in ihrem Sinn unklar; häufig fehlte eine exophorische Bezugnahme, d.h. es war nicht erkennbar, welche Subjekte oder Objekte im formalen Sinn gemeint waren. Ferner wiesen Carls Erzählungen öfter einen undurchsichtigen Kontext auf und es kamen zahlreiche umständliche Formulierungen vor.

Übergangslos sprach Carl dann davon, dass er sich auf der Station vor den „Behinderten“ in Sicherheit bringen müsse, da sie ihn nicht in Ruhe ließen. Später erwähnte er die Hänseleien in seiner Schule, wobei er trotz offensichtlicher Erregung seine monotone Tonlage nicht änderte. Er sagte, er sei der Idiot und Prügelknabe für die anderen gewesen, was nun aber anders sei. Unter anderem habe er ja derzeit eine Freundin auf der Station. Damit meinte er ein sehr zurückgezogenes, etwa gleichaltriges, Mädchen, die sonst zu niemandem auf der Station Kontakt fand und sehr an ihm hing. Zu einem späteren Zeitpunkt (Wiederaufnahme in die Klinik) beklagte er sich dann, nie Freunde gehabt zu haben („Meine einzigen Freunde sind meine Familie“). Er wisse einfach nicht, wie man Freunde erwirbt, was man da machen könne und wie das wohl sei, wenn man einen Freund habe. Er hatte irgendwann begonnen, an den Wochenenden zu Hause – zunächst in seinem Zimmer, dann in der ganzen Wohnung – Briefe an einen imaginären Freund an die Wände zu kleben. Als seine Mutter ihn daran hindern wollte, brach er in Wut aus und biss sie sogar.

Bei den *testpsychologischen Untersuchungen* war Carl sehr kooperativ. Untersuchungen zur nonverbalen intellektuellen Leistungsfähigkeit (z.B. visuell-räumliche Leistungen) ergaben ein annähernd durchschnittliches Ergebnis. Seine sprachlichen Fähigkeiten waren dagegen deutlicher schwächer. Zum Beispiel war es ihm nicht möglich, eine vorgelesene einfache, kurze Geschichte nach einer halben Stunde nachzuerzählen. Stattdessen konfabulierte er ohne Zusammenhang eine eigene Geschichte. Beim Hamburg-Wechsler-Intelligenztest für Kinder-Revision (HAWIK-R) erreichte er mit einem Gesamt-IQ von 74 ein Ergebnis im unteren Bereich der Lernschwäche. Sein Leistungsprofil war uneben mit ausgeprägten Unterschieden zwischen den Untertests. Am schlechtesten schnitt er im Verbalteil bei den Skalen „Allgemeines Verständnis" (3 Wertpunkte) und beim „Bilderordnen" (2 Wertpunkte) ab, dagegen zeigte er durchschnittliche und damit weit höhere Werte im „Mosaiktest" und „Figurenlegen" (je 11 Wertpunkte).

In der *Klinikschule* fiel neben seiner Langsamkeit und Umständlichkeit auf, dass er nur schwer in der Lage war, übergreifend logische Zusammenhänge zu erkennen und selbständig Lernstoff auf analoge Aufgaben zu übertragen. Es war daher davon auszugehen, dass ihn das Niveau der Realschule überfordert hatte, obwohl er dort als sehr fleißiger und lernwilliger Schüler galt. In der Klinikschule gingen seine Unterrichtsbeiträge oft am Sachverhalt vorbei oder stellten eine Wiederholung von Fragestellungen dar. Von einer im Unterricht einmal eingeschlagenen Arbeitsweise ließ er sich nicht abbringen. Sein Wortschatz und seine Kenntnis der Orthografie und Syntaxregeln waren dagegen auffällig gut. Trotzdem benutzte er bei der gesprochenen Sprache häufig Einwortsätze und Wiederholungen. Besonders schlecht schnitt er bei Aufgaben unter Zeitdruck ab. Gab man ihm genügend Zeit, klare Strukturen und bestimmte Hilfestellungen (Wiederholungen, betontes Hervorheben wesentlicher Punkte der Aufgabenstellung), konnte er jedoch durchaus Aufgaben bis zu einem bestimmten Niveau selbständig und erfolgreich bearbeiten.

Zur *Abklärung der Autismusdiagnose* wurde er u. a. mit der Beobachtungsskala für Autistische Störungen (ADOS, Modul 3) (Tab. 37) und dem Autismus Diagnostischen Interview in Revision (ADI-R) untersucht. Im ADOS fiel auf, dass Carl Grundgefühle oder Stimmungen nicht beschreiben bzw. nur an wenigen konkreten Beispielen verdeutlichen konnte. Gestische Aufgaben, z. B. „Sich-Waschen" pantomimisch darzustellen, gelangen ihm gar nicht. Er versuchte lediglich, den Vorgang mit monotoner Stimme akribisch genau zu beschreiben. Insgesamt erfüllte das Verhalten von Carl eindeutig die diagnostischen Kriterien eines Autismus im ADOS (Tab. 38). Die Angaben der Mutter im ADI-R waren mit dieser Einschätzung konsistent. Auch der diagnostische Algorithmus des Interviews ergab das Vorliegen eines frühkindlichen Autismus.

Tabelle 37: Ergebnisse der Untersuchung von Carl mit dem ADOS (Modul 3)

Aufgabe	Zweck	Carls Verhalten
Konstruktionsaufgabe	Beobachtet wird bei dieser Aktivität, ob und wie der Proband dem Untersucher kenntlich macht, dass er Teile zur Lösung einer Aufgabe benötigt, die außerhalb seiner Reichweite liegen (ob er sich die Teile einfach nimmt oder nach ihnen greift, ohne den Untersucher zu beachten, ob er dazu Lautäußerungen, Gesten oder Blickkontakt einsetzt).	*Carl blickt nur selten zum Untersucher, nimmt sich einige Teile, fragt nicht, verliert dann das Interesse an der Aufgabe.*

„So-tun-als ob"-Spiel	Beobachtet wird, inwieweit der Proband spielt und dabei die Spielsachen in kreativer Weise, d. h. außerhalb deren intendierter Funktion benutzt. Besondere Aufmerksamkeit wird darauf gerichtet, ob er Menschenfiguren als „lebendige Wesen" versteht, und wie er sie miteinander agieren lässt.	*Es kommt kein kreatives, imaginatives Spiel zustande, auch wenn Carl dazu wiederholt ermuntert wird.*
Gemeinsames interaktives Spiel	Es wird beobachtet, ob und wie der Proband im Rahmen des Spiels soziale Reziprozität zeigt und sucht. Der Proband (nicht der Untersucher) soll die spielerische Interaktion gestalten und sich in einer Weise einbringen, die über eine unmittelbare Reaktion auf das Verhalten des Untersuchers hinausgeht.	*Es kommt erst spät und sehr spärlich zu einem gegenseitigen Austausch in der Spielsituation.*
Demonstrations-aufgabe	Der Schwerpunkt liegt darauf, ob und wie der Proband vertraute Handlungen gestisch darstellen kann (z. B. Zähneputzen), insbesondere, ob er seinen Körper benutzt, um einen Gegenstand zu repräsentieren (z. B. einen Finger als Zahnbürste), oder ob er die Handlung mit einem imaginären Gegenstand darstellt. Darüber hinaus soll beobachtet werden, (a) wie detailliert und abgestimmt auf den Situationszusammenhang der Proband seine Handlungen darstellt und (b) inwiefern er über sein Tun adäquat berichten kann.	*Carl kann vertraute Handlungen nicht mimisch oder gestisch darstellen. Er zeigt nur einige rudimentäre Gesten (Andeutung eines Zähneputzens), versucht aber immer wieder, die Handlung umständlich und genau mit Worten zu erklären.*
Beschreibung eines Bildes	Ziel ist einerseits, eine Stichprobe der Sprache und Kommunikation des Probanden zu erhalten; andererseits kann man einen Eindruck gewinnen, was sein Interesse weckt.	*Er beschreibt eine Reihe von Bilddetails recht gut, erfasst aber nicht die Szene als Ganzes.*
Erzählen einer Geschichte aus einem Bilder-buch	Wie bei der vorherigen Aktivität ist Ziel dieser Aufgabe, eine Stichprobe der Kommunikation des Probanden zu erhalten sowie einen Eindruck zu gewinnen, was sein Interesse weckt. Außerdem kann seine Reaktion auf lustige Szenen und sein Verständnis für bildlich dargestellte soziale Zusammenhänge (z. B. was die Figuren in der Geschichte machen und wie sie sich dabei fühlen) eingeschätzt werden.	*Auch hier gelingt Carl die Beschreibung einzelner Bilder, aber nicht die Schilderung des Fortganges der Ereignisse der Geschichte.*
Erklären und Nachspielen eines Cartoons	Bei dieser Aufgabe wird beobachtet, wie der Proband (a) Gestik verwendet und sie mit Sprache koordiniert und wie er (b) auf eine humoristische Darstellung reagiert. Außerdem kann (c) eine weitere Sprachstichprobe gezogen sowie (d) ein Eindruck von der Fähigkeit des Probanden gewonnen werden, das Erzählen einer Geschichte an ein ausgewähltes Publikum anpassen zu können. Darüber hinaus können (e) die Kommentare des Probanden zu Gefühlen und Beziehungen vermerkt werden.	*Carl erkennt nicht den humoristischen Inhalt des Cartoons, zeigt keine Kommentare oder Gefühlsäußerungen dazu. Er verweigert das Nachspielen des Cartoons.*
Über Erlebnisse berichten und Konversation betreiben	Es interessiert, in welchem Ausmaß der Proband an die Äußerungen des Untersuchers anknüpft und aktiver Partner in einem Dialog ist, insbesondere bei Themen außerhalb des unmittelbaren Situationszusammenhangs. Wichtig ist die gezielte Beobachtung, wie der Proband von alltäglichen und persönlichen Ereignissen berichtet, Beziehungen und Gefühle beschreibt. Die Aufgabe bietet darüber hinaus Gelegenheit, kommunikatives Verhalten zu beobachten (z. B. Blickkontakt, Mimik, Intonation und Gestik).	*Es kommt keine Konversation zustande. Carl sagt nur, dass ihn andere Kinder auf Station ärgern, beschreibt keine Einzelheiten, wirkt unbeteiligt.*

Gefühle erklären	Zwei Aspekte sind von Belang: (a) es soll erkannt werden, welche Ereignisse oder Dinge verschiedene Gefühle bei dem Probanden auslösen, wobei besonders zu beachten ist, ob sie sozialer Art sind oder nicht; (b) es wird beobachtet, wie der Proband seine Gefühle beschreibt. Interviewfragen: Was für Sachen machst du gern, bei denen du dich glücklich und fröhlich fühlst? Wobei entstehen solche Gefühle? Wie fühlst du dich dann, wenn du glücklich bist? Kannst du das beschreiben? Wie ist es mit Dingen, vor denen du dich fürchtest? Wovor erschreckst du dich oder wirst ängstlich? Wie fühlst du dich dann? Was machst du dann? Wie ist es mit Ärger? Über welche Dinge ärgerst du dich? Wie sieht es dann in dir aus, wenn du dich ärgerst? Die meisten Leute fühlen sich manchmal auch traurig. Über welche Dinge bist du traurig? Wie fühlst du dich, wenn du traurig bist? Wie ist das, wenn du traurig bist? Kannst du das beschreiben?	*Es gelingt Carl nicht, Gefühle zu beschreiben, auch nicht, wenn ihm dafür Hilfsstellungen gegeben werden, z. B. Ereignisse auf der Station.*
Soziale Schwierigkeiten erkennen und darstellen	Beobachtet wird, wie der Proband soziale Schwierigkeiten wahrnimmt, ob er die Art dieser Probleme versteht und irgendeinen Versuch unternommen hat, sein eigenes Verhalten anzupassen, um besser zurechtzukommen. Es soll darauf geachtet werden, welche Auffassung der Proband selbst von den Auswirkungen seines Verhaltens hat.	*Carl gibt einige karge Antworten, die keinen Bezug zur Aufgabenstellung erkennen lassen. Er wirkt dabei stereotyp und unbeteiligt.*
Verhalten in einer Untersuchungspause	Mehrere Verhaltensaspekte sollen beobachtet werden: (a) wie der Proband sich in der freien Zeit beschäftigt, (b) wie er darauf reagiert, dass der Untersucher sich aus der Interaktion zurückzieht, und (c) ob und wie der Proband eine unstrukturierte Konversation oder Interaktion mit dem Untersucher anfängt und daran teilnimmt.	*Carl beschäftigt sich nicht selbstständig, wirkt apathisch.*
Soziale Konstrukte beschreiben: Freundschaft und Ehe	Es soll eruiert werden, ob der Proband über einen Begriff von Freundschaft und/oder Ehe verfügt, das Wesen einer solchen Beziehung begreift und wie er seine eigene Rolle in diesen Beziehungen wahrnimmt. Mit den Fragen zu Heirat/langjährigen Beziehungen soll ein Eindruck gewonnen werden, wie der Proband den Wunsch einer Person nach einer langfristigen Beziehung versteht, und welche Vorstellung er von seiner eigenen möglichen Rolle in einer solchen Beziehung hat. Interviewfragen: Hast du Freunde? Kannst du mir etwas von ihnen erzählen? Was unternehmt ihr gerne zusammen? Wie hast du sie kennen gelernt? Was bedeutet es für dich, ein Freund zu sein? Was unterscheidet einen Freund von jemandem, den man nur von der Arbeit kennt oder mit dem man zur Schule geht? Hast du eine Freundin/einen Freund? Wie heißt sie/er? Wie alt ist sie/er? Wann hast du sie/ihn zuletzt gesehen? Wie ist sie/er so? Woran zeigt sich, dass sie/er deine Freundin/Freund ist? Denkst du manchmal daran, eine lange Beziehung zu haben oder zu heiraten (wenn du älter bist)? Was meinst du, warum manche Leute heiraten, wenn sie erwachsen sind? Was wäre daran schön? Was könnte schwierig sein, wenn man verheiratet ist?	*Carl kann nicht sagen, was Freundschaft für ihn bedeutet oder Partnerschaft sein könnte. Er spricht von seiner „kleinen Freundin" auf der Station erst, als er damit konfrontiert wird und sagt dann, dass sie ganz nett ist, bleibt dabei aber sehr unpersönlich und äußerst kurz angebunden.*

Einsamkeit beschreiben	Die Fragen zur Einsamkeit beziehen sich ebenfalls darauf, ob der Proband versteht, was Einsamkeit bedeutet und wie er sie für sich erlebt. Interviewfragen: Fühlst du dich manchmal einsam? Glaubst du, dass andere (junge) Menschen in deiner Situation sich manchmal einsam fühlen? Gibt es Dinge, die du dann machst, damit es dir besser geht?	*Keine Antwort*
Erfinden einer Geschichte mit Objekten	Ziel dieser Aufgabe ist die Beobachtung, inwiefern der Proband Objekte kreativ einsetzt, um eine Geschichte zu erzählen, eine Nachrichtenmeldung oder einen Werbespot darzustellen.	*Carl reiht nacheinander alle Objekte auf und kann dann keine Geschichte mit ihnen erfinden.*

Tabelle 38: Ergebnis der Kodierung des ADOS von Carl

Sprache und Kommunikation
Gesamtniveau der nicht-echolalischen Sprache *Kodierung 2 – Nicht-echolalische Sprache besteht überwiegend aus Phrasen mit mindestens drei Worten, unvollständige einfache Sätze.*
Auffälligkeiten des Sprechens, die mit Autismus assoziiert sind (Intonation/Lautstärke/Rhythmus/Sprechtempo) *Kodierung 2 – Carl spricht langsam und stockend, unangemessen schnell, abgehackt und unregelmäßig im Rhythmus (anders als bei gewöhnlichem Stottern oder Stammeln), so dass Verständnisschwierigkeiten auftreten; merkwürdige Sprechmelodie, deutlich flaches und tonloses „mechanisches“ Sprechen oder eine durchgehend abnorme Lautstärke.*
Unmittelbare Echolalie *Kodierung 1 – echolaliert gelegentlich*
Stereotyper/eigentümlicher Gebrauch von Worten oder Sätzen *Kodierung 1 – Die Wortwahl oder Satzbildung zeigt mehr Wiederholungen oder ist förmlicher als bei den meisten Kindern mit demselben Sprachniveau, ist aber nicht offensichtlich merkwürdig, ODER es kommen neben flexibler Spontansprache gelegentlich stereotype Äußerungen, seltsame Worte oder ungewöhnliche Satzbildungen vor.*
Informationen geben *Kodierung 2 – Er gibt kaum oder nie spontan Informationen, außer über umschriebene Interessen oder Vorlieben oder gibt Informationen über Tatsachen oder Allgemeinwissen, einschließlich spezieller Vorlieben oder umschriebener Interessen.*
Informationen erfragen *Kodierung 3 – Carl zeigt kein Interesse an Gedanken, Gefühlen oder Erfahrungen des Untersuchers.*
Berichten über Ereignisse *Kodierung 2 – Er berichtet von Erlebnissen oder alltäglichen Ereignissen, jedoch nur in Reaktion auf gezielte Fragen, es ist auch nicht sicher, ob er überhaupt ein reales Erlebnis schildert.*
Konversation *Kodierung 3 – Er zeigt wenig spontane kommunikative Sprache, manchmal mit viel echolalischen oder nicht-kommunikativen Äußerungen und gibt wenig Antworten.*
Deskriptive, konventionelle, instrumentelle oder informative Gesten *Kodierung 3 – es gibt keine oder nur geringfügige Verwendung von konventionellen, instrumentellen, informativen oder beschreibenden Gesten.*
Wechselseitige soziale Interaktion
Ungewöhnlicher Blickkontakt *Kodierung 2 – Zeigt kaum sozial modulierten Blickkontakt zur Initiierung, Beendigung oder Steuerung sozialer Interaktionen.*

Sozial gerichteter mimischer Ausdruck

Kodierung 1 – Carl richtet teilweise seinen mimischen Ausdruck an den Untersucher oder eine andere Person, aber vorwiegend in emotionalen Extremsituationen. Sein Spektrum des Gesichtsausdrucks ist eingeengt und etwas ungewöhnlich.

Sprachliche Äußerungen und damit verbundene nonverbale Kommunikation

Kodierung 2 – Wenig oder keine nonverbale Kommunikation bei Lautäußerungen.

Gemeinsame Freude an der Interaktion

Kodierung 2 – Er zeigt kaum oder keine merkliche Freude während der Interaktion; zeigt eventuell Freude an eigenen Handlungen oder Gesprächsbeiträgen, aber nicht am Verhalten oder den Aktivitäten des Untersuchers.

Einfühlungsvermögen/Äußerungen über die Gefühle anderer

Kodierung 3 – Kaum oder keine Anzeichen emotionalen Verstehens oder Mitempfindens.

Soziale Einsichtsfähigkeit

Kodierung 3 – Er zeigt keine oder nur geringe Einsicht in typische soziale Beziehungen.

Qualität der sozialen Annäherungen

Kodierung 2 – Carl zeigt meist unangemessene Annäherungen; vielen Annäherungen fehlt die Integration in den situativen Zusammenhang und/oder die soziale Qualität. Dazu kommt seine Beschäftigung mit Sonderinteressen ohne nennenswerte Versuche, den Untersucher mit einzubeziehen.

Qualität der sozialen Reaktionen

Kodierung 2 – Merkwürdige, stereotype Reaktionen oder Reaktionen, die in ihrer Variabilität eingeschränkt und dem Situationszusammenhang nicht angemessen sind.

Ausmaß der wechselseitigen sozialen Kommunikation

Kodierung 2 – Den überwiegenden Teil der Kommunikation führt Carl echolalisch oder bezieht sich auf bestimmte Sonderinteressen; aber kein soziales Plaudern oder dialogischer Wortwechsel.

Allgemeine Beurteilung der Qualität des Rapports

Kodierung 2 – Es besteht eine einseitige Interaktion. Ohne häufige, über die Standardisierungen des ADOS hinausgehende, Strukturierungen durch den Untersucher wäre die ADOS-Durchführung nicht möglich gewesen.

Vorstellungsvermögen

Vorstellungsvermögen/Kreativität

Kodierung 2 – Er verfügt nur über wenig spontane kreative oder „Als-ob"-Aktivitäten, meist nur repetitive oder stereotype Aktivitäten.

Stereotype Verhaltensweisen und eingeschränkte Interessen

Ungewöhnliches sensorisches Interesse an Objekten oder Personen

Kodierung 0 – Kein Beriechen, wiederholtes Berühren, Befühlen von Oberflächenstrukturen, Belecken, In-den-Mund-nehmen oder Hineinbeißen. Kein Interesse an der Wiederholung bestimmter Geräusche, kein ungewöhnliches oder besonders langes Betrachten von Dingen.

Hand-, Finger- und andere komplexe Manierismen

Kodierung 0 – Es waren keine Manierismen zu beobachten.

Selbstverletzendes Verhalten

Kodierung 0 – Keine Ansätze zu selbstverletzendem Verhalten.

Exzessives Interesse an Objekten oder ungewöhnlichen oder hochgradig spezifischen Themen

Kodierung 0 – Im Gegensatz zum Alltag war kein übermäßiges Interesse an oder Thematisieren von ungewöhnlichen oder hochgradig spezifischen oder umschriebenen Themen oder Objekten zu beobachten.

Zwänge oder Rituale

Kodierung 0 – Kein zwanghaftes oder ritualisiertes Verhalten während der Untersuchung.

Andere auffällige Verhaltensweisen

Hyperaktivität

Kodierung 0 – Er bleibt während der Untersuchung in adäquater Weise ruhig sitzen.

Wutausbrüche, Aggression, ablehnendes oder störendes Verhalten
Kodierung 0 - Nicht aufgebracht, kein störendes, ablehnendes, destruktives oder aggressives Verhalten während des ADOS.

Ängstlichkeit
Kodierung 0 - Keine offensichtliche Ängstlichkeit (z. B. Zittern oder nervöse Unruhe).

Beachte:
Kodierung 0, wenn das Verhalten keinen Anhaltspunkt für eine Auffälligkeit im Sinne des Autismus bietet.
Kodierung 1, wenn das Verhalten etwas auffällig oder merkwürdig, aber nicht unbedingt eindeutig abnorm ist.
Kodierung 2, wenn das Verhalten eindeutig autistisch ist.
Kodierung 3, wenn das Verhalten deutlich und in einer Weise abnorm ist, welche die Untersuchung ernsthaft stört.

6.6 Stationäre und ambulante Behandlung

Elternberatung: Während des ersten kurzen Aufenthaltes Carls in der Kinder- und Jugendpsychiatrie hatten die Eltern erkannt, dass sie sich mit der autistischen Symptomatik ihres Sohnes langfristig auseinandersetzen mussten. Die Besprechung des ADI-R war für die Eltern sehr hilfreich, um ihnen die „Kernsymptome" des Autismus zu verdeutlichen und mehr Verständnis für Carls Verhalten in vielen Alltagssituationen zu wecken. Problematische Situationen wurden besprochen, die die Eltern zunehmend besser bewältigen konnten. So beendeten sie frühzeitig ausufernde und sinnlose Aktivitäten Carls, etwa als er wieder begann, Briefe an imaginäre Freunde zu schreiben und diese an die Wände zu kleben, und verstärkten ein Unterlassen durch Lob oder Aktivitäten zu seinen Spezialinteressen. Zugleich fühlten sich die Eltern entlastet und von dem Schuldgefühl befreit, durch ihre Erziehungsmethoden womöglich für die Verhaltensauffälligkeiten Carls verantwortlich zu sein, wie es ihnen ihre Tochter vorgeworfen hatte. Über Fortschritte, auch wenn sie nur mühevoll und in kleinen Schritten erzielt wurden, waren die Eltern außerordentlich erleichtert. Stets brachten sie auch eigene Vorschläge zur Therapie Carls ein, die von den Behandlern diskutiert und einbezogen wurden. Obwohl den Eltern die Akzeptanz der Probleme Carls schwer fiel, konnten sie die Hoffnung auf vollständige Heilung aufgeben. Besonders den Verzicht auf eine höhere Schulbildung Carls konnten sie schwer ertragen. Mitunter litt die Mutter unter plötzlich auftretenden depressiven Stimmungen und Hoffnungslosigkeit mit konkreten suizidalen Gedanken, so dass vorübergehend die Einnahme eines Antidepressivums notwendig war.

Ziel der Beratung der Eltern bestand auch darin, ihnen die Arbeit mit Carl auf der Station zu erklären, um sie zu ermutigen, für Carl ähnlich klare und transparente Strukturen zu Hause zu schaffen. Ziele der klinischen Intervention waren, Carls

- Rückzugsverhalten und
- aggressive Durchbrüche zu verringern sowie
- stereotypes Festhalten an eng umschriebenen Themen aufzulockern

sowie ferner seine Fertigkeiten,

- sich sozial aufgeschlossen zu verhalten und
- bestimmte Rahmenbedingungen in Lernsituationen zu akzeptieren

zu verbessern.

Viele störende Verhaltensweisen zeigte Carl verstärkt dann, wenn er überfordert oder übermäßig kontrolliert wurde. Letzteres geschah durch die Eltern aus Angst, Carl könnte etwas zustoßen oder er könnte etwas anstellen. Die Überbehütung der Eltern verhinderte ein gewisses Maß seiner Verselbstständigung. Im Laufe der Beratung konnten die Eltern immer mehr zulassen, ihn nicht auf Schritt und Tritt kontrollieren zu müssen. Sie forderten ihn nun auf, kleine Aufgaben selbst zu erledigen, wofür sie ihn mit Aktivitäten im Rahmen seiner Vorlieben belohnten (Walbücher ansehen, über Raumfahrten erzählen, Besuche im Planetarium). Gleichzeitig versuchten die Eltern auch, Carls Aufmerksamkeit auf andere Bereiche zu lenken, um seinen Alltag farbiger und abwechslungsreicher zu gestalten und ihn vielseitiger zu stimulieren. Die Mühen zeigten Erfolg, so dass er die einseitigen stereotypen Beschäftigungen allmählich und deutlich sichtbar verminderte. Über eine längere Zeit schaffte es Carl, sich mit Teppichknüpfen nach bestimmten Vorlagen zu beschäftigen und war sichtlich stolz auf seine kleinen Werke.

Intervention während des stationären Aufenthaltes: Auf der Station kam es beim ersten Aufenthalt Carls über mehrere Wochen zu Schwierigkeiten. Carl konnte sich, wie zuvor auch in der Schule, kaum gegen Hänseleien einiger Mitpatienten wehren und geriet dadurch in große emotionale Erregung. Im Zuge solche Erregungszustände konnte er gegenüber dem Pflegepersonal aggressiv werden und wild um sich schlagen. Einer Mitarbeiterin biss er in den Arm, als sie versuchte, ihn zu beruhigen und begriff erst später, dass er die falsche Person verletzt hatte. Weiterhin zeigte Carl große Ängste vor allem Neuen und Veränderungen im Tagesablauf. Schon die Ankündigung gemeinsamer Gruppenaktivitäten (z.B. Waldspaziergang, Schwimmen oder Kegeln) verunsicherten ihn sehr. Er erstarrte dann oder klammerte sich fest an einen der Pfleger und war lange nicht zu bewegen. Auch traten in diesen Situationen heftige körperliche Manierismen auf. Einige wenige Male wurde er für eine Viertelstunde in einem Time-Out Raum gebracht, um sich dort alleine beruhigen zu können. Auf Gruppenaktivitäten musste Carl gut vorbereitet werden, indem man mit ihm den genauen Ablauf und die Teilnehmer besprach. Mit der Zeit bereiteten Carl die Ankündigungen und Teilnahmen an Gruppenaktivitäten weniger Sorgen. Auf Station erhielt er jeweils Punkte, wenn er in angemessener Weise auf soziale Ereignisse oder Problemsituationen reagierte (Exkursionen, Hänseleien). Sowohl in Einzeltherapie als auch Gruppensituationen wurde versucht, mit Carl funktionale Verhaltensweisen für seinen Alltag und spezifische Probleme zu erarbeiten, z.B. bei Problemen mit Mitpatienten einen Mitarbeiter um Hilfe zu bitten.

Eine besondere Bedeutung für Carl erhielt nach einiger Zeit die Teilnahme an einer kleinen Gruppe überwiegend ambulanter Patienten mit schwerwiegenden sozialen und kommunikativen Verhaltensproblemen. In dieser Gruppe wurde eine Pilotstudie zur Evaluation eines Theory of Mind-Trainingsprogramms durchgeführt. Die Patienten lernten schrittweise, Mimik und Affekt von Gesichtern zu interpretieren, die auf einem Computerbildschirm dargeboten wurden. Die zunächst durch jeden Patienten im Einzeltraining gesammelten Erfahrungen wurden anschließend in der Gruppe erörtert und vertieft. Carl gefielen sowohl das Training (er machte u. a. Vorschläge, wie es zu verbessern sei) als auch der Kontakt zu den anderen Patienten. Auf der Station berichtete er vor allem seiner „kleinen Freundin" geradezu euphorisch von seinen

Erlebnissen. Parallel wurden auch die Eltern zusätzlich im Gruppenrahmen beraten, wobei es insbesondere darum ging, eine stringente und zum Training der Kinder komplementäre Vorgangsweise zu erarbeiten.

Nicht zuletzt wurden auch mit den Lehrern in der Klinikschule Gespräche über Carls problematisches Lernverhalten geführt, um es in der Unterrichtsgestaltung angemessen zu berücksichtigen. Es zeigte sich, dass Carl didaktisch vor allem von Wiederholungen und Betonungen elementarer Aspekte des Lernstoffs, einem sehr behutsamen, langsamen Vorgehen und Hilfestellungen beim Lesen und Rechnen profitierte. Zudem konnte sich Carl besser konzentrieren und entspannter am Unterricht teilnehmen, wenn die Pädagogen ihm zu Beginn jeder Stunde und auch währenddessen den Inhalt des Unterrichts und die Anforderungen erläuterten. Alles musste Carl also „von vorne herein klar sein“. Geschah dies nicht, kam es immer wieder zu Rückschlägen und größeren Zeitverlusten, weil Carl kaum von alten auf neue Situationen generalisieren konnte.

Medikamentöse Therapie: Anfangs wurden die intendierten Verhaltensveränderungen bei Carl auch pharmakologisch unterstützt. Carl erhielt zeitweise einen Serotonin-Wiederaufnahme-Hemmer (Paroxetin), gegen sein rigides, zwanghaftes Verhalten in Kombination mit einem milden Neuroleptikum (Risperidon) zur Behandlung der aggressiven Durchbrüche.

6.7 Zum weiteren Verlauf

Da keine adäquate Schule für Carl zu finden war, wurde schließlich beschlossen, ihn bis zum Schulpflichtende in eine gut geführte und mit dem Bild des Autismus erfahrene Institution zu vermitteln, wo auch ein Schulbesuch gewährleistet wurde. Dies bedeutete eine große Umstellung für Carl, da der Besuch der Einrichtung mit dem Verlassen des Elternhauses verknüpft war. Auch die Eltern kostete der Schritt große Überwindung. Sie waren sich aber am Ende einig, dass es für Carl einen Forschritt bedeutete und sie ihn dadurch nicht abschoben. Carl kam dabei zu Gute, dass er bereits beim Aufenthalt in der Klinik selbständiger geworden war, Sozialkontakte knüpfen konnte und bereits eine gewisse Trennung von zu Hause bewältigt hatte. Auch für die Eltern war die Umstellung nach dem Klinikaufenthalt weniger dramatisch. Carl lernte, selbständig am Wochenende mit der Bahn nach Hause zu fahren, was die Eltern zusätzlich entlastete. Beide hatten sich überfordert gefühlt, weil Beruf und das Engagement für Carl ihre Kräfte völlig aufgezehrt hatten.

Auch in der neuen Institution wurde versucht, Carl langsam an Gruppenaktivitäten mit Gleichaltrigen heranzuführen. Die Akzeptanz von Spielregeln, das Mitarbeiten in der Schule und bei Freizeitaktivitäten blieb dann aber doch begrenzt. Die Hoffnung, dass er sich in einem halbgeschützten Rahmen allein versorgen könnte, erfüllte sich nicht. Er kam deshalb nach Beendigung der Schulzeit in ein Heim mit stärkerer Betreuung und Aufsicht. Carl litt sichtlich, wenn sich in seiner unmittelbaren Umgebung etwas veränderte, z. B. wenn seine Lieblingsbetreuer das Heim verließen. Dann fühlte er sich außerordentlich deprimiert und schrieb wieder seitenlange Briefe an seinen imaginären Freund, bei dem er sich heftig darüber beklagte, dass seine wenigen Freunde ihn verließen und er eben nicht wisse, wie man Freundschaften pflegt. Über lange Zeit erfüllte er gerne die ihm im Heim übertragenen Arbeiten, auch wenn es sich um monotone Tätigkeiten handelte, etwa das Bedienen von Kartoffelschälmaschinen oder Flaschenwaschautomaten. Die Besuche bei seinen Eltern an jedem zweiten Wochenende zeigten, dass er im Rahmen seiner Möglichkeiten gelernt hatte, viele Dinge selbständig zu verrichten. Unter anderem besuchte er in der Stadt Bibliotheken und ging ins Kino. Seine Präferenzen verblieben dabei eindeutig bei den großen Säugetieren und den Sternen.

Insgesamt führten die vielfältigen therapeutischen Bemühungen nur teilweise zum gewünschten Erfolg. Carls beeinträchtigtes Verhalten hatte sich zwar während des ersten und zweiten Klinikaufenthaltes deutlich gebessert und auch das Erlernen neuer Fertigkeiten in verschiedenen Umgebungen (Schule, Arbeitssituation) war Carl zunehmend leichter gefallen, seine Probleme in der Kommunikation und sozialen Interaktion blieben aber bestehen. Eine völlige Verselbstständigung scheiterte wohl an seinen letztlich begrenzten intellektuellen Fähigkeiten. Leider kam es – wenn auch in größeren Abständen – zu Rückfällen mit aggressiven Verhaltensdurchbrüchen oder sozialem Rückzug. Dieser Fall verdeutlicht, dass Autismustherapie langfristig, kontinuierlich und den Lebensweg der Betroffenen begleitend angelegt werden sollte, da die Störung nicht durch eine befristete Intervention geheilt werden kann.

7 Literatur

Aarons, M. & Gittens, T. (2000). *Das Handbuch des Autismus: Ein Ratgeber für Eltern und Fachleute.* Weinheim: Beltz.

Amir, R.E., Van den Veyver, I.B., Wan, M., Tran, C.Q., Francke, U. & Zoghbi, H.Y. (1999). Rett syndrome is caused by mutations in X-linked MECP2, encoding methyl-CpG-binding protein 2. *Nature Genetics, 23*, 185-188.

American Psychiatric Association (1980). *Diagnostic and Statistical Manual of Mental Disorders*, 3rd edition (DSM-III). Washington DC: American Psychiatric Association.

American Psychiatric Association (1987). *Diagnostic and Statistical Manual of Mental Disorders*, 3rd edition-revised (DSM-III-R). Washington DC: American Psychiatric Association.

American Psychiatric Association (1994). *Diagnostic and Statistical Manual of Mental Disorders*, 4th edition (DSM-IV). Washington DC: American Psychiatric Association.

Asperger, H. (1944). Die autistischen Psychopathen im Kindesalter. *Archiv für Psychiatrie und Nervenkrankheiten, 117*, 76-136.

Bailey, A., Phillips, W. & Rutter, M. (1996). Autism: towards an integration of clinical, genetic, neuropsychological and neurobiological perspectives. *Journal of Child Psychology and Psychiatry, 37*, 89-126.

Bailey, A, Palferman, S., Heavey, L. & Le Couteur, A. (1998). Autism: The phenotype in relatives. *Journal of Autism and Developmental Disorders, 28*, 369-392.

Bailey, A., Luthert, P., Dean, A., Harding, B., Janota, I., Montgomery, M., Rutter, M. & Lantos, P. (1998). A clinicopathological study of autism. *Brain, 121*, 889-905.

Baird, G., Charman, T., Baron-Cohen, S., Cox, A., Swettenham, J., Wheelwright, S. & Drew, A. (2000). A screening instrument for autism at 18 months of age: a 6-year follow-up study. *Journal of the American Academy of Child and Adolescent Psychiatry, 39*, 694-702.

Ballaban-Gil, K., Rapin, I., Tuchman. R. & Shinnar, S. (1996). Longitudinal examination of the behavioral, language, and social changes in a population of adolescents and young adults with autistic disorder. *Pediatric Neurology, 15*, 217-223.

Baranek, G.T. (1999). Autism during infancy: a retrospective video analysis of sensory-motor and social behaviours at 9-12 months of age. *Journal of Autism and Developmental Disorders, 29*, 213-224.

Baron-Cohen, S. & Hammer, J. (1997). Parents of children with Asperger-syndrome: What is the cognitive phenotype? *Journal of Cognitive Neuroscience, 9*, 548-554.

Baron-Cohen, S., Allen, J. & Gillberg, C. (1992). Can autism be detected at 18 months? The needle, the haystack and the CHAT. *British Journal of Psychiatry, 161*, 839-843.

Baron-Cohen, S., Wheelright, S., Cox, A, Baird, G., Charman, T., Swettenham, J., Drew, A., & Doehring, P. (2000). The early identification of autism: The Checklist for Autism in Toddlers (CHAT). *Journal of the Royal Society of Medicine, 93*, 521-525.

Baron-Cohen, S., Wheelwright, S., Skinner, R., Martin, J. & Clubley, E. (2001). The autism-spectrum quotient (AQ): evidence from Asperger syndrome/high-functioning autism, males and females, scientists and mathematicians. *Journal of Autism and Developmental Disorders, 31*, 5-17.

Baron-Cohen, S., Wheelwright, S., Hill, J., Raste, Y. & Plumb, I. (2001). The "Reading the Mind in the Eyes" Test revised version: a study with normal adults, and adults with Asperger syndrome or high-functioning autism. *Journal of Child Psychology and Psychiatry, 42*, 241-251.

Baron-Cohen, S. (1991). The theory of mind deficit in autism: how specific is it? *British Journal of Developmental Psychology, 9*, 385-395.

Baron-Cohen, S., Tager-Flusberg, H. & Cohen, D.J. (2000). *Understanding other minds*. Oxford: Oxford University Press.

Beadle-Brown, J., Murphy, G., Wing, L., Gould, J., Shah, A. & Holmes, N. (2002). Changes in social impairment for people with intellectual disabilities: a follow-up of the Camberwell cohort. *Journal of Autism and Developmental Disorders, 32*, 195-206.

Berument, S.K., Rutter, M., Lord, C., Pickles, A. & Bailey, A. (1999). Autism Screening Questionnaire: Diagnostic validity. *British Journal of Psychiatry, 175*, 444-451.

Bettelheim, B. (1967). *The empty fortress: infantile autism and the birth of the self.* New York: Free Press.

Birnbrauer, J.S. & Leach, D.J. (1993). The Murdoch Early Intervention Program after two years. *Behavior Change, 10*, 63-74.

Bölte, S., Adam-Schwebe, S., Englert, E., Schmeck, K. & Poustka, F. (2000). Zur Praxis der psychologischen Testdiagnostik in der deutschen Kinder- und Jugendpsychiatrie: Ergebnisse einer Umfrage. *Zeitschrift für Kinder- und Jugendpsychiatrie und Psychotherapie, 28*, 151-161.

Bölte, S., Crecelius, K. & Poustka, F. (2000). Der Fragebogen über Verhalten und soziale Kommunikation: Psychometrische Eigenschaften eines Autismus-Screening-Instruments für Forschung und Praxis. *Diagnostica, 46,* 149-155.

Bölte, S. & Poustka, F. (2000). Diagnosis of autism: the connection between current and historical information. *Autism, 4*, 382-390.

Bölte, S., Feineis-Matthews, S. & Poustka, F. (2001). Neuropsychologie des Autismus. *Zeitschrift für Neuropsychologie, 12*, 235-245.

Bölte, S. & Poustka, F. (2001). Die Faktorenstruktur des Autismus Diagnostischen Interviews-Revision (ADI-R). Eine Untersuchung zur dimensionalen versus kategorialen Klassifikation autistischer Störungen. *Zeitschrift für Kinder- und Jugendpsychiatrie und Psychotherapie, 29*, 221-229.

Bölte, S., Rudolf, L. & Poustka, F. (2002). The cognitive structure of higher functioning autism and schizophrenia: a comparative study. *Comprehensive Psychiatry, 43*, 325-330.

Bölte, S. & Poustka, F. (2002). The relation between general cognitive level and adaptive behavior domains in individuals with autism with and without co-morbid mental retardation. *Child Psychiatry and Human Development, 33*, 165-172.

Bölte, S., Özkara, N. & Poustka, F. (2002). Autism spectrum disorders and low body weight: is there really a systematic association? *International Journal of Eating Disorders, 31*, 349-351.

Bölte, S., Uhlig, N. & Poustka, F. (2002). Das Savant-Syndrom: eine Übersicht. *Zeitschrift für Klinische Psychologie und Psychotherapie, 31*, 291-297.

Bölte, S., Feineis-Matthews, S., Leber, S., Dierks, T., Hubl, D. & Poustka, F. (2002). The development and evaluation of a computer-based program to test and to teach the recognition of facial affect. *International Journal of Circumpolar Health, 61 (Suppl. 2)*, 61-68.

Bölte, S. & Poustka, F. (2003). The recognition of facial affect in autistic and schizophrenic subjects and their first degree relatives. *Psychological Medicine, 33*, 907-915.

Bolton, P., MacDonald, H., Pickles, A., Rois, P., Goode, S., Crowson, M., Bailey, A. & Rutter, M. (1994). A case-control family history study of autism. *Journal of Child Psychology and Psychiatry*, 35, 877-900.

Bondy, C., Cohen, R., Eggert, D. & Lüer, G. (1975). *Testbatterie für Geistig Behinderte Kinder (TBGB).* Weinheim, Göttingen: Beltz Test.

Bondy, A. & Frost, L. (1994). The Picture Exchange Communication System. Behavior *Modification, 25*, 725-744, 1994.

Brothers, L. (1990). The social brain: a project for integrating primate behaviour and neurophysiology in a new domain. *Concepts in Neuroscience, 1*, 27-51.

Bundschuh, K. & Basler-Eggen, A. (2000). *Gestützte Kommunikation bei Menschen mit schweren Kommunikationsbeeinträchtigungen.* München: Bayerisches Staatsministerium für Arbeit und Sozialordnung, Familie, Frauen und Gesundheit.

Campbell, M., Geller, B., Small, A.M., Petti, T.A & Ferris, S.H. (1978). Minor physical anomalies in young psychotic children. *American Journal of Psychiatry, 135*, 573-575.

Cantwell, D.P. & Rutter, M. (1994). Classification: conceptual issues and substantive findings. In: M. Rutter, E. Taylor & L. Hersov (Eds.), *Child and adolescent psychiatry: modern approaches* (pp. 3-21). Oxford: Blackwell.

Chakrabarti, S. & Fombonne, E. (2001). Pervasive developmental disorders in preschool children. *The Journal of the American Medical Association, 285*, 3093-3099.

Charlop-Christy, M.H., Carpenter, M., LeBlanc, L.A. & Kellet, K.J. (2002). Using the picture exchange communication system (PECS) with children with autism: assessment of PECS acquisition, speech, social-communicative behavior, and problem behavior. *Applied Behavior Analysis, 35*, 213-231.

Chess, S., Fernandez, P. & Korn, S. (1978). Behavioral consequences of congenital rubella. *Journal of Pediatrics, 93*, 699-703.

Coplan, J. (2000). Counseling parents regarding prognosis in autistic spectrum disorder. *Pediatrics, 105*, E65.

Comi, A.M., Zimmerman, A.W., Frye, V.H., Law, P.A. & Peeden, J.N. (1999). Familial clustering of autoimmune disorders and evaluation of medical risk factors in autism. *Journal of Child Neurology, 14*, 388-394.

Connolly, A.M., Chez, M.G., Pestronk, A., Arnold, S.T., Mehta, S. & Deuel, R.K. (1999). Serum autoantibodies to brain in Landau-Kleffner variant, autism, and other neurologic disorders. *Journal of Pediatrics, 134*, 607-613.

Cook, E.H. (1990). Autism: Review of neurochemical investigation. *Synapse, 6*, 292-308.

Cox, A., Rutter, M., Newman, S. & Bartak, L. (1975). A comparative study of infantile autism and specific developmental receptive language disorder: II. Parental characteristics. *British Journal of Psychiatry, 126*, 149-159.

Croen, L.A., Grether, J.K., Hoogstrate, J. & Selvin, S. (2002). The changing prevalence of autism in California. *Journal of Autism and Developmental Disorders, 32*, 207-215.

Croen, L.A., Grether, J.K. & Selvin, S. (2002). Descriptive epidemiology of autism in a California Population: who is at risk. *Journal of Autism and Developmental Disorders, 32*, 217-224.

Dahlgren, S.O. & Gillberg, C. (1989). Symptoms in the first two years of life. A preliminary population study of infantile autism. *European Archives of Psychiatry and Clinical Neuroscience, 238*, 169-174.

Damasio, A.R. & Maurer, R.G. (1978). A neurological model for childhood autism. *Archives of Neurology, 35*, 777-786.

DeMyer, M.K., Barton, S., Alpern, G.D., Kimberlin, C., Allen, J., Yang, E. & Steele, R. (1974). The measures of intelligence of autistic children. *Journal of Autism and Childhood Schizophrenia, 4*, 42-60.

Delmo, C., Weiffenbach, O., Gabriel, M., & Poustka, F. (2000). *Kiddie-SADS-Present and Lifetime Version (K-SADS-PL)(DSM-III-R-, DSM-IV-, ICD-10-algorithm)*. Frankfurt/M.: Universität Frankfurt (Eigendruck).

Dennis, M., Lockyer, L., Lazenby, A.L., Donnelly, R.E., Wilkinson, M. & Schoonheyt, W. (1999). Intelligence patterns among children with high-functioning autism, phenylketonuria, and childhood head injury. *Journal of Autism and Developmental Disorders, 29*, 5-15.

Deutsche Gesellschaft für Kinder- und Jugendpsychiatrie (DGKJP) (2003). *Leitlinien zu Diagnostik und Therapie von psychischen Störungen im Säuglings-, Kindes- und Jugendalter* (2., neu bearbeitete Aufl.). Köln: Deutscher Ärzte Verlag.

DiLavore, P.C., Lord, C. & Rutter, M. (1995). The pre-linguistic autism diagnostic observation schedule. *Journal of Autism and Developmental Disorders, 25*, 355-379.

Döpfner, M., Schmeck, K., Berner, W., Lehmkuhl, G. & Poustka, F. (1994). Zur Reliabilität und faktoriellen Validität der Child Behavior Checklist - eine Analyse in einer klinischen Feldstichprobe. *Zeitschrift für Kinder- und Jugendpsychiatrie, 22*, 189-205.

Döpfner, M., Lehmkuhl, G., Heubrock, D. & Petermann, F. (2000). *Diagnostik psychischer Störungen im Kindes- und Jugendalter. Leitfaden Kinder- und Jugendpsychotherapie, Band 2*. Göttingen: Hogrefe.

Dolske, M.C., Spollen, J., McKay, S., Lancashire, E. & Tolbert, L. (1993). A preliminary trial of ascorbic acid as supplemental therapy for autism. *Progress in Neuro-psychopharmacology and Biological Psychiatry, 17*, 765-774.

Duncan, J., Burgess, P. & Emslie, H. (1995). Fluid intelligence after frontal lobe lesions. *Neuropsychologia, 33*, 261-268.

Ehlers, S. & Gillberg, C. (1993). The epidemiology of Asperger syndrome. A total population study. *Journal of Child Psychology and Psychiatry, 38*, 207-217.
Eikeseth, S., Smith, T., Jahr, E., & Eldevik, S. (2002). Intensive behavioral treatment at school for 4- to 7-year old children with autism. A 1-year comparison controlled study. *Behavior Modification, 26*, 49-68.
Ekman, P., Friesen W.U. & Ellsworth, P. (1972). *Emotion in the human face*. New York: Pergamon.
Englert, E., Jungmann, J., Lam, L., Wienand, F. & Poustka, F. (1998). Die Basisdokumentation Kinder- und Jugendpsychiatrie-Merkmalskatalog der Fachverbände für eine gemeinsame Basisdokumentation für Klinik und Praxis. *Spektrum der Psychiatrie und Nervenheilkunde, 27*, 129-146.
Escalona, A., Field, T., Singer-Strunck, R., Cullen, C. & Hartshorn, K. (2001). Brief report: improvements in the behavior of children with autism follwing massage therapy. *Journal of Autism and Developmental Disorders, 31*, 513-536.
Feldman, H.M., Kolmen, B.K. & Gonzaga, A.M. (1999). Naltrexone and communication skills in young children with autism. *Journal of the American Academy of Child and Adolescent Psychiatry, 38*, 587-593.
Fidler, D.J., Bailey, J.N. & Smalley, S.L. (2000). Macrocephaly in autism and other pervasive developmental disorders. *Developmental Medicine and Child Neurology, 42*, 737-740.
Filipek, P.A. (1999). Neuroimaging in the developmental disorders: the state of science. *Journal of Child Psychology and Psychiatry, 40*, 113-128.
Filipek, P.A., Accardo, P.J., Baranek, G.T., Cook, E.H., Jr, Dawson, G., Gordon, B., Gravel, J.S., Johnson, C.P., Kallen, R.J., Levy, S.E., Minshew, N.J., Ozonoff, S, Prizant, B.M., Rapin, I., Rogers, S.J., Stone, W.L., Teplin, S., Tuchman, R.F. & Volkmar F.R. (1999). The screening and diagnosis of autistic spectrum disorders. *Journal of Autism and Developmental Disorders, 29*, 439-484.
Findling, R.L., Maxwell, K., Scotese-Wojtila, L., Huang, J., Yamashita, T. & Wiznitzer, M. (1997). High-dose pyridoxine and magnesium administration in children with autistic disorder: an absence of salutary effects in a double-blind, placebo-controlled study. *Journal of Autism and Developmental Disorders, 27*, 467-478.
Folstein, S. & Rutter, M. (1977). Infantile autism: A genetic study of 21 twin pairs. *Journal of Child Psychology and Psychiatry, 18*, 297-321.
Folstein, S. & Rutter, M. (1977). Genetic influences and infantile autism. *Nature, 265*, 726-728.
Folstein, S. & Rosen-Sheidley, B. (2001). Genetics of autism: complex aetiology for a heterogeneous disorder. *Nature Reviews Genetics, 2*, 943-955.
Fombonne, E. (1992). Diagnostic assessment in a sample of autistic and developmentally impaired adolescents. *Journal of Autism and Developmental Disorders, 22*, 563-581.
Fombonne, E. (1999). The epidemiology of autism: A review. *Psychological Medicine, 29*, 769-786.
Frith, U. (1989). *Autism: explaining the enigma*. Oxford: Basil Blackwell.
Gaddes, W.H. & Crocket, D.J. (1975). The Spreen-Benton aphasia test; normative data as a measure of normal development. *Brain and Language, 4*, 257-280.
Gallese, V., Faddiga, L., Fogassi, L. & Rizzolatti, G. (1996). Action recognition in the premotor cortex. *Brain, 119*, 593-609.
Gesell, A.L. (1934). *The psychology of early growth, including Norms of infant behavior and a method of genetic analysis*. New York: Macmillan.
Ghaziuddin, M. & Greden, J. (1998). Depression in children with autism/pervasive developmental disorders: a case control family history study. *Journal of Autism and Developmental Disorders, 28*, 111-115.
Gillberg, C. & Schaumann, H. (1982). Social class: infantile autism. *Journal of Autism and Developmental Disorders, 12*, 223-228.
Gillberg, C. & Steffenburg, S. (1987). Outcome and prognostic factors in infantile autism and similar conditions: a population-based study of 46 cases followed through puberty. *Journal of Autism and Developmental Disorders, 17*, 273-287.
Gillberg, I.C. & Gillberg, C. (1989). Asperger syndrome- some epidemiological considerations: a research note. *Journal of Child Psychology and Psychiatry, 30*, 631-638.

Gillberg, C., Ehlers, S., Schaumann, H., Jakobsson, G., Dahlgren, S.O., Lindblom, R., Bågenholm, A., Tjuus, T. & Blidner, E. (1990). Autism under age of 3 years: a clinical study of 28 cases referred for autistic symptoms in infancy. *Journal of Child Psychology and Psychiatry, 31*, 921-934.

Gillberg, C. (1991). Outcome in autism and autism-like conditions. *Journal of the American Academy of Child and Adolescent Psychiatry, 30*, 375-382.

Gillberg, C. & Coleman, M. (2000). *The biology of the autistic syndromes*. London: Mac Keith Press.

Gillberg, C. & de Souza, L. (2002). Head circumference in autism, Asperger syndrome, and ADHD: a comparative study. *Developmental Medicine and Child Neurology, 44*, 296-300.

Goode, S., Rutter, M. & Howlin, P. (1994). *A twenty year follow-up of children with autism*. Paper presented at the 13th biennial meeting of ISSBD, Amsterdam, The Netherlands.

Gray, C. (1994). *Comic strip conversations*. Jenison, MI.: Jenison Public Schools.

Gray, C. (2000). *The new social story book*. Arlington, TX.: Future Horizon

Grant, D.A. & Berg, E.A. (1993). *Wisconsin Card Sorting Test*. Göttingen: Hogrefe.

Greenspan, S.I. & Wieder, S. (1998). *The Child With Special Needs: Encouraging Intellectual and Emotional Growth*: Boulder: Perseus Books.

Hagberg, B., Aicardi, J., Dias, K. & Ramos, O. (1983). A progressive syndrome of autism, dementia, ataxia and loss of purposeful handuse in girls: Rett-Syndrome: Report of 35 cases. *Annals of Neurology, 14*, 471-479.

Hanson, D.R. & Gottesman, I.I. (1976) .The genetics, if any, of infantile autism and childhood schizophrenia. *Journal of Autism and Childhood Schizophrenia, 6*, 209-234.

Happé, F. (1996). Studying weak central coherence at low levels: children with autism do not succumb to visual illusions. A research note. *Journal of Child Psychology and Psychiatry, 37*, 873-877.

Happé, F. & Frith, U. (1996). The neuropsychology of autism. *Brain, 119*, 1377-1400.

Happé, F. (1999). Autism: cognitive deficit or cognitive style? *Trends in Cognitive Sciences, 3*, 216-222.

Happé, F., Briskman, J. & Frith, U. (2001). Exploring the cognitive phenotype of autism: weak "central coherence" in parents and siblings of children with autism: I. Experimental tests. *Journal of Child Psychology and Psychiatry, 42*, 299-307.

Heaton, P., Hermelin, B. & Pring, L. (1999). Can children with autistic spectrum disorders perceive affect in music? *Psychological Medicine, 29*, 1405-1410.

Heller, T. (1908). Dementia infantilis. *Zeitschrift für die Erforschung und Behandlung des jugendlichen Schwachsinns, 2*, 141-165.

Horvath, K., Stefanatos, G., Sokolski, K.N., Wachtel, R., Nabors, L. & Tildon, J.T. (1998). Improved social and language skills after secretin administration in patients with autistic spectrum disorders. *Journal of the Association of Academic Minority Physicians, 9*, 9-15.

Howlin, P. & Goode, S. (1998). Outcome in adult life for people with autism and Asperger's syndrome. In F. Volkmar (Eds.), *Autism and pervasive developmental disorders* (pp. 209-241). Cambridge: Cambridge University Press.

Howlin, P., Baron-Cohen, S. & Hadwin, J. (1998). *Teaching children with autism to mind-read: A practical guide for teachers and parents*. New York: Wiley.

Howlin, P. & Asgharian, A. (1999). The diagnosis of autism and Asperger syndrome: Findings from a systematic survey. *Developmental Medicine and Child Neurology, 41*, 834-839.

Hughes, C., Leboyer, M. & Bouvard, M. (1997). Executive function in parents of children with autism. *Psychological Medicine, 27*, 209-220.

International Molecular Genetic Study of Autism Consortium (IMGSAC) (2001). Further characterization of the autism susceptibility locus AUTS1 on chromosome 7q. *Human Molecular Genetics, 15*, 973-82.

Jacobson, J.W., Mulick, J.A. & Schwartz, A.A. (1995). A history of facilitated communication. *American Psychologist, 9*, 750-765.

Jarrold, C. & Russell, J. (1997). Counting abilities in autism: possible implications for central coherence theory. *Journal of Autism and Developmental Disorders, 27*, 25-37.

Jolliffe, T. & Baron-Cohen, S. (1999). A test of central coherence theory: linguistic processing in high-functioning adults with autism or Asperger syndrome: is local coherence impaired. *Cognition, 71*, 149-185.

Kadesjö, B., Gillberg, C. & Hagberg, B. (1999). Brief report: autism and Asperger syndrome in seven-year-old children: a total population study. *Journal of Autism and Developmental Disorders, 29, 327-231.*

Kanfer, F.H. & Saslow, G. (1965). Behavioral Analysis: an alternative to diagnostic classification. *Archives of General Psychiatry, 12*, 529-538.

Kanner, L. (1943). Autistic disturbances of affective contact. *Nervous Child, 2*, 217-250.

Karoly, P. (1993). Mechanisms of self-regulation: a systems view. *Annual Reviews Psychology, 44*, 23-52.

Kastner-Koller, U. & P. Deimann, P. (2002). *Der Wiener Entwicklungstest (WET)* (2., überarbeitete und neu normierte Aufl.) Göttingen: Hogrefe.

Kaye, J.A., del Mar Merelo-Montes, M. & Jick, H. (2001). Mumps, measles, and rubella vaccine an the incidence of autism recorded by general practitioners: a time trend analysis. *British Medical Journal, 322*, 460-463.

Kemper, T.L. & Bauman, M.L. (1993). The contribution of neuropathologic studies to the understanding of autism. *Neurologic Clinics, 11*, 175-187.

Kezuka, E. (1997). The role of touch in facilitated communication. *Journal of Autism and Developmental Disorders, 27*, 571-593.

King, B.H. (2000). Pharmacological treatment of mood disturbances, aggression, and self-injury in persons with pervasive developmental disorders. *Journal of Autism and Developmental Disorders, 30*, 439-445.

Klin, A. (1991). Young autistic children's listening preferences in regard to speech: a possible characterisation of the symptom of social withdrawal. *Journal of Autism and Developmental Disorders, 21*, 29-42.

Klin, A., Lang, J, Cicchetti, D.V. & Volkmar, F. (2000). Brief report: interrater reliability of clinical diagnosis and DSM-IV criteria for autistic disorder: results of the DSM-IV field trial. *Journal of Autism and Developmental Disorders, 30*, 163-167.

Kobayashi, R., Murata, T. & Yoshinaga, K. (1992). A follow-up study of 201 children with autism in Kyushu and Yamaguchi areas, Japan. *Journal of Autism and Developmental Disorders, 22*, 395-411.

Koegel, R.L., Koegel, L.K. & McNerney, E.K. (2001). Pivotal areas in intervention for autism. *Journal of Clinical Child Psychology, 30*, 19-32.

Konstantareas, M. & Hewitt, T. (2001). Autistic disorder and schizophrenia: diagnostic overlaps. *Journal of Autism and Developmental Disorders, 31*, 19-28.

Korvatska, E., Van de Water, J., Anders, T.F. & Gershwin, M.E. (2002). Genetic and immunologic considerations in autism. *Neurobiology of Disease, 9*, 107-125.

Kurita, H. (1985). Infantile autism with speech loss before the age of 30 month. *Journal of the American Academy of Child and Adolescent Psychiatry, 24*, 191-196.

Kusch, M. & Petermann, F. (2001). *Entwicklung autistischer Störungen* (3., vollständig überarbeitete Auflage). Göttingen: Hogrefe.

Lauritsen, M. & Ewald, H. (2001). The genetics of autism. *Acta Psychiatrica Scandinavica, 103*, 411-427.

LeCouteur, A., Bailey, A., Goode, S., Pickles, A., Robertson, S., Gottesman, I. & Rutter, M. (1996). A broader phenotype of autism: The clinical spectrum in twins. *Journal of Child Psychology and Psychiatry, 37*, 785-801.

Links, P.S., Stockwell, M., Abichandi, F. & Simeon, J. (1980). Minor physical anomalies in childhood autism: Part I. Their relationship to pre- and perinatal complications. *Journal of Autism and Developmental Disorders, 10*, 273-285.

Liss, M., Fein, D., Allen, D., Dunn, M., Feinstein, C., Morris, R., Waterhouse, L. & Rapin, I. (2001). Executive functioning in high-functioning children with autism. *Journal of Child Psychology and Psychiatry, 42*, 261-270.

Lord, C., Rutter, M. & Le Couteur, A. (1994). Autism Diagnostic Interview-Revised: A revised version of a diagnostic interview for caregivers of individuals with possible pervasive developmental disorders. *Journal of Autism and Developmental Disorders, 24*, 659-685.

Lord, C. (1995). Follow-up of two-year-olds referred for possible autism. *Journal of Child Psychology and Psychiatry, 36*, 1365-1362.

Lord, C., Pickles, A., Mc Lennan, J., Rutter, M., Bregman, J., Folstein, S., Fombonne, E., Leboyer, M. & Minshew, N. (1997). Diagnosing Autism: Analysis of data from the Autism Diagnostic Interview, *Journal of Autism and Developmental Disorders, 27*, 501-517.

Lord, C., Risi, S., Lambrecht, L., Cook, E.H., Leventhal, B., DiLavore P.C., Pickles, A. & Rutter, M. (2000). The ADOS-G (Autism Diagnostic Observation Schedule-Generic): A standard measure of social-communication deficits associated with autism spectrum disorders. *Journal of Autism and Developmental Disorders, 30*, 205-223.

Lord, C., Rutter, M., DiLavore, P. & Risi, S. (2001). *Autism Diagnostic Observation Schedule (ADOS).* Los Angeles: Western Psychological Services.

Lord, C., Leventhal, B.L. & Cook, E.H. (2001). Quantifying the phenotype in autism spectrum disorders. *American Journal of Medical Genetics, 105*, 36-38.

Lovaas, O.I. (1977). *The autistic child.* New York: Irvington.

Lovaas, O.I. (1987). Behavioral treatment and normal educational and intellectual function in young autistic children. *Journal of Consulting and Clinical Psychology, 55*, 3-9.

Matson, J.L., Benavidez, D.A., Compton, L.S., Paclawskyj, T. & Baglio, C. (1996). Behavioral treatment of autistic persons: a review of research from 1980 to the present. *Research in Developmental Disabilities, 17*, 433-465.

Maurice, C., Green, G., Luce, S.C. (1996). *Behavioral Intervention for Young Children with Autism.* A Manual for Parents and Professionals. Austin, TX: Pro-Ed.

Mawhood, L. (1995). *Autism and developmental language disorder: Implications from a follow-up in early adult life.* Unpublished PhD Thesis: University of London.

McDougle, C.J., Naylor, S.T., Cohen, D.J., Volkmar, F.R., Heninger, G.R. & Price, L.H. (1996). A double-blind, placebo-controlled study of fluvoxamine in adults with autistic disorder. *Archives of General Psychiatry, 53*, 1001-1008.

McDougle, C.J., Holmes, J.P., Carlson, D.C., Pelton, G.H., Cohen, D.J. & Price, L.H. (1998). A double-blind, placebo-controlled study of risperidone in adults with autistic disorder and other pervasive developmental disorders. *Archives of General Psychiatry, 55*, 633-641.

McEachin, J.J., Smith, T. & Lovaas, O.I. (1993). Long-term outcome for children with autism who received early intensive behavioral treatment. *American Journal of Mental Retardation, 97*, 359-372.

Melchers, P. & Preuss, U. (2001). *Kaufman Assessment Battery for Children*: Deutschsprachige Fassung (5., teilw. erw. Aufl.): Leiden PITS.

Meltzoff, A. & Gopnik, A. (1993). The role of imitation in understanding persons and developing a theory of mind. In: S. Baron-Cohen, H. Tager-Flusberg & D. Cohen (Eds.), *Understanding other minds, perspectives from autism* (pp. 335-366). Oxford: Oxford University Press.

Mesibov, G.B. (1984). Social skills training with verbal autistic adolescents and adults: a program model. *Journal of Autism and Developmental Disorders, 14*, 395-404.

Mesibov, G.B. & Division TEACCH (1996). A collaborative model program for service delivery, training, and research for people with autism and related communication handicaps. In M.C. Roberts (Ed.), *Model programs in child and family mental health (pp. 215-230).* Hillsdale: Erlbaum.

Mesibov, G., Schopler, E., Schaffer, B. & Landrus, R. (2000). *AAPEP-Entwicklungs- und Verhaltensprofil für Jugendliche und Erwachsene.* Dortmund: Verlag Modernes Lernen.

Miller, J.N. & Ozonoff, S. (1997). Did Asperger's cases have Asperger disorder? A research note. *Journal of Child Psychology and Psychiatry, 38*, 247-251.

Miller, J.N. & Ozonoff, S. (2000). The external validity of Asperger disorder: lack of evidence from the domain of neuropsychology. *Journal of Abnormal Psychology, 109*, 227-238.

Miller, G.H. & Roid, L.J. (1997). *Leiter International Performance Scale-Revised (Leiter-R).* Lutz: Psychological Assessment Resources.

Minshew, N., Sweeney, J. & Bauman, M. (1997). Neurological aspects of autism. In D.J. Cohen & F.R. Volkmar (Eds.), *Handbook of autism and pervasive developmental disorders* (pp. 344-369). New York: Wiley.

Mostert, M.P. (2001). Facilitated Communication since 1995: a review of published studies. *Journal of Autism and Developmental Disorders, 31*, 287-313.

Mottron, L., Burak, J.A., Stauder, J.E.A. & Robaey, P. (1999). Perceptual processing among high-functioning persons with autism. *Journal of Child Psychology and Psychiatry, 40*, 203-211.

Ornitz, E. M., Guthrie, D. & Farley, A. J. (1977). The early development of autistic children. *Journal of Autism and Childhood Schizophrenia, 7*, 208-229.

Owley, T., Steele, E., Corsello, C., Risi, S., McKaig, K., Lord, C., Leventhal, B.L. & Cook, E.H. (1999). A double-blind, placebo-controlled trial of Secretin for the treatment of autistic disorder. *MedGenMed, 6*, E2.

Ozonoff, S. & Cathart, K. (1998). Effectiveness of a home program intervention for young children with autism. *Journal of Autism and Developmental Disorders, 28*, 25-32.

Ozonoff, S. & Strayer, D.L. (2001). Further evidence of intact working memory in autism. *Journal of Autism and Developmental Disorders, 31*, 257-263.

Panerai, S., Ferrante, L. & Zingale, M. (2002). Benefits of the Treatment and Education of Autistic and Communication Handicapped Children (TEACCH) programme as compared with a non-specific approach. *Journal of Intellectual Disability Research, 46*, 318-327.

Pennington, B.F. & Ozonoff, S. (1996). Executive function and developmental psychopathology. *Journal of Child Psychology and Psychiatry, 37*, 51-87.

Petermann, F. & Stein, I.A. (2000). *Entwicklungsstest 6 Monate bis 6 Jahre*. Frankfurt/M.: Swets.

Pilowsky, T., Yirmiya, N., Shulman, C. & Dover, R. (1998). The Autism Diagnostic Interview-Revised and the Childhood Autism Rating Scale: differences between diagnostic systems and comparison between genders. *Journal of Autism and Developmental Disorders, 28*, 143-151.

Piven, J. & Palmer, P. (1997). Cognitive deficits in parents from multiple-incidence autism families. *Journal of Child Psychology and Psychiatry, 38*, 1011-1021.

Piven, J. & Palmer, P. (1999). Psychiatric disorder and the broad autism phenotype: evidence from a family study of multiple-incidence autism families. *American Journal of Psychiatry, 156*, 557-563.

Poustka, F., Lisch, S., Rühl, D., Schmötzer, G. & Werner, K. (1996). The standardized diagnosis of autism: Autism Diagnostic Interview-Revised: Interrater reliability of the German form of the Interview. *Psychopathology, 29*, 145-153.

Poustka, F. (1998). Neurobiology of autism. In F. Volkmar (Ed.), *Autism and pervasive developmental disorders* (pp. 130-168). Cambridge: Cambridge University Press.

Poustka, F. & van Goor-Lambo, G. (2000). *Fallbuch der Kinder- und Jugendpsychiatrie*. Bern: Huber.

Poustka, F., Bölte, S., Feineis-Matthews, S. & Schmötzer, G. (2004). *Ratgeber Autistische Störungen*. Göttingen: Hogrefe.

Premack, D. & Woodruff, G. (1978). Does the chimpanzee have a theory of mind? *Behavioral and Brain Sciences, 1*, 515-526.

Quay, H.C. (1986). Classification. In: H.C. Quay, & J.S. Werry (Eds.), *Psychopathological disorders of childhood* (pp. 1-34). New York: Wiley.

Quintana, H., Birmaher, B. & Stedge, D., Lennon, S., Freed, J., Bridge, J. & Greenhill, L. (1995). Use of methylphenidate in the treatment of children with autistic disorder. *Journal of Autism and Developmental Disorders, 25*, 283-294.

Raven, J.C. (2002). *Coloured Progressive Matrices (CPM)*. Frankfurt: Swets.

Remschmidt, H., Schmidt, M.H. & Poustka, F. (2001). *Multiaxiales Klassifikationsschema für Störungen des Kindes- und Jugendalters nach der ICD-10 der WHO*. Bern: Huber.

Rett, A. (1966). Über ein eigenartiges hirnatrophisches Syndrom bei Hyperammonamie im Kindesalter. *Wiener Medizinische Wochenschrift, 118*, 723-726.

Rogers, S.J. & Pennington, B.F. (1991). A theoretical approach to the deficits in infantile autism. *Developmental Psychopathology, 3*, 137-162.

Ropar, D. & Mitchell, P. (1999). Are individuals with autism and Asperger's syndrome susceptible to visual illusions? *Journal of Child Psychology and Psychiatry, 40*, 1283-1293.

Rühl, D., Bölte, S., Feineis-Matthews, S. & Poustka, F. (2003). *Autismus Diagnostische Beobachtungsskala (ADOS)*. Bern: Huber.

Rühl, D., Werner, K. & Poustka, F. (1995). Die Intelligenzstruktur autistischer Personen. *Zeitschrift für Kinder- und Jugendpsychiatrie, 23*, 95-103.

Rühl, D., Bölte, S. & Poustka, F. (2001). Sprachentwicklung und Intelligenzniveau: Wie eigenständig ist das Asperger-Syndrom? *Nervenarzt, 72*, 535-540.

Rumsey, J.M. (1985). Conceptual problem-solving in highly verbal, non-retarded autistic men. *Journal of Autism and Developmental Disorders, 15*, 23-26.

Rutherford, M.D., Baron-Cohen, S. & Wheelright, S. (2002). Reading the mind in the voice: a study with normal adults and adults with Asperger syndrome and high functioning autism. *Journal of Autism and Developmental Disorders, 32*, 189-194.

Rutter, M. (1970). Autistic children: infancy to adulthood. *Seminars in Psychiatry, 2*, 435-450.

Rutter, M. (1983). Cognitive deficits in the pathogenesis of autism. *Journal of Child Psychology and Psychiatry, 24*, 513-531.

Rutter, M., Andersen-Wood, L., Beckett, C., Bredenkamp, D., Castle, J., Groothues, C., Kreppner, J., Keaveney, L., Lord, C. & O'Connor, T.G. (1999). Quasi-autistic patterns following severe early global privation. English and Romanian Adoptees (ERA) Study Team. *Journal of Child Psychology and Psychiatry, 40*, 537-549.

Rutter, M., Bailey, A., Berument, S.K., Lord, C. & Pickles, A. (2001). *Social Communication Questionnaire*. Los Angeles, CA.: Western Psychological Services.

Scambler, D., Rogers, S.J. & Wehner, E.A. (2001). Can the checklist for autism in toddlers differentiate young children with autism from those with developmental delays? *Journal of the American Academy of Child and Adolescent Psychiatry, 40*, 1457-1463.

Schmötzer, G., Rühl, D., Thies, G. & Poustka. F. (1993). *Autismus Diagnostisches Interview - Revision*. Deutsche Übersetzung. Frankfurt/M.: Universität Frankfurt (Eigendruck).

Schopler, E., Lansing, M. & Walters, L. (1987). *Förderung autistischer und entwicklungsbehinderter Kinder* (Bd.3). Dortmund: Verlag Modernes Lernen.

Schopler, E., Reichler, R.J., Brashford, A., Lansing, M. & Marcus, L. (2000). *PEP-R-Entwicklungs- und Verhaltensprofil*. Dortmund: Verlag Modernes Lernen.

Shavelle, R.M., Strauss, D.J. & Pickett, J. (2001). Causes of death in autism. *Journal of Autism and Developmental Disorders, 31*, 569-576.

Siegel, B., Pliner, C., Eschler, J. & Elliot, G.R. (1988). How children with autism are diagnosed: difficulties in identification of children with multiple developmental delay. *Journal of Developmental and Behavioral Pediatrics, 9*, 199-204.

Siller, M. & Sigman, M. (2002). The behaviors of parents of children with autism predict the subsequent development of their children's communication. *Journal of Autism and Developmental Disorders, 32*, 77-89.

Simon, E.W., Whitehair, P.M. & Toll, D.M. (1996). A case study: follow-up assessment of facilitated communication. *Journal of Autism and Developmental Disorders, 26*, 9-18.

Smith, T., Groen, A.D. & Wynn, J.W. (2000). Randomized trial of intensive early intervention for children with pervasive developmental disorder. *American Journal of Mental Retardation, 105*, 269-285.

Snijders, J.T., Tellegen, P.J. & Laros, J.A. (1997). *Snijders-Oomen Non-verbaler Intelligenztest (SON-R 5 1/2-17)*. Frankfurt: Swets.

Snyder, A.W. & Mitchell, D.J. (1999). Is integer arithmetic fundamental to mental processing?: the mind's secret arithmetic? *Proceedings of the Royal Society of London (Biological Sciences), 266*, 587-92.

Ssucharewa, G.E. (1926). Die schizoiden Psychopathien im Kindesalter. *Monatszeitschrift für Psychiatrie und Neurologie, 60*, 235-261.

Steffenburg, S., Gillberg, C, Hellgren, L., Andersson, L., Gillberg, C., Jakobsson, G. & Bohman, M. (1989). A twin study of autism in Denmark, Finland, Iceland, Norway and Sweden. *Journal of Child Psychology and Psychiatry, 30*, 405-416.

Steffenburg, S. (1991). Neuropsychiatric assessment of children with autism: a population-based study. *Developmental Medicine and Child Neurology, 33*, 495-511.

Steinhausen, H.-C., Göbel, D., Breinlinger, M. & Wohlloben, B. (1986). A community survey of infantile autism. *Journal of the American Academy of Child and Adolescent Psychiatry, 25*, 186-189.

Stevens, J.A., Fonlupt, P., Shiffrar, M. & Decety, J. (2000). New aspects of motion perception: selective neural encoding of apparent human movements. *Neuroreport, 11*, 109-115.

Szatmari, P., Bartolucci, G., Bremner, R., Bond, S. & Risch, S. (1990). Asperger's syndrome and autism: neurocognitive aspects. *Journal of Autism and Developmental Disorders, 19*, 213-225.

Szatmari, P., Merette, C., Bryson, S.E., Thivierge, J., Roy, M.A., Cayer, M. & Maziade M. (2002). Quantifying dimensions in autism: a factor-analytic study. *Journal of the American Academy of Child and Adolescent Psychiatry, 41*, 467-474.

Tanguay, P.E., Robertson, J. & Derrick, A. (1998). A dimensional classification of autism spektrum disorders by social communication domains. *Journal of the American Academy of Child and Adolescent Psychiatry, 37*, 271-277.

Taylor, B., Miller, E., Lingam, R., Andrews, N., Simmons, A. & Stowe, J. (2002). Measles, mumps, and rubella vaccination and bowel problems or developmental regression in children with autism: population study. *British Medical Journal, 324*, 393-396.

Tewes, U., Rossmann, P. & Schallberger, U. (2000). *Hamburg-Wechsler-Intelligenztest für Kinder–III*. Bern: Huber.

Tewes, U. (1994). *Hamburg-Wechsler-Intelligenztest für Erwachsene–Revision*. Bern: Huber.

Thümmel, I. & Bober, A. (2001). Aktuelle Trends in der Anwendung populärer pädagogischer Methoden. *Die neue Sonderschule, 46*, 1-13.

Tinbergen, E.A. & Tinbergen, N. (1983). *Autistic children: new hope for a cure*. London: Allen and Unwin.

Treffert, D.A. & Wallace, G.L. (2002). Islands of genius. *Scientific American, June*, 60-69.

Tsai, L.Y. (1996). Brief report: Comorbid psychiatric disorders of autistic disorder. *Journal of Autism and Developmental Disorders, 26*, 159-163.

Van Gent, T., Heijnen, C.J. & Treffers, P.D. (1997). Autism and the immune system. *Journal of Child Psychology and Psychiatry, 38*, 337-349.

Van Krevelen, D.A. (1963). On the relationship between early infantile autism and autistic psychopathy. *Acta Paedopsychiatrica, 30*, 303-323.

Volkmar, F., Klein, A., Siegel, B., Szatmari, P., Lord, C., Campbell, M., Freeman, B.J., Cicchetti, D.V., Rutter, M., Kline, W., Buitelaar, J., Hattab, Y., Fombonne, E., Fuentes, J., Werry, J., Stone, W., Kerbeshian, J., Hoshino, Y., Bregman, J., Loveland K, Szymanski, L. & Towbin, K. (1994). DSM-IV autism/pervasive developmental disorder field trial. *American Journal of Psychiatry, 151*, 1361-1367.

Volkmar, F., Stier, D.M. & Cohen, D.J. (1985). Age of recognition of pervasive developmental disorder. *American Journal of Psychiatry, 142*, 1450-1452.

Volkmar, F., Klin, A. & Pauls, D. (1998). Nosological and genetic aspects of Asperger-syndrome. *Journal of Autism and Developmental Disorders, 28*, 457-463.

Volkmar, F., Cook, E.H., Pomeroy, J., Realmuto, G. & Tanguay, P. (1999). Practice parameters for the assessment and treatment of children, adolescents, and adults with autism and other pervasive developmental disorders. American Academy of Child and Adolescent Psychiatry Working Group on Quality Issues. *Journal of the American Acadademy of Child and Adolescent Psychiatry, 38* (Suppl.), 32-54.

Vourc'h, P., Bienvenu, T., Beldjord, C., Chelly, J., Barthelemy, C., Muh, J.P. & Andres, C. (2001). No mutations in the coding region of the Rett syndrome gene MECP2 in 59 autistic patients. *European Journal of Human Genetics, 9,* 556-558.

Wakefield, A.J., Murch, S.H., Anthony, A., Linnell, J., Casson, D.M., Malik, M., Berelowitz, M., Dhillon, A.P., Thomson, M.A., Harvey, P., Valentine, A., Davies, S.E. & Walker-Smith, J.A. (1998). Ileal-lymphoid-nodular hyperplasia, non-specific colitis, and pervasive developmental disorder in children. *Lancet, 351*, 637-641.

Walker, H. (1976). The incidence of minor physical anomalies in autistic children. In M. Coleman (Ed.), *The Autistic Syndromes* (pp. 95-116). Amsterdam: North-Holland.

Warren, R.P., Foster, A. & Margaretten, N.C. (1987). Reduced natural killer cell activity in autism. *Journal of the American Academy of Child and Adolescent Psychiatry, 26*, 333-335.

Weiß, R.H. (1998). *Grundintelligenztest 2 (CFT 20).* Göttingen: Hogrefe.

Welch, M. (1988). *Holding time.* London: Century Hutchinson.

Werner, E., Dawson, G., Osterling, J. & Dinno, N. (2000). Brief report: recognition of autism spectrum disorder before one year of age: a retrospective study based on home videotapes. *Journal of Autism and Developmental Disorders, 30*, 157-162.

Williams, T.I. (1989). A social skills group for autistic children. *Journal of Autism and Developmental Disorders, 19*, 143-155.

Williams, M.A., Moss, S.A., Bradshaw, J.L. & Rinehart, N.J. (2002). Random number generation in autism. *Journal of Autism and Developmental Disorder, 32*, 43-47.

Wimmer, H. & Perner, J. (1983). Beliefs about beliefs: Representation and constraining function of wrong beliefs in young children's understanding of deception. *Cognition, 13,* 103-128.

Wing, L. (1981). Asperger's Syndrome: a clinical account. *Psychological Medicine, 11*, 115-129.

World Health Organization (1992). *The ICD-10 classification of mental and behavioural disorders. Clinical descriptions and guidelines*. Genf: WHO.

Yirmiya, N., Sigman, M. & Freeman, B.J. (1994). Comparison between diagnostic instruments for identifying high-functioning children with autism. *Journal of Autism and Developmental Disorders, 24*, 281-291.

Zwaigenbaum, L., Szatmari, P., Mahoney, W., Bryson, S., Bartolucci, G. & MacLean, J. (2000). High functioning autism and Childhood Disintegrative Disorder in half brothers. *Journal of Autism and Developmental Disorders, 30*, 121-126.

Zwaigenbaum, L., Szatmari, P., Jones, M.B., Bryson, S.E., MacLean, J.E. & Mahoney, W.J. (2002). Pregnancy and birth complications in autism and liability to the broader autism phenotype. *Journal of the American Academy of Child and Adolescent Psychiatry, 41*, 572-579.